NATÜRLICH GESUND MIT 50 PLUS

NATÜRLICH GESUND MIT 50 PLUS

Claudia Ritter

Rezepte und Anwendungen aus der Heilpflanzenpraxis

at VERLAG

HINWEIS

Dieses Buch versammelt altes traditionelles Heilwissen der Volksheilkunde ebenso wie neue Ergebnisse der Forschung. Die in diesem Buch aufgeführten Behandlungsmethoden können und sollen weder einen Arztbesuch noch die individuelle Beratung durch Heilpraktikerinnen ersetzen. Die Einnahme der beschriebenen Heilmittel und Rezepturen sowie das Befolgen der Therapieempfehlungen geschieht auf eigene Verantwortung. Bei Unklarheiten ist das Vorgehen unbedingt mit einer medizinischen Fachperson zu besprechen.
Sämtliche Informationen in diesem Buch sind nach bestem Wissen und Gewissen wiedergegeben und mit größtmöglicher Sorgfalt geprüft; dennoch übernehmen weder die Autorin noch der Verlag und alle, die an der Entstehung des Werkes mitgewirkt haben, die Haftung für Schäden jedweder Art, die sich direkt oder indirekt aus dem Gebrauch der hier vorgestellten Anwendungen ergeben können.
Empfohlene Medikamente, Nahrungsergänzungsmittel, Medizinprodukte sowie Nahrungsmittel und Arzneipflanzen dürfen bei bekannter Überempfindlichkeit und Unverträglichkeit gegenüber den angegebenen Wirkstoffen oder einem der sonstigen Bestandteile nicht eingenommen werden. Von den in diesem Buch empfohlenen Produkten und Präparaten profitieren weder die Autorin noch der Verlag durch Nennung oder Verkauf. Marken oder Handelsnamen sind nicht gesondert gekennzeichnet. Aus einem Fehlen dieser Kennzeichnung kann nicht geschlossen werden, dass es sich um einen freien Handelsnamen handelt.

INHALT

8 PFLANZENMEDIZIN FÜR DIE GENERATION 50 PLUS
10 HEILPFLANZEN IM PORTRÄT

Artischocke 12
Bärlauch 16
Baldrian 21
Brennnessel 25
Damiana 31
Ginkgo 35
Echter Ginseng 38
Echte Goldrute 42
Grüner Tee 45
Hopfen 48
Hundsrose 53
Ingwer 58
Johanniskraut 63
Knoblauch 68
Kürbis, Arzneikürbis 72
Kurkuma 75
Echter Lavendel 78
Löwenzahn 83
Maca/Peruanischer Ginseng 90
Mariendistel 93
Ölbaum 97
Passionsblume 102
Preiselbeere 106
Rosenwurz 111
Rosmarin 115
Rosskastanie 121

Sägepalme 125
Salbei 127
Schachtelhalm/Acker-Schachtelhalm 132
Sonnenhut 136
Taigawurzel/Sibirischer Ginseng 140
Teufelskralle 143
Weidenröschen 146
Weißdorn 150

157 VITALSTOFFE

Chrom 158
Coenzym Q10 159
Eisen 161
Kalzium 163
L-Carnitin 165
Magnesium 167
Omega-3-Fettsäuren 169
Resveratrol und oligomere Proanthocyanidine 172
Selen 174
Vitamin-B-Komplex 176
Vitamin C 178
Vitamin D_3 181
Vitamin E 184
Vitamin K 186
Zink 187

191 TYPISCHE BESCHWERDEN BEHANDELN

Arteriosklerose 191
Arthritis, rheumatoide 198
Arthrose 202
Blasenentzündung 207
Bluthochdruck/arterielle Hypertonie 214
Depressive Verstimmungen, Stimmungsschwankungen 219
Erektionsstörungen, erektile Dysfunktion 223
Fettstoffwechselstörungen, Fettleber 226
Haarausfall 232
Herzgesundheit, Altersherz, koronare Herzkrankheit 235
Infektanfälligkeit, Stärkung des Immunsystems 240
Konzentrationsschwäche, Vergesslichkeit 246
Libido, verminderte 250
Prostatabeschwerden, gutartige Prostatavergrößerung 254
Reizblase, überaktive Blase 258
Schlafstörungen 262
Stressbelastungen, Abbau von Stress 268
Übergewicht 272
Venenschwäche, Krampfadern 277
Verstopfung, träger Darm 282
Wechseljahre 288

292 LITERATUR
295 STICHWORTVERZEICHNIS
303 DIE AUTORIN

PFLANZENMEDIZIN FÜR DIE GENERATION 50 PLUS

Auf einmal bist du 50, ein »Best Ager«, ein »Ü50-Party-Besucher«, und ein neuer Lebensabschnitt beginnt. Hinter dir liegt viel Lebenserfahrung und oft auch viel Schaffenskraft. Vor dir liegt das Alter mit all seinen Hürden und Unannehmlichkeiten. Auch ich gehöre zu dieser Gruppe, fühle mich aber deshalb nicht alt. Viele von uns – und wir sind wirklich viele – denken noch nicht ans Rentenalter, sondern stecken ihr volles Potenzial ins Arbeitsleben oder verwirklichen jetzt lang gehegte Projekte. Eine neue Generation aktiver und aufgeschlossener Menschen entsteht gerade. Wir wollen nicht zum alten Eisen zählen, sondern sowohl beruflich als auch privat noch einmal voll durchstarten, die Zeit aktiv genießen, viel unternehmen oder nun endlich unseren Hobbys nachgehen.

Deinem körperlichen und natürlich auch geistigen Wohlbefinden kommt bei der Gestaltung dieses neuen Lebensabschnitts eine entscheidende Rolle zu. Es mag sein, dass die vorhergehenden Generationen Ü50 noch nie so gesund waren wie die jetzige, aber manchmal zwickt es eben doch hier und da: Die ersten »Zipperlein« machen sich bemerkbar, und der Körper verändert sich in dieser Zeit auf vielfältige Weise. Viele brauchen nun etwas mehr Auszeiten im Alltag, sind schneller gestresst, nicht mehr ganz so leistungsfähig wie früher, bei einigen schießt der Blutdruck in die Höhe, am Bauch zeigen sich Pölsterchen, geschlafen wird längst nicht mehr so ruhig wie gewohnt, und die Gelenke knacken hier und da. Diese Beschwerden müssen nicht zwingend mit Arzneimitteln der Schulmedizin behandelt werden. Bist du motiviert, selbst etwas gegen die Beschwerden zu tun? Dann ist dieses Buch für dich das Richtige.

Seit jeher vertrauen Menschen auf die kraftvolle Heilkraft der Pflanzen, denn sie helfen nebenwirkungsarm, zuverlässig und sanft. In diesem Ratgeber wurde altes Wissen aus der Natur mit neuen Aspekten vereint. Als Heilpflanzenexpertin lasse ich bei der Wahl der Pflanzen und Rezepte beide Blickwinkel einfließen. Heilpflanzen sind für mich das Mittel der Wahl, wenn die Beschwerden noch nicht allzu weit fortgeschritten sind. Sie wirken aber auch in Kombination mit einer allopathischen Therapie. Dieser Ratgeber zeigt dir die besten Heilpflanzen für die Selbstanwendung für die Generation 50+. So gelingt dein Start in den neuen Lebensabschnitt, und du erreichst wieder mehr Wohlbefinden und Energie!

Claudia Ritter

HEILPFLANZEN IM PORTRÄT

Begleite mich auf eine Reise durch das Pflanzenreich. In diesem Teil findest du die besten Heilpflanzen, um alterstypischen Beschwerden vorzubeugen, Erkrankungen zu behandeln und Schwankungen des Wohlbefindens auszugleichen.

Viele der vorgestellten Pflanzen werden seit Jahrhunderten in der Heilkunde verwendet. Verarbeitet zu Tinkturen, Tees oder auch in Fertigpräparaten entfalten sie ihre jeweiligen Wirkungen.

Was macht Pflanzen so heilkräftig? Das Ganze ist mehr als die Summe seiner Teile – diese Weisheit trifft auf die Pflanzenmedizin ganz besonders zu. Pflanzen sind Vielstoffgemische mit einem reichen Inhalts- und breiten Wirkspektrum. Sie bestehen nicht nur aus einem Wirkstoff, sondern enthalten Hunderte verschiedener Inhaltsstoffe. Einige Beispiele sollen dies verdeutlichen.

Hinter natürlichen **Bitterstoffen** verbergen sich sehr viele Substanzen, die ein breites Therapiegebiet umfassen. Vor allem werden sie für eine gesunde Verdauung empfohlen. Bitterstoffe entgiften aber auch, stärken die Abwehrkräfte und indirekt das Hormonsystem – das mit 50+ schon einmal aus dem Takt geraten kann.

Bestimmte bioaktive Pflanzenstoffe werden als **Adaptogene** (engl. »to adapt« = sich anpassen) bezeichnet. Sie sollen die Adaptionsfähigkeit des

Körpers stärken, also seine Fähigkeit, sich an Stresssituationen anzupassen. Sie werden auch zur Unterstützung bei Erschöpfung, Müdigkeit und zur Stärkung der allgemeinen Widerstandskraft verwendet.

Antibakteriell wirksame **ätherische Öle** und **Senföle** sind dagegen in der Lage, Biofilme, das heißt die Schutzschicht vieler pathogener Erreger wie Bakterien, aber auch Viren, zu durchdringen, und erhöhen so die Wirksamkeit anderer antimikrobieller Substanzen. Resistenzen, wie sie gegen synthetische Einzelwirkstoffe immer häufiger auftreten, sind dabei nicht zu erwarten.

Mineralstoffe und **Vitamine** sind in jeder Pflanze vorhanden, in manchen so reichlich, dass daraus Nahrungsergänzungsmittel hergestellt werden (wenngleich heute viele Vitamine aus dem Labor stammen). Da Vitamine und Mineralstoffe sich gegenseitig unterstützen und verstärken können und das Thema so umfangreich ist, habe ich für die Vitalstoffe einen eigenen Teil vorgesehen.

Wenn man mehrere Heilpflanzen kombiniert, lassen sich noch mehr Zielstrukturen erreichen, oder die Effekte an einzelnen dieser Strukturen verstärken sich. So wirkt eine **Kombination** aus Baldrian, Melisse, Hopfen und Lavendel stärker beruhigend als die Gabe der Einzelpflanzen, weil die Hauptwirkstoffe verschiedene Ziele haben.

ARTISCHOCKE

CYNARA SCOLYMUS

Die Artischocke sieht aus wie eine große Distel mit ausladend breiten Blättern. Aus der Mitte entwickelt sich ein starker Stängel mit violetten Korbblüten. Sie ist eine reine Kulturpflanze und hat ihren Weg zu uns von Ostafrika nach Sizilien gefunden und sich von dort aus über das gesamte Mittelmeergebiet verbreitet. In der Heilkunde werden jedoch nicht die Blütenknospen und -böden – sie lassen die Herzen der Feinschmecker höher schlagen –, sondern ihre Blätter verwendet, die vorzugsweise vor dem Blütenaustrieb geerntet werden. In milden, geschützten und vollsonnigen Lagen lassen sich Artischocken auch in heimischen Gärten ziehen.

DIE PFLANZLICHEN WIRKSTOFFE

Die heilkräftigen Eigenschaften der Artischockenblätter sind durch den Gehalt an Bitterstoffen (bis zu 6%, vorwiegend Cynarin, Cynaropikrin, Chlorogensäure) und Polyphenolen begründet. Er ist in allen grünen Pflanzenteilen enthalten. Hinzu kommen die Vitamine B_1, B_6, C und E, Mineralstoffe und Spurenelemente (Magnesium, Kalium, Kalzium, Eisen), sekundäre Pflanzenstoffe, Ballaststoffe (insbesondere Inulin), Antioxidanzien wie Quercetin und weitere Flavonoide.

KÜCHE & CO.

Artischocken werden von Hand geerntet und sind deshalb kein preiswertes Gemüse. Während in der Medizin die bitteren Laubblätter Verwendung finden, sind es in der Küche die Blütenböden.

Um die kleinen, feinen Delikatessen zu gewinnen, die auch als »Artischockenherzen« bezeichnet werden, wird zunächst der Stiel aus dem Artischockenboden gebrochen, dann die Außenblätter und das »Artischockenheu« entfernt. Dann wird das obere Drittel der Artischocke abgeschnitten und die Schnittfläche mit Zitrone eingerieben. Ob in Öl eingelegt oder frisch zubereitet, gekocht, frittiert, gebraten – sie zergehen auf der Zunge und schmecken aromatisch und leicht herb.

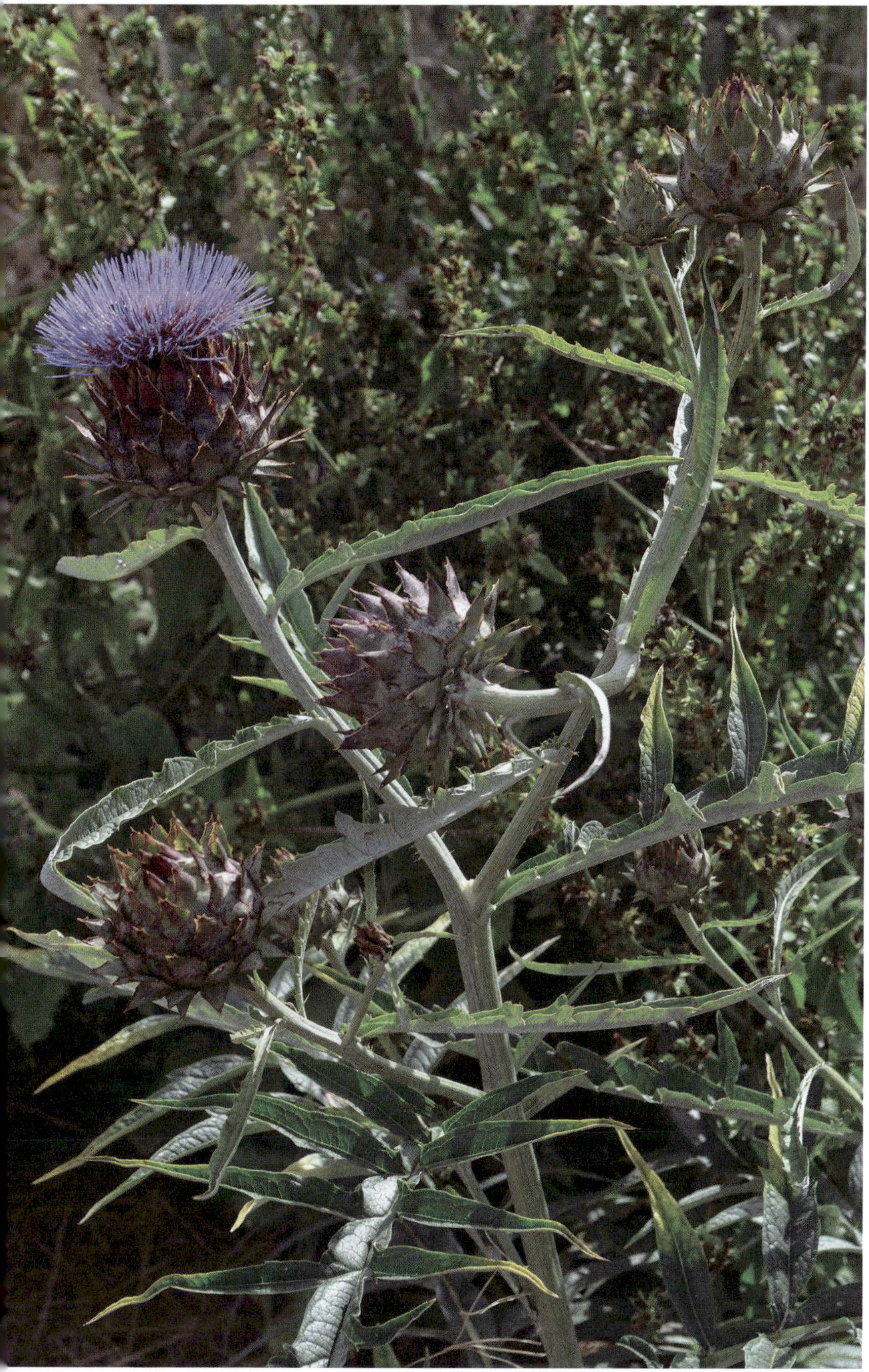

Ein Klassiker der mediterranen Küche sind Pizzen, die mit Artischocken belegt werden, oder eingelegte Artischocken, die mit getrockneten Tomaten zur Pasta serviert werden.

ANWENDUNG IN DER HEILKUNDE

Die bitteren Stoffe der Artischocke bewirken, dass die Leberzellen vermehrt Galle bilden und infolgedessen die Gallenblase mehr Gallensäure in den Darm abgibt. Dort erleichtern sie die **Verdauung** in Bezug auf die Aufnahme von Fetten inklusive der fettlöslichen Vitamine A, D, E und K, beschleunigen die Darmpassage der Nahrung, lindern so Blähungen und ein unangenehmes **Völlegefühl** im Bauch.

Die leber- und gallenspezifische Wirkung stehen bei der Artischocke im Vordergrund. Dadurch unterstützt sie die Lebergesundheit. Bei Menschen über 50 Jahren sind Lebererkrankungen häufiger und können fortschreitend verlaufen. Die Einnahme von Artischockenpräparaten führt zu einer deutlichen Senkung der Leberenzyme, was insbesondere bei Menschen mit **nichtalkoholischer Fettlebererkrankung** von Nutzen ist. Die Leber kann so ihre Entgiftungsfunktion besser wahrnehmen und uns vor chronischer Müdigkeit sowie einer schleichenden Vergiftung bewahren. Indirekt kann sie auch das **Abnehmen** erleichtern, da sie den **Blutzuckerspiegel** ausbalanciert, **Heißhungerattacken** verhindert und den Prozess des Abnehmens unterstützt.

Wissenschaftliche Studien konnten nachweisen, dass Präparate aus Artischocken auch bei **Fettstoffwechselstörungen** mit erhöhten Blutfettwerten nützlich sind. Durch Artischockenpräparate lassen sich sowohl die Cholesterinspiegel um 10–15 % als auch erhöhte Triglyzeridspiegel normalisieren. Damit kann Ablagerungen in den Arterien vorgebeugt werden. Daher nutzt man dieses Wirkspektrum auch zur Prävention und zur Behandlung der **Arteriosklerose**, denn atherosklerotische Plaques können sich unter einer Behandlung mit Artischockenblättern zurückbilden.

Weitere Stoffe wie Flavonoide wirken antioxidativ. Sie bieten als Radikalfänger Schutz vor sogenannten freien Radikalen.

WIRKSPEKTRUM AUF EINEN BLICK

- leberschützend
- galleanregend
- verdauungsfördernd
- gewichtsregulierend
- cholesterinsenkend
- entzündungshemmend
- antiarteriosklerotisch

VERWENDETE PFLANZENTEILE/SAMMELN

Verwendet werden die getrockneten Blätter von Blattkulturen sowie der Frischpflanzenpresssaft noch nicht aufgeblühter Artischockenblüten.

Für kulinarische Zwecke werden die Blütenknospen mit noch fest geschlossenen äußeren Blättern geerntet. Sind die Blüten voll erblüht, kann man sie nicht mehr essen.

HINWEISE

Bei Allergien gegen Korbblütler und bei Verschluss der Gallenwege solltest du die Artischocke nicht anwenden. Bei Gallensteinleiden ist vor der Anwendung ärztlicher Rat einzuholen. Artischockenpräparate können die Wirkung gerinnungshemmender Medikamente (z. B. Warfarin) verringern.

FERTIGPRÄPARATE Artischockenkraut, geschnitten (Apotheke, Herbathek), Hepar SL (MCM Klosterfrau), Nemacynar Dicksaft (Nestmann)

BÄRLAUCH

ALLIUM URSINUM

Wenn im März und April die Laubwälder mit einer Knoblauchbrise durchzogen sind, dann ist Bärlauchzeit. Oft bilden sich riesige Teppiche in den feuchten, humusreichen und schattigen Auen, Laub- oder Mischwäldern. Das wilde Kraut ist ein Verwandter von Schnittlauch, Zwiebel und Knoblauch.

Es steckt voller Vitalstoffe und wird seit Jahrhunderten in der traditionellen Medizin verwendet. Da erstaunt es, dass die aktuelle Studienlage zu seiner Wirksamkeit recht dürftig ist. Die Kräuterkundigen wissen jedoch, dass der Bärlauch ein mächtiges Heilkraut ist, dessen Attribute »Reinigen und Stärken« sind. Das Frühjahrskraut eignet sich für Kuren, denn es löst Gifte wie Schwermetalle aus dem Bindegewebe, sorgt für den freien Fluss von Blut in den Gefäßen, verflüssigt den Schleim in den Atemwegen, ist ein natürliches Antibiotikum und schützt vor einer Entartung der Zellen.

DIE PFLANZLICHEN WIRKSTOFFE

Schwefelhaltige Verbindungen wie Alliin (das bei Verletzung des Pflanzengewebes durch Enzyme in Allicin umgewandelt wird) lassen ätherische Lauchöle entstehen. Weiter finden sich in Bärlauch Flavonoide, Saponine, Polysaccharide, Chlorophyll, Adenosin sowie reichlich Vitamin C und Mineralstoffe (Eisen, Magnesium, Jod, Selen, Mangan).

KÜCHE & CO.

Nur frischer Bärlauch erfreut den Gaumen. Getrocknet oder eingefroren verliert das Kraut sein Aroma. Bärlauch erlebt in den Küchen der Gourmets und Kräuterkundigen seit einigen Jahren eine Renaissance. Essbar sind von der Zwiebel bis zu den Blüten alle Teile. Die grünen Samen lassen sich wie grüner Pfeffer in Weichkäse, Quark oder Soßen verwenden, und auch die Blüten sind essbar. Am beliebtesten sind jedoch die Bärlauchblätter. Kleingeschnitten würzen sie den Quark, die Butter, Eierspeisen oder passen als Pesto serviert zu Kartoffelgerichten, Gemüse und Nudeln.

Bärlauch hält jung und vitalisiert. Das potente Würzkraut reinigt, vitalisiert und stärkt den Körper. Bärlauch beinhaltet eine Reihe von Vitalstoffen wie Spurenelemente und Vitamin C sowie sekundären bioaktiven Pflanzenstoffen. Zudem hat er die Eigenschaft, freie Radikale abzufangen, die für die Zellalterung und für Zellschäden verantwortlich sind.

Bärlauch hat ein großes Potenzial zur Vorbeugung und Behandlung von Herz-Kreislauf-Erkrankungen. Er senkt **Bluthochdruck**, da die in den Blättern vorkommenden Schwefelverbindungen ähnlich wie ACE-Hemmer (Angiotensin-Konversions-Enzym-Hemmer) wirken (das Adenosin hat Einfluss auf die Weitstellung der Gefäße, was zur Blutdrucksenkung führt). Zu hohe **Cholesterin**werte werden ebenfalls gesenkt, wobei eine Minderung des Gesamtcholesterinspiegels bei gleichzeitiger Erhöhung des »guten« HDL-Cholesterinwertes (HDL = High Density Lipoprotein) erfolgt. Zudem verhindert er das übermäßige Verklumpen von Blutplättchen (Thrombozyten), wodurch sich die Fließgeschwindigkeit des Blutes und der Lymphe erhöht. Außerdem beugt er altersbedingten Gefäßerkrankungen wie **Arteriosklerose** vor, da seine schwefelaktiven Stoffe Schaumzellen daran hindern, sich an den Innenwänden der Gefäße abzulagern. Daher ist er hervorragend geeignet zur Vorbeugung und der begleitenden Therapie von Herzinfarkten und Schlaganfällen.

Bärlauch wird nicht nur wegen seiner harntreibenden, sondern auch wegen der entgiftenden Eigenschaften gerne für Ausleitungstherapien verwendet. Die Schwefelverbindungen mobilisieren **Schwermetalle** aus den Geweben, die beispielsweise durch Amalgamfüllungen in den Körper gelangen. Dabei ist er in der Lage, Schwermetalle wie Quecksilber zu binden, damit es über den Darm ausgeschieden werden kann.

Bärlauch eignet sich als Baustein zur **Darmsanierung**. Der Darm beherbergt als größtes immunologisches Organ eine riesige Anzahl von Bakterien. Sie sind wichtig für Verdauungsprozesse und die Immunabwehr. Ein Ungleichgewicht von nützlichen und schädlichen Darmbewohnern ist jedoch ein häufiges Phänomen in unserer Zeit. Infektionen im Darm, eine Ernährung mit viel Getreide (insbesondere Weizen), Süßem sowie Antibiotika und andere stark wirkende Medikamente wie Chemotherapien oder auch Kortikoide tragen zu diesem Ungleichgewicht bei. In der Folge entstehen Blähungen und andere Magen-Darm-Störungen wie etwa breiige Stühle.

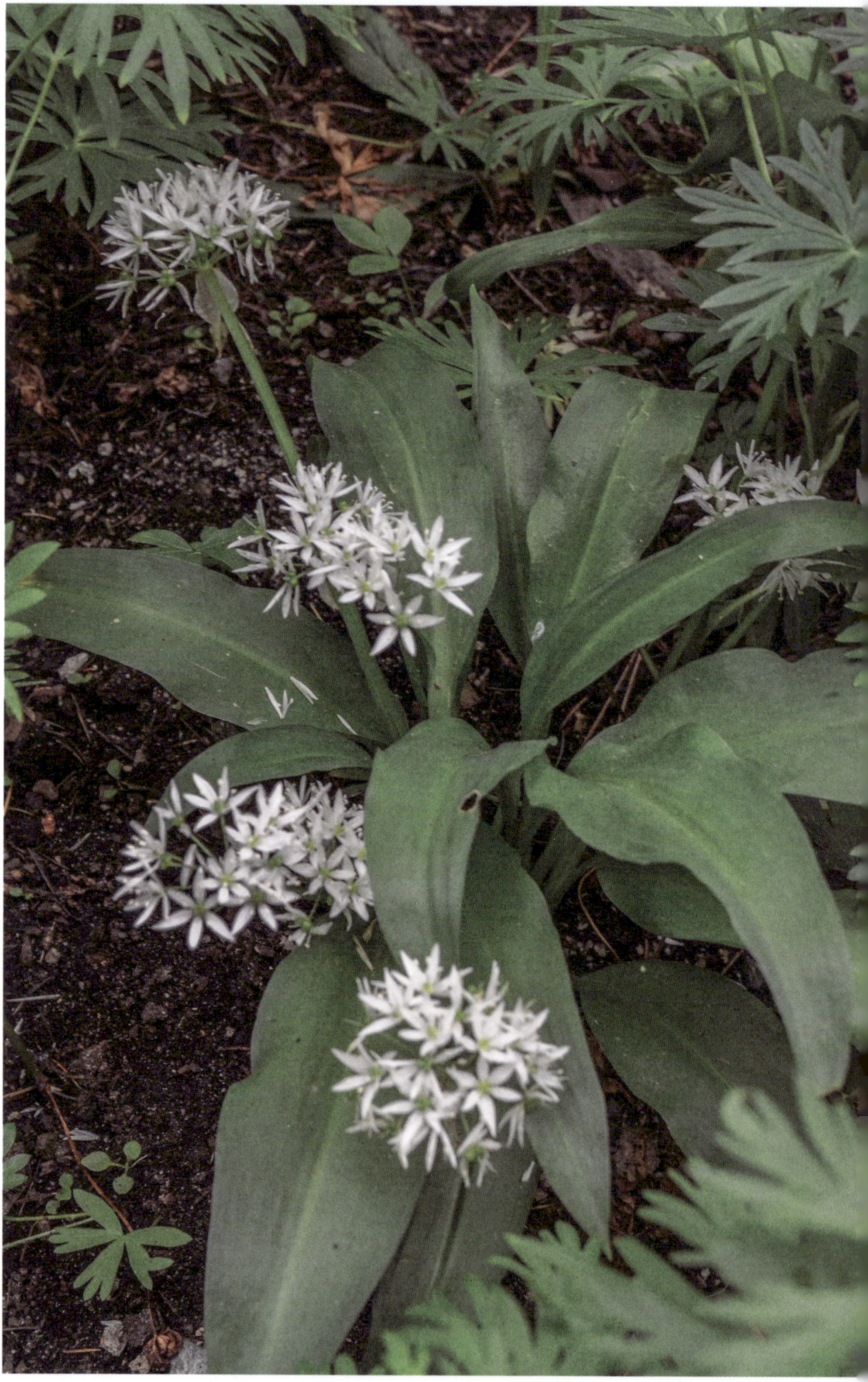

Bei Infektionen der Atemwege wie Bronchitis oder bei Verschleimung der Nebenhöhlen wird durch Bärlauch das zähe Sekret verflüssigt, sodass es schneller ausgeworfen oder abgehustet werden kann. Vorbeugend kann er die Schwere von Grippeerkrankungen oder auch durch Coronaviren verursachte **Atemwegsinfekte** verringern und bei bereits auftretenden Symptomen die Schwere der Erkrankung verringern.

Bärlauch ist ein natürliches **Antibiotikum**. Seine wachstumshemmenden Eigenschaften umfassen eine Vielzahl von Bakterien- und Pilzstämmen sowie Viren und Parasiten. Dazu zählen Escherichia coli, Salmonellen, Staphylokokken (darunter multiresistente Keime), Pilze (Candida-Spezies, *Aspergillus niger*), Parasiten (Spul- und Fadenwürmer) sowie Viren (z.B. humanes Immundefizienz-Virus, HIV).

In Zukunft könnte Bärlauch auch zur **Krebsprävention** und zur begleitenden Therapie bei Krebserkrankungen mehr Stellenwert erlangen. So wurde unter Laborbedingungen eine Antitumoraktivität nachgewiesen. Einige Ergebnisse zeigen, dass Bärlauchextrakte den programmierten Zelltod von Tumorzellen herbeiführen können. Besonders die Schwefelverbindungen stehen dabei im Blickfeld der Forschung.

WIRKSPEKTRUM AUF EINEN BLICK

- vitalisierend
- entgiftend
- gefäßschützend
- leicht harntreibend
- etwas schleimlösend
- verdauungsregulierend
- antibiotisch
- tumorpräventiv

VERWENDETE PFLANZENTEILE/SAMMELN

Je nach Region und Witterung beginnt Mitte März die Ernte der Bärlauchblätter. Im April dunkeln die Blätter nach und bekommen eine leichte Bitternote, ab Ende April beginnt oft schon die Blütezeit. Einige Quellen berichten, dass die Blätter ab Blühbeginn nicht mehr essbar seien. Es ist jedoch kein Teil der Pflanze giftig, egal zu welcher Jahreszeit die Sammlung erfolgt. Trotzdem gibt es Gründe für die Ernte der Blätter vor der Blüte: Der Geschmack und die Heilkraft sind dann einfach am höchsten. Zum Trocknen eignet sich Bärlauch eher nicht.

Jedes Jahr gibt es Vergiftungsfälle, da die Blätter des Bärlauchs auf den ersten Blick dem giftigen Maiglöckchen ähneln. Er soll auch schon mit dem nicht weniger giftigen Aronstab und der stark giftigen Herbstzeitlosen verwechselt worden sein. Ein intensiver Knoblauchgeruch nach dem Zerreiben der Blätter ist ein sicheres Zeichen, dass es sich um Bärlauch handelt. Im Zweifel kannst du dir auch ein Bund Bärlauchblätter auf dem Wochenmarkt besorgen.

HINWEISE

Bärlauch ist in der Regel gut verträglich. Überdosierungen können jedoch die Magen- und Darmschleimhäute reizen. Durch den blutverdünnenden Effekt können sich bei Langzeiteinnahme die Blutungs- und Gerinnungszeit verlängern.

REZEPT

Bärlauchtinktur ohne Alkohol – stärkt das Immunsystem, die Darmflora, entgiftet und hält Viren und Bakterien in Schach

2 Handvoll Bärlauch waschen, trocken tupfen oder schleudern. Bärlauchblätter grob zupfen, in das Fläschchen stopfen und mit 500 ml Apfelessig übergießen. Mindestens 14 Tage im Dunkeln ziehen lassen, dann die Pflanzenteile herausnehmen oder absieben. Die stärkste Wirkung erreicht man, wenn man 1 Esslöffel (EL) von dem Essig mit einem halben Glas lauwarmem Wasser mischt und das Gemisch schluckweise vor dem Frühstück trinkt. Die Tinktur ist einige Monate haltbar.

FERTIGPRÄPARATE Schoenenberger Naturreiner Pflanzensaft Bärlauch (Salus Pharma), Bärlauch Frischblatt Kapseln (Dr. Pandalis), Bio Bärlauch Extrakt (GSE organic supplements)

BALDRIAN

VALERIANA OFFICINALIS

Baldrian, dessen botanischer Gattungsname Valeriana (abgeleitet von lat. »valere«) »gesund sein« bedeutet, ist eine schlanke Staude mit rosafarbenen Blüten. Auf vielen feuchten Flecken der Erde reckt Baldrian im Frühsommer seine Blüten in die Höhe. Sein natürliches Verbreitungsgebiet erstreckt sich von Europa bis Asien. Baldrian gilt als Balsam für gestresste Körper und geplagte Seelen. Gerade bei Anspannung und Schlaflosigkeit entfaltet die Wurzel ihre beruhigende und schlaffördernde Wirkung.

Trotz ausführlicher Studien haben Forschende den Wirkmechanismus der aktiven Hauptbestandteile noch nicht klären können. Vermutlich ist dafür das Zusammenspiel der Wirkung von Monoterpenen, welche die Übertragung von Reizen von einer Nervenzelle zur anderen verlangsamen, und Flavonoiden, die sedierende Eigenschaften haben, verantwortlich.

DIE PFLANZLICHEN WIRKSTOFFE

Baldrianwurzeln bestehen zu 0,4–1,4% aus ätherischem Öl. Dieses setzt sich zusammen aus Monoterpenen sowie Valerensäure, Valeranon und Valerenal. Als weitere heilwirksame Stoffe gelten Iridoide, Lignane, Flavonoide, Alkaloide in kleinen Mengen, Phenolsäuren und fettes Öl.

KÜCHE & CO.

Baldrianblätter sind essbar. Frisch im Austrieb, also von April bis Mai, sind sie am schmackhaftesten. Ihr Geschmack ist aromatisch, nimmt jedoch mit zunehmendem Alter, also hin zur Blütezeit, ab. Kleingehackt sind sie eine Beigabe zu Hackkräutermischungen, Kräuterquark oder Eierspeisen.

Die faserige Wurzel schmeckt leicht bitter. Ein Verzehr in zu hoher Dosierung kann sowohl leicht narkotisch wirken als auch die Herztätigkeit verlangsamen. Deshalb wird empfohlen, sie nur in kleinster Dosierung mit zu anderem Gemüse zu geben. Ohne nennenswerte Nebenwirkungen sind dagegen die weißlich- bis rosafarbenen Blüten, die in Schokoladen oder zu Sirup verarbeitet werden können.

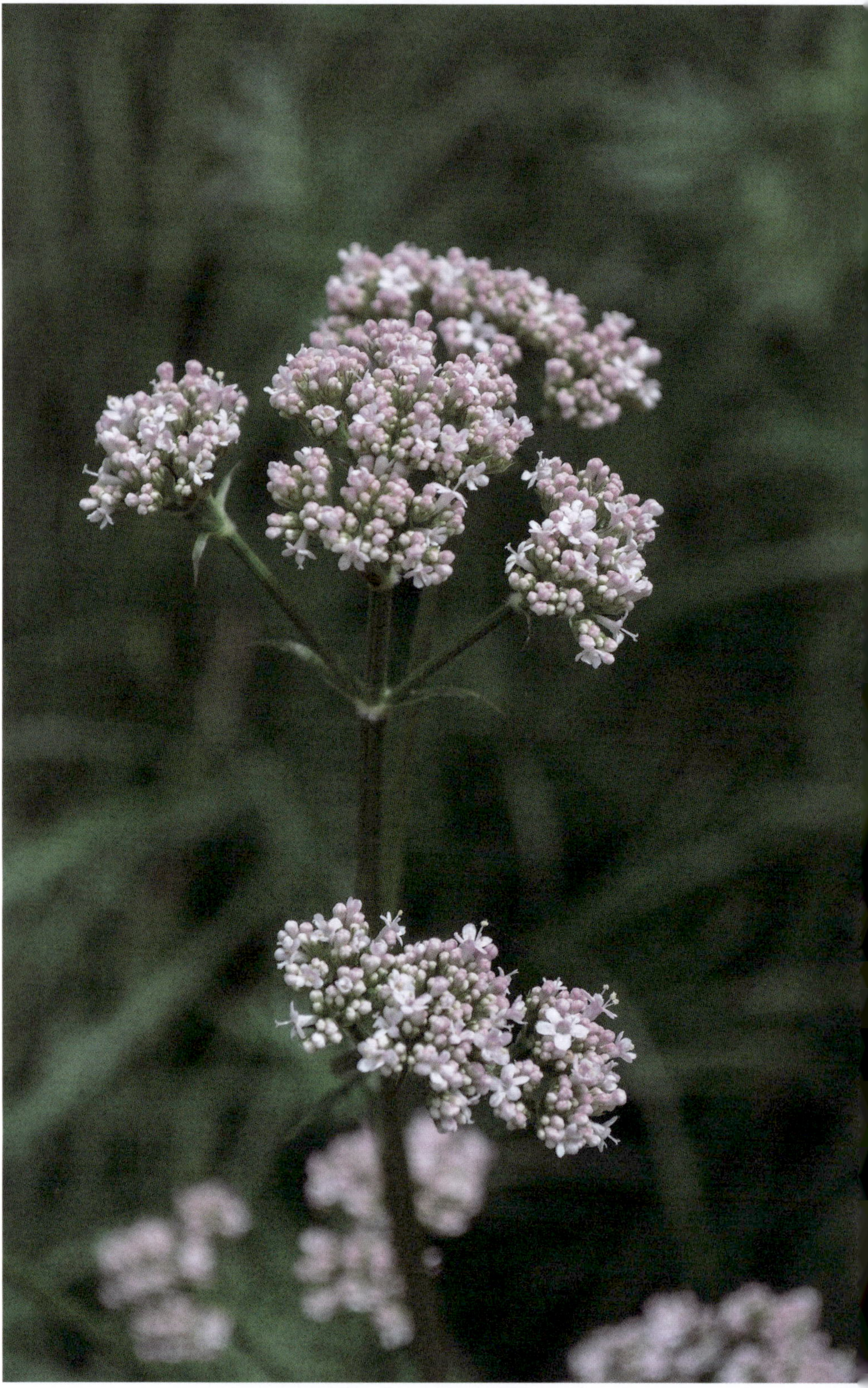

ANWENDUNG IN DER HEILKUNDE

Baldrian ist Balsam für die Nerven. Abends eingenommen sorgt Baldrian bei Anspannung, nervöser Unruhe und Schlaflosigkeit für einen erholsamen Schlaf. Die schlaffördernde Wirkung erreicht Baldrian wahrscheinlich durch das Zusammenspiel mehrerer Inhaltsstoffe. Sie hemmen Botenstoffe im Zentralnervensystem. Insbesondere **Einschlafstörungen** lassen sich durch Baldrian gut behandeln. Im Gegensatz zu schulmedizinischen Medikamenten kommt es bei Baldrian zu keiner Abhängigkeit, keiner Toleranzentwicklung oder auffälligen Veränderungen des Schlafmusters (gemessen mittels Elektroenzephalografie).

Baldrian reduziert nicht nur die Aktivität der motorischen Nervenzellen und verringert so die körperliche Aktivität während des Schlafens, sondern wirkt außerdem krampflösend und entspannend auf die glatte (nicht steuerbare) sowie quergestreifte (steuerbare) Muskulatur. Deshalb können Baldrianzubereitungen bei leichten Formen von **Angstzuständen** sowie bei **Konzentrations- und Gedächtnisstörungen** von Nutzen sein. Bei konzentrationsschwachen Menschen wirkt Baldrian eher anregend, während sein Wirkspektrum ansonsten eher sedierend ist.

Durch die entspannende Wirkung auf die glatte Muskulatur können auch **erhöhter Blutdruck, Reizblase** und leichte **Verspannungen** natürlich gemindert werden. Baldrian erhöht die Ausschüttung von GABA (Gamma-Aminobuttersäure), einem Neurotransmitter mit beruhigender Wirkung. Insgesamt wirkt Baldrian ausgleichend und hilft uns, Erlebtes zu verarbeiten.

WIRKSPEKTRUM AUF EINEN BLICK

- schlaffördernd
- beruhigend
- nervenstärkend
- angstlösend
- krampflösend
- muskel- und gefäßentspannend
- konzentrationsfördernd

VERWENDETE PFLANZENTEILE/SAMMELN

Die fingerlangen Wurzelstücke 2- bis 3-jähriger Pflanzen werden im Herbst geerntet, abgebürstet, gründlich gewaschen und mehrere Tage bei 42 °C getrocknet. Während die frische Wurzel geruchslos ist, entwickelt sich durch Trocknung der typische Baldriangeruch.

Die weißen bis blassrosa Blüten sollten vorzugsweise in den Vormittagsstunden während der Blüte, die von Anfang Mai bis Ende Juni dauert, geerntet werden. Zum Trocknen werden die zarten Blüten in einer dünnen Schicht auf einem Tuch ausgebreitet und anschließend in einem dunklen Glasbehälter aufbewahrt.

Baldrian ist im Haus grundsätzlich vor Katzen zu schützen. Vor allem Kater geraten durch den Duft in Ekstase und ejakulieren oder urinieren auf die Wurzeln, sodass sie nicht mehr zu gebrauchen sind.

HINWEISE

Baldrianzubereitungen sind in der Regel gut verträglich. In sehr seltenen Fällen können Verdauungsbeschwerden und Überempfindlichkeitsreaktionen auftreten, bei Überdosierung (nur bei Präparaten, nicht bei Tee möglich!) auch Kopfschmerzen, Nervosität, Herzbeschwerden sowie paradoxerweise Schlaflosigkeit. Für Schwangere, Stillende und Kinder unter 12 Jahren liegen noch keine ausreichenden Ergebnisse zur Unbedenklichkeit vor. Vorsichtshalber solltest du nach Baldriananwendungen keine Maschinen bedienen und nicht Auto fahren. Zudem sollte Baldrian nicht zusammen mit anderen Beruhigungs- oder Schlafmitteln sowie Alkohol eingenommen werden, da dies deren Wirkung verstärken kann.

REZEPTE

Baldrianwurzeltee – für alle, die nervös sind und deren Geist auch nachts nicht zur Ruhe kommt

1 Teelöffel (TL) zerkleinerte Baldrianwurzeln mit 1 Tasse Wasser kalt ansetzen, 1 Stunde lang köcheln lassen und 2–3 Stunden neben der Herdplatte nachziehen lassen. Am besten gleich die gesamte Tagesportion ansetzen.

Tagsüber maximal 3 Tassen davon trinken; als Schlafhilfe 1 Tasse eine halbe Stunde vor dem Zubettgehen.

Baldriantinktur aus der Wurzel

Den alkoholischen Auszug im Verhältnis 1:5 ansetzen, das heißt 1 Teil Wurzel mit 5 Teilen hochprozentigem Alkohol übergießen. 14 Tage unter täglichem Wenden des Glases ausziehen lassen, anschließend durch einen Kaffeefilter filtrieren und in Braunglasflaschen abfüllen. Die Dosierung der Tinktur an die Beschwerden anpassen, jedoch nicht mehr als 3-mal täglich 30 Tropfen davon einnehmen.

FERTIGPRÄPARATE Salus Baldrian-Tropfen (Salus Pharma), Baldriantinktur (Hetterich)

BRENNNESSEL

URTICA DIOICA

Das wehrhafte Gewächs gehört zu den wichtigsten heimischen Wildpflanzen. Brennnesseln sind in den gemäßigten Breiten weitverbreitet und besiedeln gerne mit Stickstoff und Nährstoffen angereicherte Böden. Dadurch helfen sie, das biologische Gleichgewicht im Erdreich aufrechtzuerhalten. Man trifft sie an Wald- und Wegrändern, in Gräben, auf Deponien, mit Alteisen beladenen Schutthalden und Brachland an.

Die bis zu 1,2 Meter hohe mehrjährige, winterharte Staude hat stark sattgrüne, scharf gezähnte Blätter und Brennhaare an Stängeln und Blättern, die bei Berührung Hautreizungen und Brennen verursachen. Damit schützt sie sich vor Fraßfeinden. Im Sommer zeigen sich unscheinbare grünliche männliche und weibliche Blüten auf verschiedenen Pflanzen. Ihre Frucht (Samen) bildet ein einsamiges, kleines Nüsschen – pro Pflanze können sich rund 20 000 Samen entwickeln. Unter der Erde wächst ein ausdauernder, kriechender und stark verästelter Wurzelstock.

DIE PFLANZLICHEN WIRKSTOFFE

Die arzneilich verwendeten Pflanzenteile der Brennnessel unterscheiden sich in Bezug auf ihren Gehalt an Wirkstoffen:

- Kraut: bis zu 20 % Mineralstoffe (Kalium, Silizium, reichlich Eisen, Kalzium), B-Vitamine, Flavonoide, Chlorophyll, Carotinoide, Vitamin C (30-mal mehr als in Kopfsalat)
- Früchte (Samen): Proteine, fettes Öl (Linolsäure), Vitamin A, C, E, Eisen, Kalium, Magnesium, Silizium, Beta-Sitosterol
- Wurzel: Beta-Sitosterol, Cumarin, Phytosterole, Polysaccharide, Lignane, Urtica-dioica-Agglutinin (UDA)

KÜCHE & CO.

Junge Brennnesselblätter können vielseitig in der Küche verwendet werden, beispielsweise als Ersatz für Spinat, in Pesto oder Suppen. Die Früchte eignen sich für Smoothies oder als Würze in Brot und anderen Gerichten.

REZEPTE

Brennnessel-Smoothie

1 Apfel, grob geschnitten
2–3 Datteln oder 1 Banane
2 Handvoll Brennnesselblätter, verlesen und gewaschen
1 TL Brennnesselsamen
250–300 ml Wasser

Am besten einen leistungsfähigen Mixer verwenden und alle Zutaten auf höchster Stufe für etwa 30 s mischen. Den Powerdrink auf 2 Gläser verteilen und mit je einem ½ TL Brennnesselsamen bestreuen. Wer die körnige Konsistenz nicht mag, kann die Brennnesselsamen über Nacht einweichen und mit in den Smoothie geben.

Pesto aus Brennnesselsamen

5 Handvoll Brennnesselsamen
2 Knoblauchzehen
Meersalz, Pfeffer
Olivenöl

Die Samen mit dem Mörser leicht anstoßen und in einer Schüssel auffangen. Knoblauch schälen und klein schneiden, etwas Salz darüber streuen und nochmals fein hacken. Das Knoblauch-Salz-Gemisch zu den Brennnesselsamen geben, die Zutaten vermengen. Etwas Olivenöl zugeben, nochmals vermischen, mit Pfeffer abschmecken und das Pesto in Gläser umfüllen. Olivenöl darüber gießen, bis alle Samen mit Öl bedeckt sind. Kühl gelagert ist das Pesto mehrere Wochen haltbar. Es schmeckt besonders gut, wenn dampfende Kartoffeln hineingedrückt werden. Man kann es aber auch als Brotaufstrich und zu Nudelgerichten oder Pellkartoffeln reichen.

ANWENDUNG IN DER HEILKUNDE

Gegen welche Beschwerden die Brennnessel hilft, hängt von den verwendeten Pflanzenteilen ab.

Blätter und Kraut. Die sekundären Pflanzeninhaltsstoffe der Blätter wirken leicht harntreibend. Damit fördern sie die Ausscheidung übermäßiger Wassereinlagerungen und den Abtransport wasserlöslicher Stoffwechselendprodukte (Harnsäure, Abfallprodukte aus dem Stoffwechsel und der Umwelt) über den Urin. Zudem haben sie entzündungshemmende Eigenschaften. Daher werden Zubereitungen aus Brennnesselblättern (oftmals in Kombination mit weiteren Arzneipflanzen) zur **Durchspülungstherapie** bei zahlreichen Gesundheitsproblemen verwendet, etwa bei **Harnwegsinfekten,** vorbeugend und zur Behandlung bei Nierengrieß, Wassereinlagerungen, **Arthrose,** Gicht, **rheumatoider Arthritis,** Ekzemen, **hohem Blutdruck** und allgemein bei Übersäuerung. Die harntreibende Wirkung entsteht durch den hohen Mineralgehalt, insbesondere durch Kalium, und kommt nur in Verbindung mit reichlich Trinken zur Wirkung.

Das Kraut kann einem **Eisenmangel** vorbeugen oder niedrige Eisenspiegel auffüllen, da es den Hämoglobingehalt und die Erythrozytenzahl

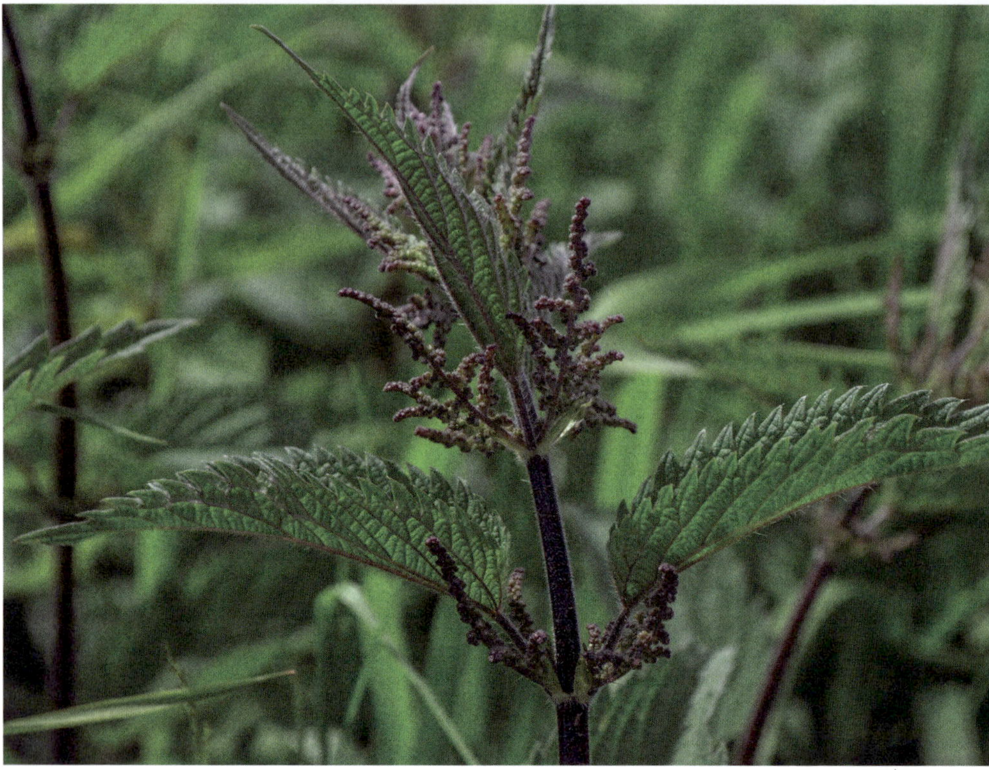

erhöht, was insbesondere bei Frauen in der zweiten Phase der **Wechseljahre** (Perimenopause) hilfreich ist, in der starke und lang anhaltende Blutungen vorkommen können.

»Haarwurz« oder »Haarnessel« sind bekannte Volksnamen der Brennnessel. Seit Jahrhunderten wird sie als Haarwuchsmittel verwendet. Sie enthält Nährstoffe (Provitamin A, C, Eisen, Kieselsäure), die für die Haargesundheit unerlässlich sind. Zudem gibt es Hinweise, dass Brennnesselextrakt den Dihydrotestosteronspiegel senken kann. Dihydrotestosteron ist die biologisch wirksamste Form des Testosterons und wird mit einer Schwächung der Haarfollikel und **Haarausfall** in Verbindung gebracht. Regelmäßige Anwendungen in Form von Einreibungen auf die Kopfhaut oder als Zusatz in Lotionen und Shampoos können daher das Haarwachstum fördern und erhalten das Haar gesund und kräftig.

Samen/Früchte. In den Sommermonaten ist das Erscheinungsbild der Brennnessel durch die Vielzahl an Samen geprägt. Sie werden seit jeher in Belastungssituationen oder nach langen Krankheiten verwendet, um wieder ausreichend Vitalität zu erlangen. In alten Schriften findet man die Brennnesselsamen als Aphrodisiakum oder »Ginseng des Westens«.

Samen und Kraut regen die Funktion der Nebennierenrinde an und wirken stärkend und unterstützend auf das gesamte Hormonsystem, etwa bei Schilddrüsenunterfunktion, Erschöpfung und Müdigkeit, **schwachem Immunsystem**, anhaltendem **Stress**, Burn-out, **Libidomangel** und **Potenzstörungen**.

Während das Kraut in der Perimenopause hilfreich ist, können Brennnesselsamen unterstützend gegen Osteoporose eingesetzt werden, von der Frauen in der Menopause häufiger betroffen sind. Da sie reich an Kieselsäure und anderen Mineralien sind, erhalten sie die Knochengesundheit.

Wurzeln. Brennnesselwurzeln haben andere Inhaltsstoffe als Blätter und Früchte und dadurch ein anderes Wirkprofil. Welcher der Wirkstoffe (Beta-Sitosterole, Cumarine, Lignane und UDA) in welchem Ausmaß an der Wirksamkeit bei Prostatabeschwerden beteiligt ist, ist noch nicht abschließend untersucht. Brennnesselwurzeln hemmen die Bildung bestimmter Stoffe, die das gutartige Wachstum der Prostata anregen, und wirken zudem entzündungshemmend. Häufiger wird die Brennnesselwurzel bei **gutartiger Prostatahyperplasie** mit anderen Pflanzen kombiniert, etwa mit Sägepalmenfrüchten (siehe Seite 125) oder Kürbiskernen (siehe Seite 72).

WIRKSPEKTRUM AUF EINEN BLICK

Blätter:

- harntreibend
- eisenbildend
- antiarthrotisch
- entzündungshemmend
- Blätter und Früchte: immunmodulierend

Früchte:

- tonisierend

Wurzeln:

- entzündungshemmend
- wachstumshemmend bei gutartiger Prostatavergrößerung

VERWENDETE PFLANZENTEILE/SAMMELN

Blätter. Die Blätter werden vorzugsweise im Mai gesammelt. Die meisten benutzen dazu Gartenhandschuhe, Unerschrockene ernten mit festem Griff mit bloßen Händen. Sie lassen sich problemlos durch Trocknen konservieren. Einfach auf einem Rost oder Tuch ausbreiten und im Halbschatten wenige Tage trocknen, bis sie rascheln.

Samen/Früchte. Ab dem Spätsommer (August bis Oktober) tragen weibliche Brennnesseln ihre Früchte. Du erkennst sie daran, dass sie rispenartig herabhängen. Sie werden mit der Schere geerntet, anschließend auf Papier gut getrocknet, eventuell nochmals gesiebt und trocken in Gläser abgefüllt. Männliche Brennnesseln tragen nur Blütenstaub und bilden keine Früchte. Ihre Blütenstände sind oft heller und stehen horizontal vom Stängel ab.

Wurzeln. Die Wurzeln der Brennnessel werden im Frühjahr, besser noch im Herbst ausgegraben, gesäubert und bei nicht mehr als 40 °C getrocknet. Sie können als Wildgemüse oder in der Heilkunde aufgrund ihrer harntreibenden Eigenschaften beziehungsweise als Extrakt bei Prostatabeschwerden beim Mann eingesetzt werden.

HINWEISE

Brennnesselzubereitungen sind gut verträglich. Selten sind allergische Reaktionen möglich, vor allem bei Histaminintoleranz. Brennnesselzubereitungen sollten nicht bei Ödemen, die durch Herzschwäche oder Nierenfunktionsstörung bedingt sind, angewendet werden.

REZEPTE

Brennnesseltee – harntreibend und reinigend

1–2 TL feingeschnittene Blätter mit 1 Tasse siedendem Wasser übergießen, 8–10 min ziehen lassen. 3–4 Tassen täglich davon trinken. Die harntreibende Wirkung kommt nur in Verbindung mit reichlich Flüssigkeit zum Tragen, deshalb 2–3 l Wasser dazu trinken.

Detox-Tee aus Brennnessel und Löwenzahn

Brennnessel- und Löwenzahnblätter je zur Hälfte mischen. Zubereitung wie oben angegeben zur kurmäßigen Anwendung.

Frisch gepresster Nesselsaft – natürliche Mineralstoff- und Eisenquelle

Den Saft aus 1–2 Handvoll Brennnesselkraut mit einem Zentrifugenentsafter oder Slow Juicer herauspressen (alternativ das Kraut in den Mixer geben, pürieren und mit etwas Wasser vermischen). Als 4- bis 6-wöchige Kur 3-mal täglich 1 EL einnehmen, dazu viel Wasser trinken.

FERTIGPRÄPARATE Schoenenberger Naturreiner Heilpflanzensaft Brennnessel (Salus Pharma), Brennnessel Arzneitee (Aurica, Bombastus)

DAMIANA

TURNERA DIFFUSA

Damiana ist auf den Westindischen Inseln heimisch und wächst dort in trockenen, sonnigen und steinigen Landschaften. Ihr Name stammt vermutlich von Damian, dem Schutzpatron der Apotheker. Berichte über die Anwendung von Damiana als Heilkraut reichen bis zu den Maya zurück.

Die Pflanze gehört zu den Safranmalvengewächsen. Sie wächst zu einem aromatisch riechenden Strauch mit rund ein bis zwei Metern Höhe heran. Die Blätter sind blassgrün, gesägt mit kurzen Blattstielen. Die süß duftenden gelben Blüten haben fünf Blütenblätter und entwickeln sich zu süß riechenden Früchten mit feigenartigem Geschmack.

DIE PFLANZLICHEN WIRKSTOFFE

Das Heilkraut enthält Arbutin, ätherisches Öl, cyanogene Glykoside (Tetraphyllin B), Alkaloide, Steroide, Flavonoide, Gerbstoffe.

ANWENDUNG IN DER HEILKUNDE

In den Herkunftsländern ist Damianakraut seit vielen Generationen wegen seiner entspannenden und aphrodisierenden Eigenschaften beliebt. Damianakraut ist wohl die potenteste pflanzliche Starthilfe zur Luststeigerung und kann für ein häufigeres sexuelles Verlangen sorgen, da es insbesondere auf die Sexualorgane durchblutungssteigernd wirkt. Eine direkte hormonelle Wirkung hat Damiana zwar nicht, kann aber indirekt zur Anhebung des freien Testosterons führen.

Bei Räucherungen verströmt Damianakraut einen angenehmen kräuterartigen, süßen Duft. Das **»pflanzliche Sexualtonikum«** wird bei sexueller Schwäche, Impotenz beim Mann, sexuellen Erregungsstörungen bei der Frau und beim Mann, Amenorrhoe (ausbleibender Regel) und bei nachlassender Libido gebraucht.

Gleichzeitig unterstützt Damiana die emotionale Gelassenheit, stärkt und vitalisiert ganz allgemein und wird deshalb auch bei Diabetes mellitus, nervöser Schwäche, depressiven Verstimmungen und Entkräftung eingesetzt.

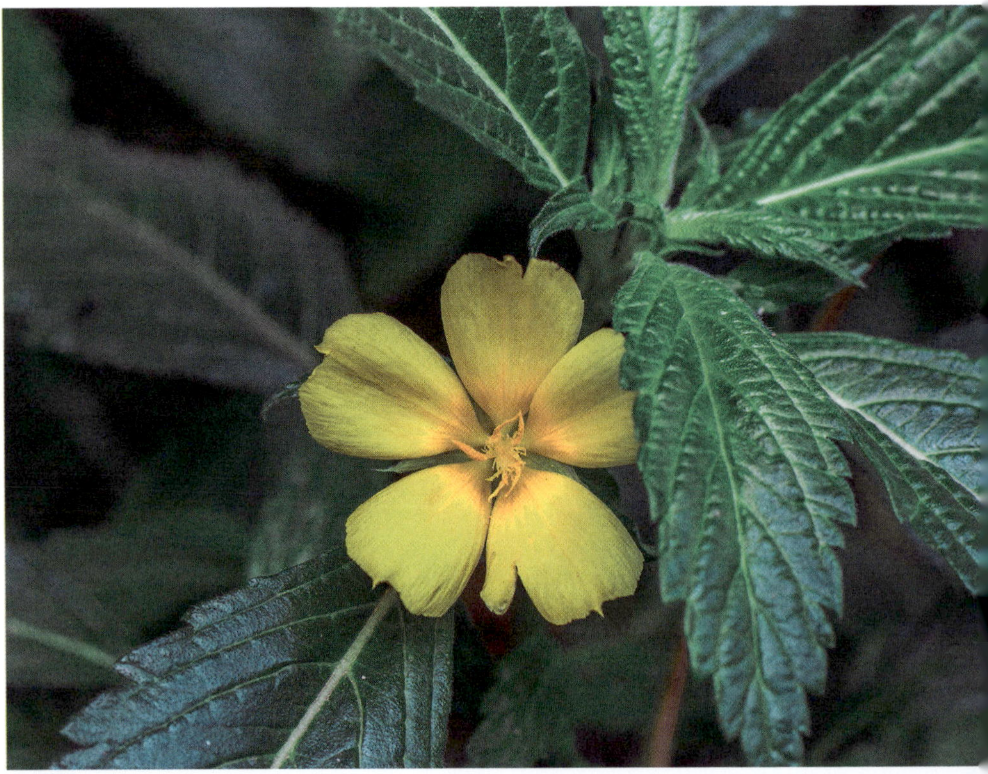

WIRKSPEKTRUM AUF EINEN BLICK

- aphrodisierend
- allgemein stärkend
- stimulierend
- etwas angstlösend

VERWENDETE PFLANZENTEILE

Verwendet werden die getrockneten Blätter und Stängelanteile.

HINWEISE

Damianakraut kann bei starker Menstruation die Blutung aufgrund der durchblutungsfördernden Wirkung auf den Unterleib noch verstärken. Wechselwirkungen mit anderen Arzneimitteln sind nicht bekannt. Aufgrund mangelnder Untersuchungen wird die Anwendung in der Schwangerschaft, Stillzeit sowie bei Kindern und Jugendlichen nicht empfohlen.

REZEPT

Damianablättertee

2 TL Damianablätter pro Tasse mit kochend heißem Wasser überbrühen, 5–8 min ziehen lassen, abseihen, im trinkwarmen Zustand mit etwas Bio-Imkerhonig süßen. Bei Bedarf 2–3 Tassen trinken.

FERTIGPRÄPARATE Dr. Böhm Damiana 225 mg Filmtabletten (Apomedica Pharmazeutische Produkte), Damiana Blatt Extrakt (Sunday Natual), libiLoges (Dr. Loges)

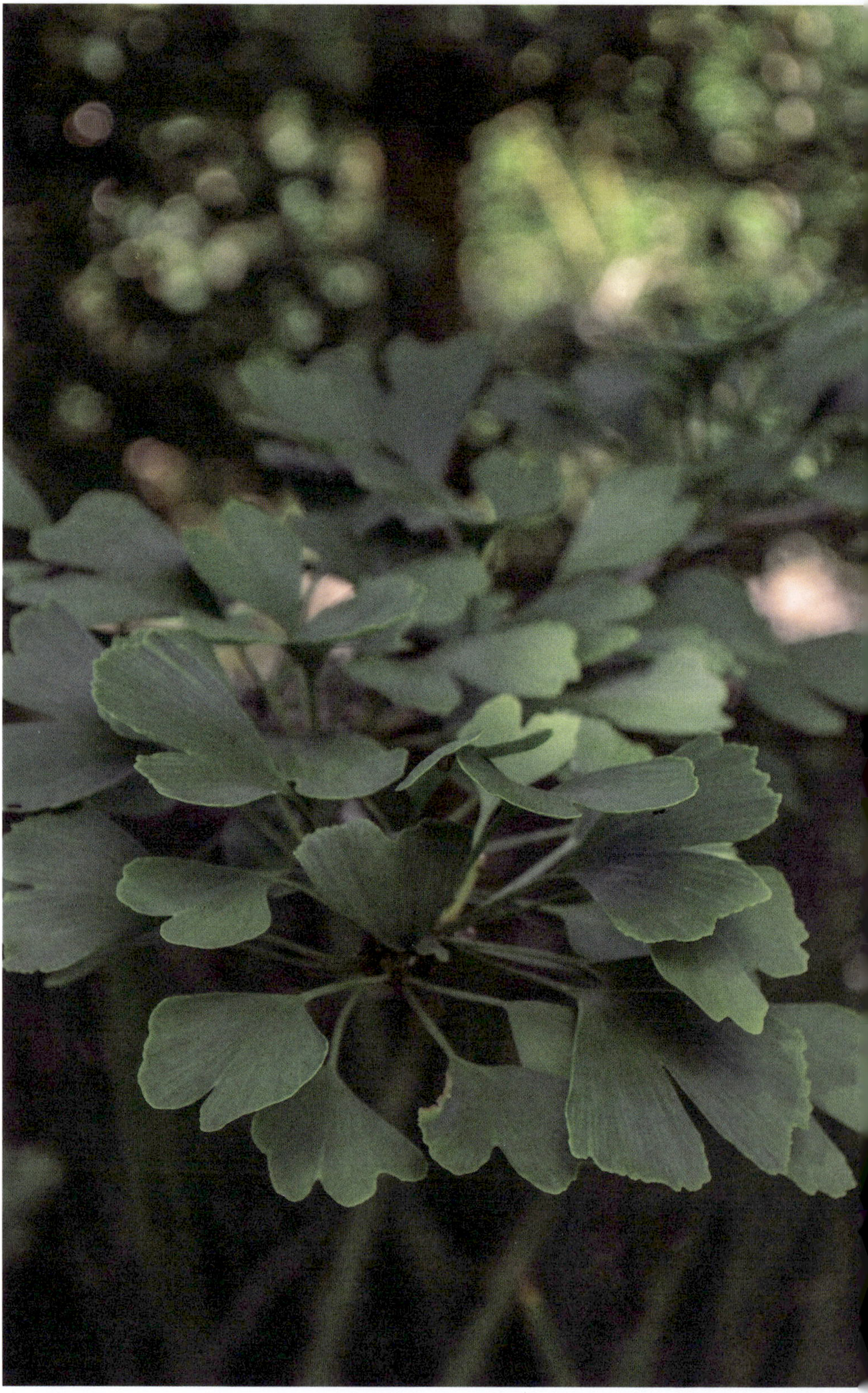

GINKGO

GINKGO BILOBA

Einst besiedelten Ginkgobäume die nördliche Hemisphäre. In Europa starben sie nach den Eiszeiten aus, überlebten aber in Ostasien. Dort werden sie seit mindestens 2800 Jahren als heilige und heilsame Bäume kultiviert und gerne in Tempelhöfe gepflanzt. Erst um 1730 brachten niederländische Seefahrer die Pflanze wieder in ihre alte Heimat, von wo aus sie sich im Laufe des 18. und 19. Jahrhunderts wieder in ganz Europa verbreitete.

Ginkgobäume sind robust und widerstandsfähig und können ein ehrwürdiges Alter von mehr als 1000 Jahren erreichen. Die einzigartig zweilappige Blattform mit den strahlig verlaufenden und gabelig verzweigten Blattnerven kennzeichnet den Baum.

Während man sich in Asien schon seit Jahrtausenden für seine Heilkräfte interessiert, erweckte Ginkgo in der westlichen Welt erstmals allgemeines Interesse, als nach dem Atombombenabwurf auf dem Gelände um Hiroshima im Frühjahr 1946 ein erster Spross aus einem alten Ginkgowurzelstock trieb. Damit war ein neues Symbol für Hoffnung und Unbesiegbarkeit geboren, aus dem ein Mahnmal gegen die zerstörerische Kraft der Atombombe entstand.

DIE PFLANZLICHEN WIRKSTOFFE

Im Ginkgo sind sekundäre Pflanzenstoffe wie Flavonoide (Kämpferol, Quercetin), Proanthocyanidine, komplexe Diterpenlaktone (sogenannte Ginkgolide) und Sesquiterpene (Bilobalide), kleine Mengen an Sterolen, Lektinen und Salizylsäureabkömmlingen enthalten. Ferner finden sich sogenannte Ginkgolsäuren, die wegen ihrer toxischen und allergenen Eigenschaften bei der heute üblichen Extraktherstellung weitgehend entfernt werden. Man geht davon aus, dass sich einige Wirkstoffgruppen im Gingko-Extrakt wie die Flavonoide und Terpenlaktone (Ginkgolide und Bilobalide) in der Wirkung ergänzen und verstärken. Dadurch werden degenerative Prozesse in den Nervenzellen eingedämmt und die kognitive Funktion verbessert.

VERWENDETE PFLANZENTEILE/SAMMELN

Verwendung finden die Blätter, die vorzugsweise im Herbst gesammelt werden. Beginnen die Blätter gelb zu werden, lassen sie sich leicht von den Ästen abstreifen, ohne dass der Baum dabei geschädigt wird.

ANWENDUNG IN DER HEILKUNDE

In den traditionellen asiatischen Heillehren gilt der Ginkgobaum als kraftspendend und lebensverlängernd, was auch durch das westliche Medizinsystem bestätigt wurde. Die zahlreichen Studien in den vergangenen Jahrzehnten zeigen im Wesentlichen drei körperliche Anwendungsbereiche, welche die Gedächtnisleistung, die Blutzirkulation in den Gefäßen und die alleinige oder unterstützende Behandlung bei Tinnitus betreffen. Ginkgo hält also die Gefäße jung.

Wer im Alter etwas Neues lernen möchte, dem hilft Ginkgo auf Trab. Die Einnahme von Ginkgo-Extrakten verbessert die Sauerstoffversorgung im Gehirn und hilft hauptsächlich dem **Kurzzeitgedächtnis**, das ab dem mittleren Lebensalter bei vielen abnimmt. Flavonoide und Terpenoide sorgen dafür, dass das Blut wieder besser fließen kann. Das Gedächtnis wird belebt, auch die Kommunikation verbessert sich und insgesamt findet der Geist wieder Klarheit. Betroffene berichten, dass sie durch Ginkgo ausgeglichener, konzentrierter und belastbarer geworden sind und den Alltag besser meistern können.

Mikrozirkulationsstörungen und eine verminderte Sauerstoffversorgung im Gehirn können auch zu Kopfschmerzen führen. Daher können pflanzliche oder homöopathische Ginkgopräparate (z. B. Ginkgobakehl TM) eine Alternative zu herkömmlichen Kopfschmerztabletten sein.

Im Gefäßsystem kann Ginkgo die Zirkulation verbessern, kalte Hände und Füße wärmen und die Gefahr von Gefäßverschlüssen reduzieren. Es gibt zahlreiche Studien zu dessen **durchblutungsfördernder** und **gefäßerweiternden Wirkung**, beispielsweise zum Nutzen bei peripherer arterieller Verschlusskrankheit. Dabei zeigte sich eine Verbesserung der schmerzfreien Gehstrecke bei Claudicatio intermittens im Stadium II bei einer Behandlungsdauer über mehrere Wochen.

Die durchblutungsfördernden Eigenschaften unterstützen die Behandlung von sowohl akutem als auch chronischem Tinnitus. Generell verbessern sich die Heilungschancen, je früher die Behandlung beginnt. Bei chronischem Tinnitus ist meist eine Kombination verschiedener Therapierichtungen sinnvoll. Neben Entspannungstechniken, Akupunktur, orthopädischen und kieferorthopädischen Maßnahmen können auch pflanzliche Arzneimittel wie Ginkgopräparate bei den subjektiv wahrgenommenen Ohrgeräuschen helfen. Das Wirkspektrum von Ginkgo setzt beim »Verlernen« von Tinnitus an verschiedenen Punkten an. Nach etwa acht bis zwölf Wochen Therapiedauer ist die volle Wirksamkeit von Ginkgo erreicht, die Einnahme über einen längeren Zeitraum bringt in der Regel keine weiteren therapeutischen Vorteile.

WIRKSPEKTRUM AUF EINEN BLICK

- gedächtnis- und konzentrationssteigernd
- durchblutungsfördernd
- gefäßerweiternd
- kraftspendend
- lebensverlängernd

HINWEISE

Die unabhängigen Kommissionen E und European Scientific Cooperative on Phytotherapy (ESCOP) als wissenschaftliche Kommissionen für pflanzliche Arzneimittel raten von selbst hergestellten Tees aus Ginkgoblättern ab und geben für standardisierte Trockenextrakte den Gehalt an Wirkstoffen vor. Ein Ginkgo-Trockenextrakt darf maximal 5 ppm Ginkgolsäuren enthalten.

In der Regel sind Ginkgo-Fertigpräparate gut verträglich. Gegenanzeigen bestehen bei einer bekannten Überempfindlichkeit gegen *Ginkgo biloba* und dessen Zubereitungen. Sehr selten können Nebenwirkungen wie leichte Kopfschmerzen, Magen-Darm-Beschwerden oder allergische Hautreaktionen auftreten. Zur Anwendung von Fertigpräparaten bei Kindern, Schwangeren und Stillenden liegen keine ausreichenden Untersuchungsergebnisse vor. Eine Wechselwirkung mit Arzneimitteln, welche die Blutgerinnung hemmen, kann nicht ausgeschlossen werden.

Ginkgo-biloba-Blätter-Extrakte eignen sich zur Langzeitanwendung und sollten mindestens 6–8 Wochen bei 2–3 Einzeldosen pro Tag angewendet werden.

Wegen der allergenen und toxischen Eigenschaften der Ginkgolsäuren und der schlechten Löslichkeit der Wirkstoffe in Wasser kommen heute fast nur noch Fertigarzneimittel zur Anwendung.

FERTIGPRÄPARATE Ginkgo Biloba Hevert (Hevert-Arzneimittel), Tebonin konzent beziehungsweise intens (Dr. Willmar Schwabe), Gingium (Hexal), Ginkgo STADA (STADA)

ECHTER GINSENG

PANAX GINSENG

Die Gattung Panax wurde benannt nach der »allheilenden« griechischen Göttin Panacea, einer Tochter des berühmten Heilgottes Aesculap. In Asien trägt Ginseng den Beinamen »Pflanze des ewigen Lebens« und wird seit über 5000 Jahren in der Traditionellen Chinesischen Medizin und koreanischen Medizin verwendet. Rund 13 Ginsengarten sind bekannt. Echter Ginseng wird auch Asiatischer, Weißer oder Chinesischer Ginseng genannt.

In den schattigen Ur- und Gebirgswäldern im nordöstlichen China, in Korea und Sibirien kommt die kleine Ginsengstaude vor. Es handelt sich um eine Pflanze aus der Familie der Araliengewächse. Nach drei Jahren bildet sie erbsengroße, scharlachrote Steinfrüchte mit zwei Samen. Das Alter der Wurzel spielt eine wichtige Rolle, da die Wirkung der Pflanze stärker wird, je älter sie ist. Sie hat eine charakteristische, spindelförmige Form und erinnert an einen kleinen Menschen, weshalb sie auch als »Menschenwurzel« bezeichnet wird.

Ginsengstauden können ein Alter von mehr als 100 Jahren erreichen. Für medizinische Zwecke wird Ginseng heute weltweit angebaut, denn die Wildvorkommen sind stark vom Aussterben bedroht.

DIE PFLANZLICHEN WIRKSTOFFE

Die Wurzel besteht zu 2–3 % aus sogenannten Triterpensaponinen wie Ginsenosiden, von denen derzeit rund 30 verschiedene Verbindungen bekannt sind.

Daneben finden sich kleine Mengen ätherisches Öl, Peptidoglykane, Phytosterole, Fettsäuren, Aminosäuren und zahlreiche Mineralstoffe wie Selen, Eisen, Kalium, Magnesium und Kalzium sowie Vitamine und Spurenelemente.

VERWENDETE PFLANZENTEILE/SAMMELN

Ginseng lässt sich auch in unseren Breiten kultivieren. Geerntet werden die Wurzeln älterer Pflanzen. Idealerweise sollte die Pflanze sieben Jahre alt sein, da sich die Konzentration der Wirkstoffe mit dem Lebensalter der Pflanze steigert. Bester Erntezeitpunkt ist der Herbst in den Monaten September und Oktober. Die Wurzeln werden vorsichtig ausgegraben und gereinigt. Damit keine Wirkstoffe verloren gehen, sollte die Rinde möglichst nicht verletzt und die Wurzel schonend getrocknet werden.

ANWENDUNG IN DER HEILKUNDE

Ginseng steht für ein langes Leben, und man darf ihn getrost als Allheilmittel bezeichnen. Viele der überlieferten Eigenschaften wurden mittlerweile durch zahlreiche klinische Studien bestätigt. So geht man heute von verschiedenen Wirkweisen aus, die insbesondere auf die Ginsenoside zurückzuführen sind. Hierzu gehören beispielsweise eine Verringerung von oxidativem Stress, eine Steigerung der Energieproduktion des Körpers aus Fettreserven, eine Verbesserung der Mitochondrienfunktion (die Kraftwerke im Körper), ein Schutz der Nervenzellen und durch die Ausschüttung verschiedener Neurotransmitter insbesondere eine Verbesserung der Reaktion auf Reize.

Die Wurzel wird besonders aufgrund ihrer stärkenden und regulierenden Eigenschaften in Bezug auf die Nebennieren geschätzt. Bei Reizüberflutung, chronischen Erschöpfungszuständen, bleierner Müdigkeit und in Zeiten der Rekonvaleszenz und bei **nachlassender Libido** kann Ginseng das richtige Mittel sein, denn Ginseng reguliert wichtige Hormone wie Kortisol und Testosteron. Viele Anwenderinnen und Anwender berichten trotz der anregenden Wirkung von einem verbesserten Schlaf. In mehreren Studien zeigte sich nach ein- bis zweimonatiger Anwendung eine Verringerung der Schwere und Dauer der Müdigkeit bei gleichzeitiger Erhöhung der Vitalität.

Ginseng steigert die Widerstandskraft und ist ein **Immunstimulans**. Ginseng ist kein Medikament, das traditionell gezielt bei einer Krankheit verschrieben wird, sondern ein natürliches Tonikum beziehungsweise eine **adaptogene Heilpflanze**. Diese Heilmittel sind in der Lage, den geschwächten Körper zu kräftigen und ihn widerstandsfähiger zu machen, was bei voranschreitendem Alter in vielen Fällen nützlich ist.

Daneben regt die Kraftwurzel das zentrale Nervensystem an, indem sie die **Leistungs- und Konzentrationsfähigkeit** verbessert und die **Stresstoleranz** erhöht. Konferenzen und Hektik im Büro sind nur einige Gründe für die tägliche Überlastung. Ginseng beruhigt, ohne dass sich Müdigkeit einstellt. Somit ist er ideal, um in Zeiten von Hast und Betriebsamkeit einen kühlen Kopf zu bewahren. Vor allem die enthaltenen Ginsenoside haben eine anregende Wirkung auf das Gehirn. Es wird angenommen, dass Ginseng in Gehirnzellen die Aufnahme von Zucker fördert und so zu einer verbesserten Konzentration und zu komplexerem Denken beitragen kann.

Auch im **Sport** finden Ginsengzubereitungen, insbesondere nach intensiven Trainingseinheiten oder Wettkämpfen, Anwendung, um die Erholungszeit und Muskelregeneration zu verkürzen. Durch kleinere Studien mit Sportlern und Sportlerinnen konnten eine Steigerung der Sauerstoffaufnahme und eine verstärkte Leistungsfähigkeit bestätigt werden.

WIRKSPEKTRUM AUF EINEN BLICK

- energiespendend
- leistungssteigernd
- immunstimulierend
- nervenstärkend
- muskelregenerierend
- tonisierend

HINWEISE

Da Ginseng aktiviert, ist es für die meisten Menschen richtig, die Zubereitungen morgens oder auch am frühen Nachmittag einzunehmen. Kurz vor der Schlafenszeit kann er den Schlaf beeinträchtigen. Die volle Wirkung entfaltet er meist nach einer Zeitspanne von drei bis vier Wochen. Grundsätzlich ist es sinnvoll, Ginseng kurmäßig anzuwenden, damit sich die Wirkung verstetigt. Eine Langzeitanwendung von drei Monaten hat sich in den meisten Fällen als sinnvoll erwiesen. Eine erneute Anwendung ist nach einer Pause von zwei bis drei Monaten möglich.

Ginsengpräparate können insbesondere bei hohen Dosierungen auch Nebenwirkungen hervorrufen. Zu den möglichen unerwünschten Wirkungen gehören Magen-Darm-Beschwerden, Bluthochdruck, Ödeme oder auch allergische Reaktionen.

Sie können die Wirkung bestimmter Blutverdünner wie Warfarin vermindern. Die Wurzel verstärkt die Effekte, die Kaffee und andere koffeinhaltige Getränke im Körper entfalten. Bei Diabetes mellitus oder hohem Blutdruck sollten Gingsengzubereitungen erst nach ärztlicher Rücksprache eingenommen werden.

Während der Schwangerschaft und Stillzeit sollte auf die Einnahme von Ginseng verzichtet werden. In einigen Fällen berichteten Frauen nach der Einnahme über Spannungsgefühle in den Brüsten oder vaginale Blutungen.

REZEPT

Teezubereitung aus der Ginsengwurzel

Mit heißem Wasser aufgegossen lösen sich die Wirkstoffe aus dem Ginseng. 1 TL der gepulverten oder sehr fein geschnittenen Wurzel mit 1 Tasse heißem Wasser übergießen, 5–10 min abgedeckt stehen lassen und danach durch ein Sieb geben. Gut umrühren und schluckweise trinken. Der Tee kann nach Bedarf mit Honig gesüßt werden. 1–2 Tassen täglich trinken. Über einen Zeitraum von 3 bis 4 Wochen entfaltet der Tee seine volle Wirkung.

Viele greifen jedoch auf standardisierte Ginsengprodukte zurück, da der Wirkstoffgehalt in den Wurzeln stark variieren kann. In Deutschland sollen Produkte aus Ginsengwurzel mindestens 1,5 % Ginsenoside enthalten; in anderen Ländern sind die Anforderungen an den Mindestgehalt häufig wesentlich höher. Im Handel gibt es verschiedene Darreichungsformen wie Tee, Pulver, Granulat, Kapseln, Pastillen oder flüssiges Tonikum.

FERTIGPRÄPARATE Pure Encapsulations Panax Ginseng Kapseln (pro medico), Herbaginsan Ginseng-Elixier (Kräuterhaus Sanct Bernhard)

ECHTE GOLDRUTE

SOLIDAGO VIRGAUREA

Goldruten verdanken ihren Namen den leuchtend gelben Blüten, die fast golden schimmern. Von den zahlreichen Arten hat sich die Echte Goldrute als erste Wahl bei Harnwegsproblemen etabliert. Sowohl die Riesen-Goldrute (*Solidago gigantea*) als auch die Kanadische Goldrute (*Solidago canadensis*) können im Hinblick auf ihre Wirksamkeit nicht mit der Echten Goldrute gleichgesetzt werden.

Die Echte Goldrute ist in unseren Wäldern beheimatet, die Kanadische Goldrute säumt eher Bahndämme und Straßenränder, und die Hohe Goldrute/Riesen-Goldrute trifft man häufiger als Zierpflanze in Bauerngärten an.

Die Echte Goldrute wächst mehrjährig, wird bis zu einem Meter hoch, hat schmale lanzettliche Blätter und gelbe Blütenköpfchen, die sich im Hochsommer öffnen und einfache oder zusammengesetzte Trauben bilden.

DIE PFLANZLICHEN WIRKSTOFFE

Das Kraut enthält Flavonoide, ätherische Öle, Phenolglykoside, Kaffeesäurederivate, Triterpensaponine (Virgaurea-Saponine), Gerb- und Mineralstoffe.

ANWENDUNG IN DER HEILKUNDE

Goldrutenanwendungen kommt der größte Stellenwert bei der Behandlung von **Harnwegsinfekten** zu. Sie sind das Mittel der Wahl bei allen Blasen- und Nierenerkrankungen.

Ihre gute Heilwirkung bei akuten, unkomplizierten Harnwegsinfekten, bei wiederkehrenden Harnwegsinfekten sowie bei **Reizblase** und zur Vorbeugung von Harnsteinen und Nierengrieß ist in der Erfahrungsheilkunde schon lange bekannt und ist durch Studien belegt. Die Anwendungen wirken leicht krampflösend und entzündungshemmend, und einige ihrer Inhaltsstoffe hemmen das Wachstum von Bakterien, Pilzen (insbesondere Candida) und weiteren Erregern von Harnwegsinfekten. Insbesondere bei Personen mit Katheter, deren bakterielle Blasenentzündungen mit Antibio-

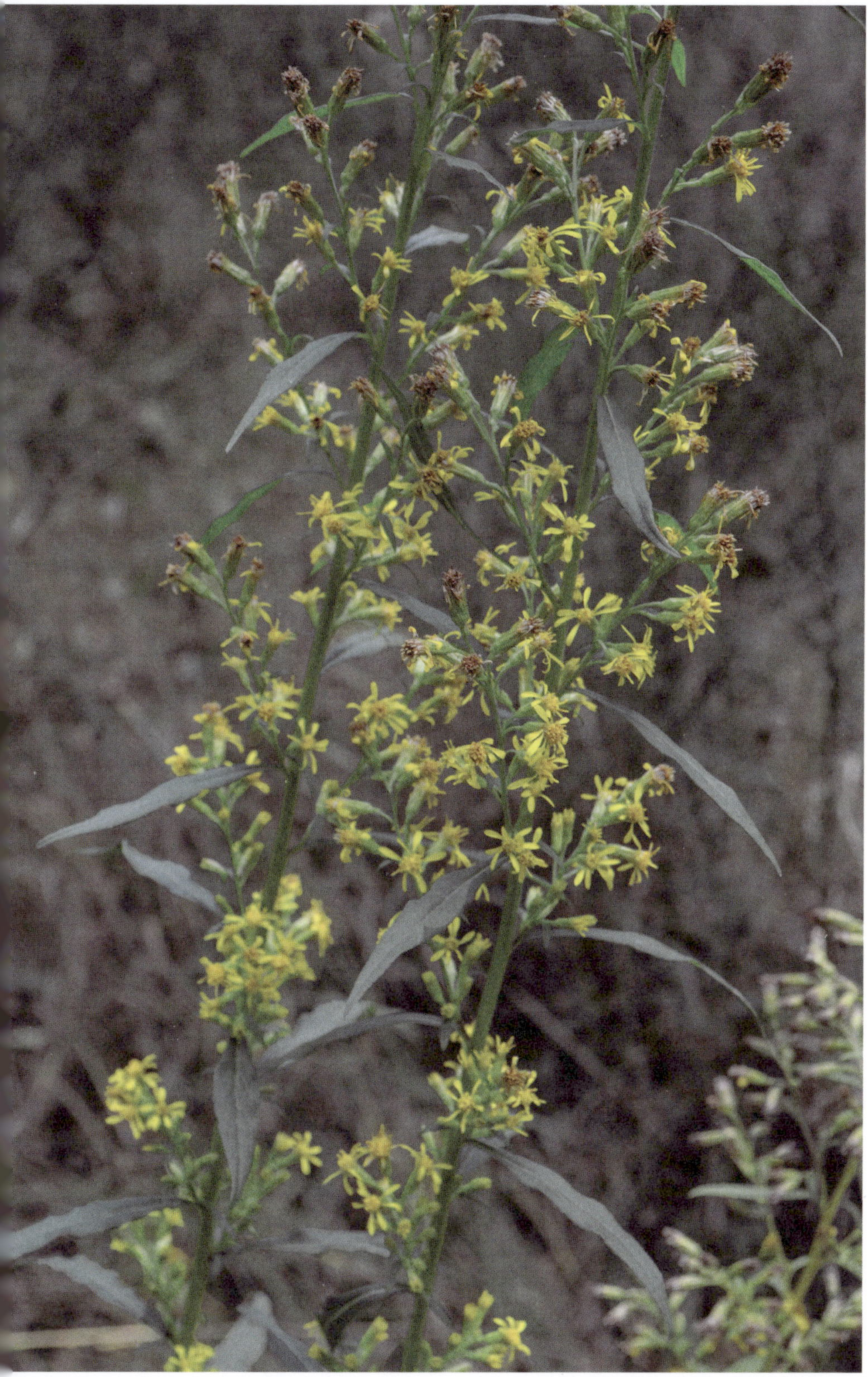

tikagaben unterdrückt wurden, bleibt häufiger eine Harnwegsreizung zurück, die sich durch Goldrutenanwendungen meist vollständig ausheilen lässt.

Weil die Goldrute die Ausscheidung von harnpflichtigen Substanzen wie Harnstoff, Kreatinin und Harnsäure verbessert, ist sie bei beginnender Harnvergiftung (Urämie) ebenfalls hilfreich. Eine Anreicherung harnpflichtiger Substanzen im Blut ist typischerweise die Folge einer terminalen Niereninsuffizienz oder eines akuten Nierenversagens. Bluthochdruck und Diabetes mellitus gehören in diesem Zusammenhang zu den häufigsten zugrunde liegenden Erkrankungen.

Als Universalheilmittel für die Niere fehlt die Goldrute eigentlich in keinem **Entgiftungskonzept**, da sie einerseits die Nieren anregt, ohne sie zu reizen, andererseits das Pfortadersystem der Leber entlastet.

Außerdem wirkt sie Wassereinlagerungen (Ödemen) entgegen, die von den Nieren kommen. In der Traditionellen Chinesischen Medizin kennt man den Bezug zwischen Angst und Nieren. Dauerstress, Trennungen oder Schicksalsschläge können zu seelischer Überforderung führen und die Nieren schädigen. Und auch der Volksmund weiß, dass »Ängste an die Nieren gehen«. Hier hat sich die kurmäßige Anwendung der Urtinktur (z.B. Ceres Solidago virgaurea Urtinktur) bewährt.

WIRKSPEKTRUM AUF EINEN BLICK

- harntreibend
- entzündungshemmend
- krampflösend
- etwas antimikrobiell
- entgiftend
- angstlösend

VERWENDETE PFLANZENTEILE/SAMMELN

Die Ernte der Goldrute sollte zu Beginn der Blüte erfolgen. Medizinisch genutzt werden die Blütenköpfe sowie Blätter- und Stängelanteile (bis zu 20%). Das heißt, es werden die oberen 15 Zentimeter der Pflanze abgeschnitten und die Pflanzenteile kopfüber zum Trocknen im Schatten aufgehängt.

HINWEISE

Gegenanzeigen bestehen bei Allergie gegen Korbblütler oder Wassereinlagerungen infolge eingeschränkter Herz- und Nierentätigkeit sowie bei chronischer Nephritis, weil dann die Nieren nicht mehr leistungsfähig sind.

REZEPT

Goldrutentee

1 TL Goldrutenkraut mit 150 ml heißem Wasser übergießen, 20 min ziehen lassen, dann abseihen. Durch die lange Ziehzeit lösen sich die Flavonoide. 2–4 Tassen täglich zwischen den Mahlzeiten trinken.

FERTIGPRÄPARATE Solidagoren mono Kapseln (Dr. Gustav Klein), Solidago Steiner Tabletten (Aristo Pharma), Ceres Solidago virgaurea Urtinktur (Ceres Heilmittel)

GRÜNER TEE

CAMELLIA SINENSIS

Buddhistische Mönche nutzen die gesundheitsfördernden Vorzüge des Grüntees seit Langem. Aber auch in unseren Breiten wird er immer beliebter, denn er ist ein gesunder Alleskönner und Entschleuniger im hektischen Alltag,

Die echte Teepflanze gehört zur Gattung der Kamelien und bringt wunderschöne, duftende Blüten hervor. Das natürliche Verbreitungsgebiet der Teepflanze ist der Südwesten Chinas, hauptsächlich die heutige Provinz Yunnan. Während Wildformen zu Bäumen mit bis zu 15 Metern Höhe heranwachsen, werden die Kultivare als Strauch niedrig gehalten.

Im Gegensatz zu Schwarztee wird Grüner Tee nicht fermentiert. Die Geschmacksnuancen des Grünen Tees reichen von leicht bitter, erdig und grasartig bis hin zu blumig-frisch.

DIE PFLANZLICHEN WIRKSTOFFE

Grünteeblätter enthalten Bitterstoffe, Gerbstoffe (Catechine), Chlorophyll, Mineralstoffe und Spurenelemente (Kalium, Kalzium, Eisen, Zink), Aminosäuren wie Theanin, Theogallin, Saponine, Vitamin A (Beta-Carotin), B_1, B_2, B_3, C, E und K, bis zu 400 oder mehr weitgehend unerforschte ätherische Öle, Koffein (Thein), Carotinoide, Flavonoide, Anthocyane und weitere Polyphenole wie Epigallocatechingallat (EGCG).

ANWENDUNG IN DER HEILKUNDE

Grüner Tee hat seit Jahrtausenden eine Heiltradition in den asiatischen Ländern. Inzwischen ist er wissenschaftlich gut untersucht. Mittlerweile liegen Tausende Studien zur Wirkung und den Inhaltsstoffen vor. Trotz allem werden immer neue sekundäre Pflanzenstoffe und ätherische Öle entdeckt.

Sorten mit viel EGCG neutralisieren freie Radikale (Anti-Aging), schützen die Blutgefäße, beugen so Herz-Kreislauf-Erkrankungen vor und wirken vorbeugend gegen entzündliche Erkrankungen.

EGCG ist der wirksamste Inhaltsstoff im Grüntee. Er macht etwa ein Drittel der Trockenmasse aus. EGCG hemmt im Körper die Aktivität eines Enzyms, das eine wichtige Rolle bei der Bildung von Kortisol spielt und damit indirekt auch an der Entstehung von Insulinresistenz, Typ-2-Diabetes und **Bluthochdruck** beteiligt ist. Studien zeigen, dass Grüner Tee Ablagerungen in den Gefäßen reduziert, die Elastizität der Blutgefäße sowie die Pumpleistung des Herzens verbessert. Durch regelmäßigen Teegenuss bessern sich nicht nur die Blutdruckwerte, sondern auch erhöhte Cholesterinwerte (Gesamt- und LDL-Cholesterin; LDL = Low Density Lipoprotein).

Unter den japanischen Grüntees gibt es zudem sogenannte Gabaron- oder GABA-Tees. Durch ein spezielles Herstellungsverfahren entwickeln diese einen hohen Gehalt an GABA – einem wichtigen Neurotransmitter, der das zentrale Nervensystem dämpft. Sorten mit viel GABA sorgen für Entspannung und können emotionalen Stress und leichte Ängste lösen. Sie wirken zudem beruhigend auf einen nervösen Magen-Darm-Trakt.

Abnehmen mit Grüntee? Tatsächlich aktiviert Grüner Tee den Stoffwechsel, kurbelt die Fettverdauung an und zügelt den Appetit. Insbesondere die Polyphenole (ECGC), Catechine und das Koffein steigern den Energiestoffwechsel moderat (sind aber keine Abnehmmittel im klassischen Sinn).

Als einer der stärksten Antioxidanzien im Pflanzenreich neutralisiert Grüner Tee freie Radikale, reduziert gleichzeitig Entzündungen und hilft dadurch, eine Vielzahl an chronischen Erkrankungen (**rheumatoide Arthritis**, Krebserkrankungen) vorzubeugen. Vor allem die Polyphenole scheinen bei der Prävention eine entscheidende Rolle zu spielen. Drei bis vier Tassen sind optimal, um die meisten gesundheitlichen Vorteile zu erzielen.

WIRKSPEKTRUM AUF EINEN BLICK

- stoffwechselanregend
- entzündungshemmend
- blutdrucksenkend
- antioxidativ
- antidiabetisch
- krebshemmend

VERWENDETE PFLANZENTEILE/SAMMELN

Die grünen Teeblätter werden meist nach der Regel »two leaves and a bud« gepflückt, also nur die beiden obersten zarten Blatttriebe mit der Blattknospe. Danach erfolgt ein Verarbeitungsprozess, der sich grob in die Phasen Welken, Erhitzen, Rollen und Trocknen zusammenfassen lässt.

HINWEISE

Grüner Tee enthält etwas Koffein (50 % weniger als Schwarztee), weshalb Menschen, die sensibel auf Koffein reagieren, sich vorsichtig an die Dosierung herantasten sollten.

Die im Grüntee enthaltenen Catechine können die Wirkung anderer Medikamente etwas abschwächen, weshalb diese mit einer Stunde Zeitabstand eingenommen werden sollten. Das gilt auch für Eisenpräparate, da die Teepolyphenole die Aufnahme von Eisen reduzieren.

Pestizidrückstände finden sich gelegentlich in Chargen aus konventionellem Anbau, für die getesteten Bio-Sorten gilt dies nicht, daher kann eine generelle Entwarnung ausgesprochen werden.

ZUBEREITUNG VON GRÜNEM TEE

Bei der Zubereitung von Grünem Tee sind einige Regeln zu beachten. Die Temperatur des Wassers darf nicht zu heiß sein; empfohlen wird je nach Sorte eine Aufgusstemperatur zwischen 60 und 80 °C. Allgemein gilt die Empfehlung, 2 gut gehäufte TL pro 0,5 l Wasser zu verwenden. Die Ziehzeit beträgt in der Regel exakt 2 min. Dann sollte der Tee zügig getrunken werden, da einige der wertvollen Inhaltsstoffe im heißen Wasser und an der Luft schon nach etwa 10 min zu zerfallen beginnen. 3 Tassen täglich sind die empfohlene Trinkmenge.

Da ein weiteres Erhitzen oder Warmhalten über mehrere Stunden einige wichtige Inhaltsstoffe zerstört, sollte für eine optimale gesundheitliche Wirkung der Tee am besten nur einmal aufgegossen werden. Bei hochwertigen Tees sind auch mehrere Aufgüsse möglich, wobei hier der gesundheitliche Nutzen in den Hintergrund tritt.

FERTIGPRÄPARATE Grüner Tee Japan »Bancha« mit wenig Koffein (Sanitas), Grüner Tee Sencha (Aurica), Pure Encapsulations Grüner Tee Extrakt (pro medico), Grüner Tee Japan Sencha (Kräuterhaus Sanct Bernhard), Grüntee Extrakt EGCG hochdosiert (Sunday Natural)

HOPFEN

HUMULUS LUPULUS

Hopfen zählt zu den Hanfgewächsen, von denen einige psychoaktive Substanzen bilden. Er stammt vermutlich aus der Mongolei und kommt mittlerweile in ganz Europa und weltweit in den gemäßigten Gebieten vor, zumeist in Auwäldern und Gebüschen sowie an Wegrändern, Flüssen und Hecken. Hopfen zählt zu den jungen Kulturpflanzen. Die ersten Hopfengärten entstanden um das Jahr 735 in der Hallertau. Seitdem wird Hopfen an Steigdrähten oder anderen Kletterhilfen gezogen.

Die mehrjährige Kletterpflanze wächst schnell bis zu neun Meter in die Höhe, ist zweihäusig – das heißt, es gibt männliche und weibliche Pflanzen – und kann bis zu 50 Jahre alt werden. Sowohl zum Bierbrauen als auch für medizinische Zwecke sind ausschließlich die weiblichen Fruchtzapfen von Bedeutung, die aus schuppenartigen Deckblättern aufgebaut sind und Drüsenhaare mit Harz und Bitterstoffen bilden.

DIE PFLANZLICHEN WIRKSTOFFE

In den Drüsenschuppen der Fruchtzapfen finden sich Harz mit zahlreichen Bitterkomponenten und Bittersäuren (Humulon, Lupulon), ätherisches Öl (hauptsächlich Myrcen, Humulen), 8-Prenylnaringenin (ein östrogenartiger Wirkstoff), Eiweiße, mineralische Bestandteile; in den Zapfenblättern der Fruchtstände vorwiegend Flavonoide (Xanthohumol, Kämpferol) und Gerbstoffe.

KÜCHE & CO.

Als Nahrungspflanze ist Hopfen weniger bekannt. Dabei wurden junge Hopfensprosse über Jahrhunderte bis in die Nachkriegsjahre von April bis Anfang Mai gesammelt. Als leicht bittere Salatbeigabe, Suppenwürze und Gemüse lassen sich Hopfensprossen ähnlich wie Spargel zubereiten (in Salzwasser kochen, mit Zitronensaft und Sahne abschmecken) oder im Pfannkuchenteig ausbacken. Diese fast vergessene Nutzung gewinnt wieder mehr an Beliebtheit. Hopfensprossen ergeben einen leicht bitteren Likör, wenn man sie 10 Tage in Kornbrand ausziehen lässt, der zusätzlich mit Vanille, Zitronenzesten und Kandis abgeschmeckt wird.

Bekannter ist die Nutzung von Hopfen als Zutat zum Bierbrauen. Er ist der Stoff, der das Bier herb schmecken lässt. 95 % der Hopfenerträge gehen in die Brauindustrie. Mit dem noch heute gültigen Bayerischen Reinheitsgebot von 1516 wurde erlassen, dass nur Wasser, Gerstenmalz und Hopfen zum Bierbrauen verwendet werden darf.

ANWENDUNG IN DER HEILKUNDE

Hopfen ist ein zugelassenes Arzneimittel bei **Einschlafstörungen**, Nervosität und Unruhe und sowohl bei der ESCOP als auch bei der Kommission E als pflanzliches Arzneimittel gelistet. Das gelbe Lupulinpulver im Inneren der Zapfen ist ein starkes Entspannungsmittel, denn es aktiviert im Gehirn

Nervenrezeptoren, die in den Schlaf-Wach-Rhythmus eingreifen, beruhigen und gelassen machen. Ein hopfenhaltiges Bier, Hopfenkapseln, hopfenhaltige Badezusätze oder mit Hopfendolden gefüllte wohlriechende Schlafkissen sind geeignete Mittel, um sanft zur Ruhe zu kommen und uns ins Reich der Träume fallen zu lassen.

Als Tee getrunken, stimuliert Hopfen die **Verdauung**. Die Bitterstoffe in den Hopfenzapfen regen die Magensaftsekretion an und aktivieren die Verdauungsdrüsen – insbesondere die der Leber und Galle. Somit wird Fettes gut verdaut und der Appetit angeregt. Wegen der sedierenden Eigenschaften und der zusammenziehenden Gerbstoffe sind Hopfenzubereitungen auch bei nervösem Durchfall und Darmneurosen (funktionelle Störung ohne körperliche Ursache) ein geeignetes Phytotherapeutikum.

Durch seine östrogene Wirkung stärkt Hopfen auch den Hormonhaushalt. Er ist ein bewährtes Mittel für Frauen nach den **Wechseljahren**, wenn die Östrogenspiegel sinken, es dadurch zu Nervosität, **Schlafstörungen** und Hitzewallungen kommt oder die **Libido nachlässt**. Ein Bierchen vor dem Sex hat zudem eine enthemmende Wirkung, was dem Liebesleben neuen Aufwind geben kann. Frauen vor der Menopause sollten beachten, dass Hopfen die Regelblutung verstärken kann.

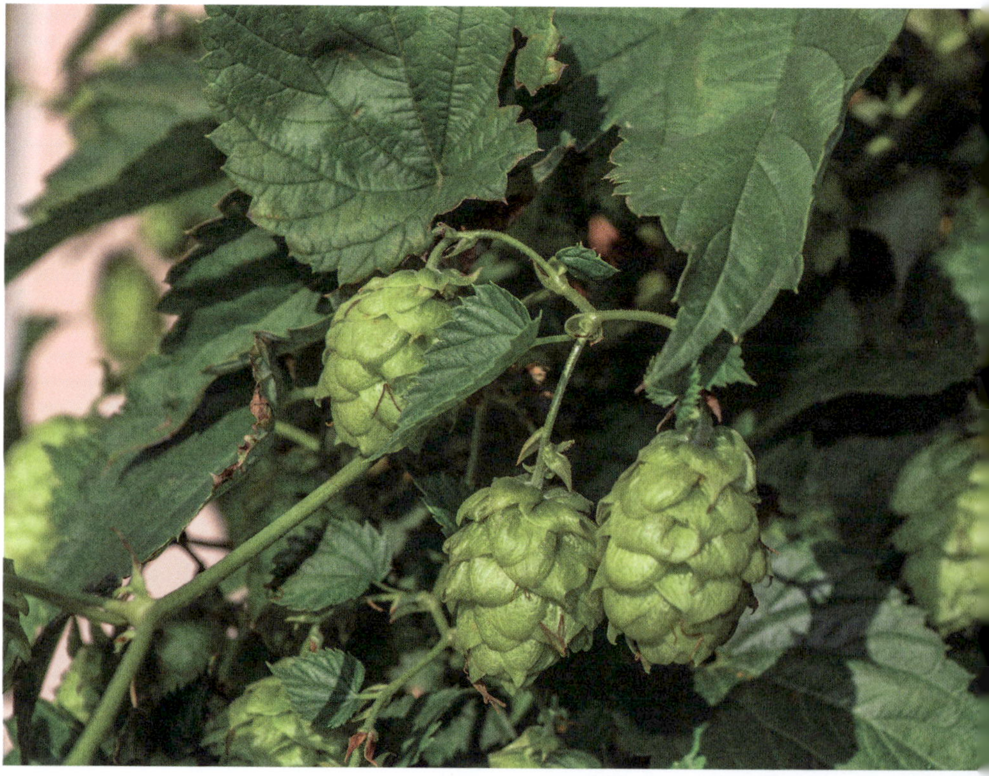

Die Phytohormone wirken auch beim Mann, dann jedoch eher als triebdämpfendes Mittel. Schon in früheren Zeiten wurden Männern bei sexueller Übererregbarkeit Hopfenzubereitungen empfohlen. Als östrogenhaltige Heilpflanze wirkt er antagonistisch zu den männlichen Hormonen, und bei häufigem Konsum von gehopftem Bier kann beim Mann als unerwünschte Nebenwirkung auch ein Brustwachstum entstehen.

Mitte der 1990er-Jahre entdeckten japanische Krebsforscher erstmals Aktivitäten von Hopfen gegen Tumorerkrankungen. Gleich für mehrere isolierte Hopfenstoffe sind im Labor krebshemmende Eigenschaften gefunden worden. Xanthohumol, ein Flavonoid, das bisher ausschließlich in weiblichen Hopfenzapfen nachgewiesen werden konnte, neutralisiert schädliche Moleküle. Es hat nicht nur chemopräventive und antikanzerogene Eigenschaften, sondern unterdrückt auch die Invasion von Krebszellen in andere Gewebe. Das Flavonoid hat ein krebsvorbeugendes Potenzial und hemmt unter Laborbedingungen das Wachstum von nicht-kleinzelligem Lungen-, Kehlkopf- und Hautkrebs (Melanom). Extrakte aus Hopfenzapfen hemmten im Versuch auch das Wachstum von Leberkrebs. Hopfen gilt ebenfalls als vielversprechendes Mittel zur Prävention von Prostata- und Darmkrebs, was wohl auf die Hopfenbittersäure Lupulon zurückzuführen ist.

WIRKSPEKTRUM AUF EINEN BLICK

- beruhigend
- natürliche Östrogenquelle
- verdauungsfördernd
- krebshemmend

VERWENDETE PFLANZENTEILE/SAMMELN

Hopfenzapfen sollten im Spätsommer, also von Ende August bis Mitte September, geerntet werden. Dann haben sie eine bernsteingelbe Färbung, sind noch fest und rund und fühlen sich papierähnlich an. Vollreife Zapfen enthalten große Mengen des gelblichen Drüsenpulvers. Wenn sie überreif sind, verlieren sie viel von dem harzig-klebrigen Drüsenpulver, das zwischen den schuppigen Blättchen liegt.

Das Trocknen sollte rasch erfolgen, indem die Hopfenzapfen in einer dünnen Schicht ausgelegt und an einen schattigen Ort gestellt werden. Die getrockneten Zapfen werden in verschlossenen Gläsern aufbewahrt. Sie sind nur bis zur nächsten Saison haltbar, da sich die Bitterstoffe bei Lagerung bald zersetzen und sich zudem die Drüsenhaare aus den Zapfen im Vorratsgefäß absetzen. Deshalb vor der Entnahme das Gefäß einmal durchschütteln.

HINWEISE

Hopfenpräparate nicht bei starkem Alkoholkonsum oder bei gleichzeitiger Einnahme anderer Arzneimittel aus der Gruppe der Beruhigungs- und Schlafmittel, Antidepressiva oder Antipsychotika einnehmen. Dies kann zur Müdigkeit und Benommenheit führen und das Reaktionsvermögen herabsetzen, was fürs Autofahren und beim Bedienen von Maschinen riskant ist.

Zudem ist Hopfen wegen der östrogenen Wirkung bei Patientinnen mit Östrogendominanz (die häufig zu Beginn der Wechseljahre vorkommt), Brustkrebs und anderen hormonabhängigen Tumoren kontraindiziert.

Für die Einnahme von Hopfenzapfen während der Schwangerschaft und Stillzeit liegen noch keine Ergebnisse zur Unbedenklichkeit vor.

REZEPTE

Hopfenzapfentee – bei Schlafstörungen, Unruhe und leichten Angstzuständen

2 TL Hopfenzapfen mit 150 ml siedendem Wasser überbrühen, zugedeckt 10 min durchziehen lassen, danach abseihen. Bei Schlafstörungen 2 Tassen Tee vor dem Schlafengehen, bei Unruhe 2–3 Tassen über den Tag verteilt trinken.

Hopfen-Sherry – bei nervösen Magenbeschwerden oder Appetitlosigkeit

In ein sauberes Glas 1 Handvoll Kandiszucker füllen, das Glas bis zur Hälfte mit frischen oder getrockneten Hopfenzapfen auffüllen und mit 1 Flasche trockenem Sherry übergießen. Den Ansatz 2–3 Wochen durchziehen lassen und täglich schütteln. Bei Bedarf täglich nicht mehr als 1 Likörgläschen davon trinken.

FERTIGPRÄPARATE Hopfenblüten Extrakt Kapseln (Sunday Natural), Hopfen Tinktur (Sagrusan)

HUNDSROSE

ROSA CANINA

Die schönen Wildrosen bilden überhängende Zweige und wachsen oft zu undurchdringlichen Hecken mit bis zu drei Metern Höhe heran. Vom Tiefland bis in höhere Lagen sind Wildrosen zu finden, und sie sollten in keinem Naturgarten fehlen. Wildrosen sind widerstandsfähig, wenig anfällig für Krankheiten, benötigen kaum Pflege und wachsen auch auf kargen Böden.

Je nach Art und Sorte blühen sie bereits im Mai. Im Herbst entwickeln sie Scheinfrüchte mit einer auffallend roten Schale: die Hagebutten. Sie sind nicht nur ein willkommenes Winterfutter für Vögel, sondern tun auch uns ganz besonders gut. Obendrein schmecken sie gut.

DIE PFLANZLICHEN WIRKSTOFFE

Hagebutten enthalten Zucker, Vitamin B_1, B_2, E und K, extrem viel Vitamin C, Carotinoide und Lycopin in den Schalen, Fruchtsäuren (Apfel- und Zitronensäure), Pektine, Anthocyane, Flavonoide, Gerbstoffe, fettes Öl, Spuren von ätherischem Öl, Eiweiß, Mineralstoffe (Eisen, Magnesium, Natrium) sowie Galaktolipide.

KÜCHE & CO.

Hagebuttenmark ist ein köstlicher Fruchtaufstrich, der aus den Fruchtschalen der Hagebutten hergestellt wird. Aber nur durch ein schonendes Herstellungsverfahren bleibt viel vom wertvollen Vitamin C erhalten.

REZEPT

Hagebuttenmark und -mus

Bei der traditionellen Rohmarkherstellung werden die Hagebutten aufgeschnitten und etwa 5 Tage bei kühler Raumtemperatur auf einem Tuch oder Rost ausgebreitet. Danach wird ein wenig Wasser zugegeben – so weichen die Fruchtschalen auf – und ohne Kochen durch ein Sieb gestrichen. Auf diese Weise bleiben die Kerne zurück.

Das Rohmark kann nun kalt mit Honig verrührt oder alternativ mit Kristallzucker (2 Teile Frucht, 1 Teil Zucker) gesüßt auf maximal 75 °C erhitzt werden. Rohes Hagebuttenmark muss möglichst schnell verbraucht oder eingefroren werden, das erhitzte Mus kann in Schraubgläsern abgefüllt einige Wochen gelagert werden.

ANWENDUNG IN DER HEILKUNDE

Die Früchte der Heckenrose enthalten sehr viel Vitamin C (je nach Standort und Reife bis zum 20-Fachen einer Zitrone) und viele weitere bioaktive Stoffe wie etwa entzündungshemmende Galaktolipide oder Eisen. Hagebutten werden seit Generationen zur Prävention von und bei Erkältungskrankheiten (mit und ohne Fieber), grippalen Infekten, Eisenmangel, zur Vorbeugung und Behandlung von Vitamin-C-Mangelerkrankungen und ganz allgemein zur **Steigerung der Immunabwehr** gebraucht.

Als Stärkungsmittel nach zehrenden und lang anhaltenden Krankheiten, bei Müdigkeit und Erschöpfung haben Hagebutten ebenfalls eine lange Heiltradition. Insgesamt verbessern sie die Sauerstoffversorgung der Körperzellen, bieten einen Schutz vor freien Radikalen und regen den Körper dazu an, mehr B-Lymphozyten (wichtig für die Herstellung von Antikörpern, den Immunglobulinen) als Reaktion auf Krankheitserreger zu bilden.

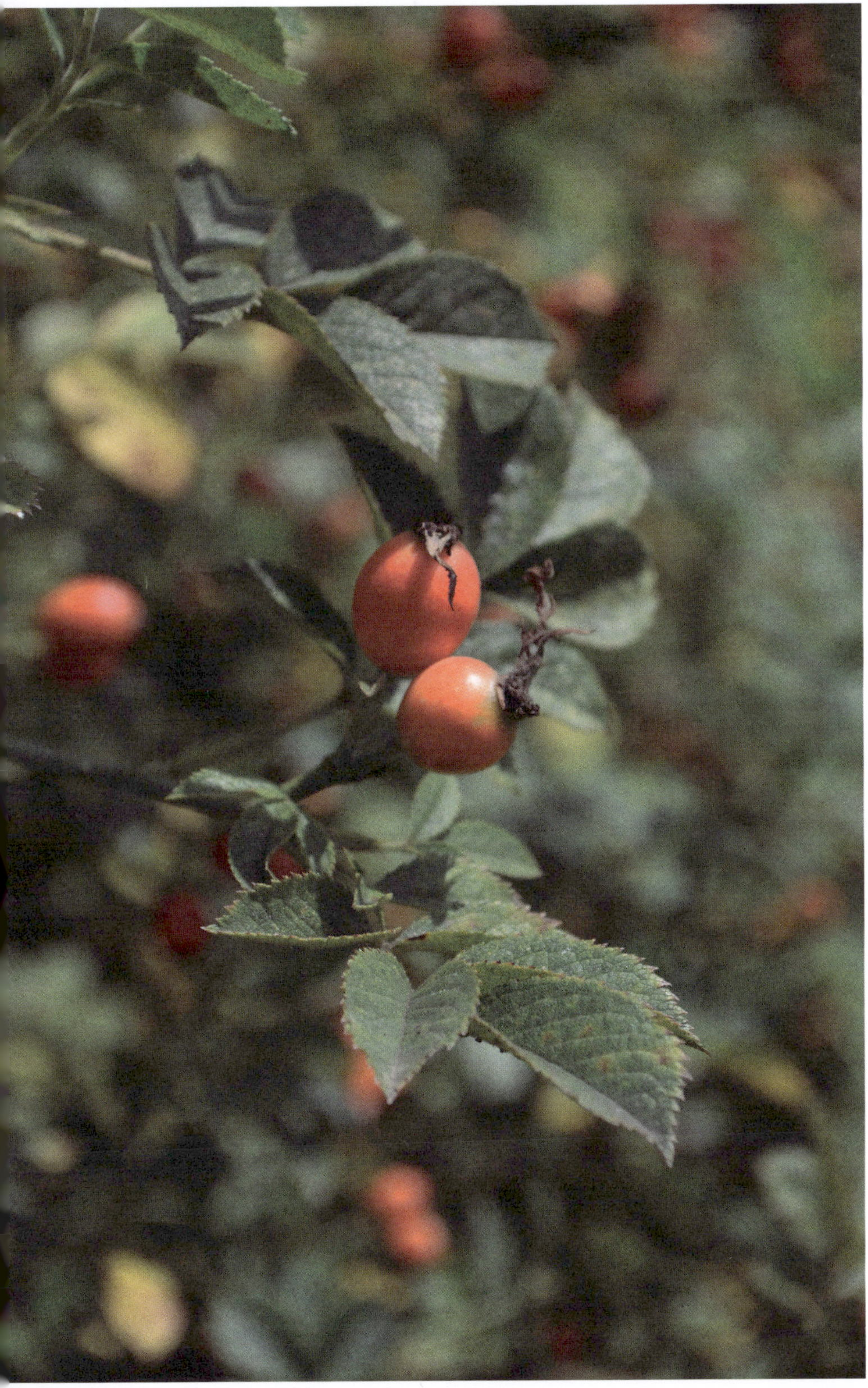

Studien zeigen, dass Hagebuttenpulver Entzündungen und Symptome bei **Arthrose** und **rheumatoider Arthritis** lindern kann. Bestimmte Inhaltsstoffe, die Galaktolipide, greifen in entzündliche Prozesse ein, indem sie die Prostaglandinsynthese hemmen und verhindern, dass Leukozyten in das Entzündungsgebiet einwandern. Das kann Schmerzen in entzündeten Gelenken, Sehnen und Knorpeln lindern und Entzündungen bessern. Deshalb wird Hagebuttenpulver auch bei rheumatoider Arthritis und Fibromyalgie verwendet. Schon 5 g Hagebuttenpulver täglich haben eine schmerzlindernde Wirkung. Diese setzt in der Regel erst nach 4–6 Wochen ein. Danach die Dosis auf 2,5 g täglich reduzieren.

WIRKSPEKTRUM AUF EINEN BLICK

- immunstärkend
- entzündungshemmend
- antiarthrotisch
- antioxidativ

VERWENDETE PFLANZENTEILE/SAMMELN

Die Fruchtreife der Hagebutten beginnt im September und dauert bis in den Oktober hinein an. Die Früchte sollten erst gepflückt werden, wenn sie gut ausgefärbt, aber noch fest sind.

Zum Trocknen werden die Hagebutten von Stielen und anhaftenden Blättern befreit, gewaschen und einlagig ausgelegt. Etwa eine Woche vortrocknen und mit der Restwärme des Back- oder Kachelofens oder im Dörrautomaten durchtrocknen. Es ist darauf zu achten, dass nicht mehr als 40 °C Wärme einwirkt, sonst verlieren die Hagebutten wertvolle Inhaltsstoffe. In einem leinenen Säckchen sind sie über die Wintermonate haltbar und sollten vor dem Aufguss grob gehackt werden.

HINWEISE

Hagebuttenzubereitungen sind sehr gut verträglich. Es sind keine unerwünschten Nebenwirkungen und Gegenanzeigen bekannt.

Hagebuttentee aus Fruchtschalen – Vitamin C bleibt auch im Tee erhalten

1 TL (gehäuft) zerkleinerte Hagebuttenschalen mit 250 ml kochendem Wasser übergießen, 10–15 min ziehen lassen, abseihen. Mehrere Tassen täglich trinken.

Die Wirkstoffe der Hagebuttenschalen lösen sich auch gut in einem Kaltauszug nach einer Einweichzeit von 10–12 h. Danach den Kaltansatz bis zum Siedepunkt erhitzen und abseihen.

Selbst gemachtes Hagebuttenpulver

Hagebutten der Länge nach aufschneiden, von Kernen, Blüten- und Stielansatz befreien. Die halbierten Früchte gründlich waschen und mit einem Tuch abreiben, um die juckenden Härchen zu entfernen. Die Fruchtschalen auf einem Tuch ausbreiten und für 48 h trocknen lassen. Die angetrockneten Hagebutten mit einem leistungsstarken Mixer zerkleinern. Erneut ausbreiten, trocknen lassen und erst dann in Schraubgläser füllen.

Wenn das Pulver gut durchgetrocknet ist, ist es bis zur nächsten Ernte haltbar. Das Pulver kann über Müslis gestreut oder in Getränke und Smoothies eingerührt werden. Es sollte nicht erhitzt werden, da sonst hitzeempfindliche Inhaltsstoffe verloren gehen.

Tipp: Pragmatiker pflücken im Herbst einfach die roten Hagebutten vom Strauch und essen die Hagebutten (nach dem Entkernen) über mehrere Wochen roh und gut durchgekaut.

FERTIGPRÄPARATE Bio Hagebutten Pulver, volle Frucht (Sunday Natural), Hagebuttenschalen ohne Samen, Früchtetee (Bombastus), Hagebutten Bio, Tee (Sonnentor), Bio-Hagebutten-Vitalsaft (Kräuterhaus Sanct Bernhard)

INGWER

ZINGIBER OFFICINALE

Der Ingweranbau und seine Nutzung sind schon in alten Sanskritschriften erwähnt. Ingwer war schon immer eines der wichtigen Heilmittel in der Traditionellen Chinesischen Medizin. Neuere Forschungsergebnisse bestätigen zunehmend das Vorhandensein bioaktiver Wirkstoffe, deren Wirkspektrum die Erfahrungsmedizin schon lange kennt. In Europa ist er seit mindestens 1000 Jahren bekannt. Man behandelte mit dem Rhizom Magen-, Milz- und Leberleiden, und selbst gegen gefürchtete Seuchen wie die Pest wurde er eingesetzt. Das exotische Gewürz fehlte auf keinem mittelalterlichen Festgelage, da es Linderung nach Völlerei und fettem Essen verschaffte.

Ingwer hat oberirdisch ein schilfartiges Laub und treibt eine schuppenartige Blütenähre mit blassgelben oder violetten Blüten, die köstlich duften. Sowohl für die Küche als auch die Heilkunde ist jedoch das unterirdische Rhizom bedeutsam. Es speichert Nährstoffe für karge Zeiten, ist innen gelb, hat ein ausgeprägtes Zitrusaroma und schmeckt oft richtig scharf. Seine Form ist so charakteristisch, dass sich auch Botaniker davon inspirieren ließen. Der Gattungsname Zingiber geht auf das Sanskritwort »sringavera« zurück, das »mit Geweihsprossen versehen« bedeutet und anschaulich das Aussehen der Ingwerwurzel beschreibt.

DIE PFLANZLICHEN WIRKSTOFFE

Um die 160 biologisch aktive Inhaltsstoffe des Ingwers sind bekannt. Ätherische Öle mit Zingiberen, Zingiberol und Cineol sind die Hauptgeruchsträger. Für die Schärfe sorgen Gingerol und Shogaol. Das Rhizom enthält viel Stärke, daneben Schleimstoffe, Vitamin C sowie Spurenelemente und Mineralstoffe (Eisen, Magnesium, Kalzium, Kalium).

KÜCHE & CO.

Ingwer ist ein echter Allrounder in der Küche. Frisch schmeckt er fruchtiger als getrocknet – da dominiert seine Schärfe. Zahllose Curry-Gerichte verlangen nach Ingwer. Seine feine und fruchtige Note passt gut zu deftigen

Eintöpfen, Brühen und Soßen, Schweine-, Rinder- oder Lammbraten, eignet sich zum Beizen von Fleisch und Geflügel und kann fein gehackt eingelegten Gurken, Kürbis oder süß-sauer-scharfen Chutneys zugegeben werden. Pulverisiert ist er vor allem in der kalten Jahreszeit ein beliebtes Gewürz für Kuchen, Kekse (Ingwerkekse), Lebkuchen, Printen oder Schokoladen.

ANWENDUNG IN DER HEILKUNDE

»Imber ist bei allen Menschen gut, so innerlich erkaltet seyn«, schrieb bereits Adam Lonitzer (Arzt und Botaniker) im Jahr 1557 in sein Kräuterbuch und nannte noch weitere nützliche Anwendungen. Heute wissen wir, dass die ätherischen Ingweröle und die Scharfstoffe die Durchblutung aller Organe fördern und den Blutdruck etwas anheben. Wenn du zu den Menschen mit ständig kalten Händen und Füßen gehörst und insgesamt leicht fröstelst oder an Durchblutungsstörungen leidest, dann ist Ingwer die richtige Heilpflanze für dich.

Ingwer kann die Fettverdauung positiv beeinflussen und die Verdauungssäfte anregen. Die im Ingwer enthaltenen Gingerole fördern die

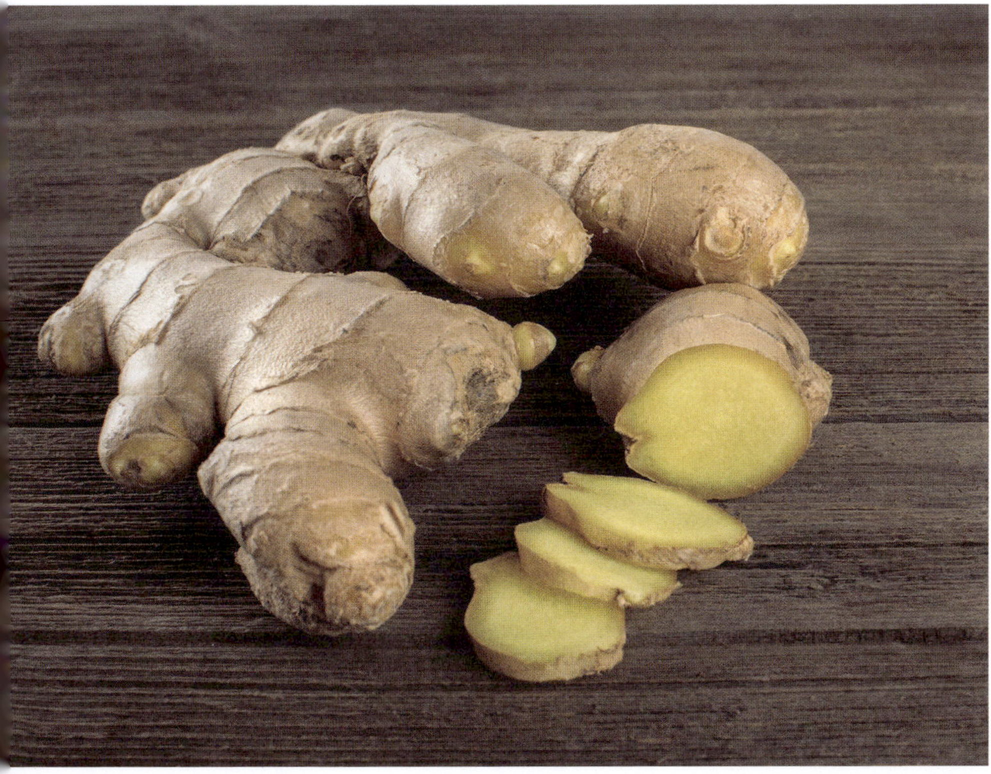

Umwandlung von Cholesterin in Gallensäure, was den **Cholesterinspiegel** im Blut senken kann. Das LDL-Cholesterin (das »schlechte« Cholesterin) wird durch Ingwer gesenkt und gleichzeitig das HDL-Cholesterin (das »gute« Cholesterin) etwas angehoben. Zudem kann durch Ingwer das Blut weniger verklumpen; so wird Herzinfarkten oder Schlaganfällen vorgebeugt.

Ingwer hält eine Reihe von Erregern in Schach. Dazu zählen neben Viren auch Bakterien, Parasiten oder Pilze. Im Labor wurde beispielsweise eine Wachstumshemmung von Rhinoviren (Auslöser von Schnupfen und Erkältungskrankheiten), Mykobakterien wie dem Tuberkuloseerreger, Listerien, Staphylokokken, Salmonellen, Escherichia coli, Pseudomonaden, Candida-Hefepilzen, Aspergillus-Schimmelpilzen bestätigt.

Ingwer regt die **körpereigene Immunabwehr** an, treibt etwas den Schweiß und verflüssigt zähflüssige Sekrete, wie sie bei Erkrankungen der Atemwege vorkommen.

Ingwer bringt den trägen Darm in Schwung und lässt Verdauungssäfte in Magen und Galle wieder fließen. So reduzieren sich Beschwerden wie Völlegefühl, Reizmagen und **Verstopfung**. Außerdem unterstützt Ingwer die Aufnahme wichtiger Stoffe aus der Nahrung und sorgt durch den vermehrten Gallenfluss dafür, dass belastende Stoffe schneller aus dem Körper ausgeschieden werden. Bekannt ist Ingwer auch zur Linderung der Symptome der Reisekrankheit mit Übelkeit und Erbrechen.

Bei Muskelverspannungen, Muskelkater und Arthrose lindern **Einreibungen mit Ingwer** die Schmerzen, da dadurch die Muskulatur besser durchblutet wird. Stoffwechselendprodukte wie Milchsäure (Laktat) können auf diese Weise besser abfließen. Menschen mit chronisch degenerativen Gelenkveränderungen, die beispielsweise an einer Osteoarthritis leiden, berichten, dass sie durch die Einnahme von Ingwerpulver weniger Schmerzen und Schwellungen haben.

WIRKSPEKTRUM AUF EINEN BLICK

- durchwärmend
- immunstärkend
- cholesterinsenkend
- antimikrobiell
- entzündungshemmend
- verdauungsregulierend

VERWENDETE PFLANZENTEILE

Verwendet wird das Ingwerrhizom, frisch oder getrocknet im Ganzen oder als Pulver.

HINWEISE

Ingwer eignet sich nicht für alle: Menschen mit empfindlichem Magen (z. B. mit Sodbrennen und akuten Entzündungsprozessen im Magen-Darm-Trakt) sollten mit Ingwer vorsichtig sein oder ganz auf ihn verzichten.

Ingwer kann zudem die Blutgerinnung hemmen. Wer Medikamente einnimmt, welche die Blutgerinnung beeinflussen, sollte dies berücksichtigen und sicherheitshalber ärztlichen Rat einholen.

REZEPTE

Roher Ingwer bei Übelkeit und Reisekrankheit

Ein kleines Stück Ingwerknolle schälen, klein schneiden und gut durchkauen. Wem das zu scharf ist oder wer nur leichte Übelkeit verspürt, kann auch auf Ingwerstäbchen zurückgreifen.

Ingwerbrühe – vertreibt die Kälte und das Frösteln

Für 2 Personen 1 l Hühner- oder Markknochenbrühe (alternativ Gemüsebrühe) kochen. ½–1 TL frisch geriebenen Ingwer hinzugeben und das Gewürz etwa 5 min durchziehen lassen. Die Brühe möglichst warm trinken, und alsbald stellt sich eine angenehme Wärme im gesamten Körper ein.

Wärmender Ingwertee – durchblutet, hilft der Verdauung und bei Reisekrankheit

4 Scheiben Ingwer in 500–750 ml Wasser etwa 15 min köcheln lassen. Den Tee in einer Thermoskanne bevorraten und möglichst warm über den Tag

verteilt trinken. Zur Geschmacksverbesserung und Anregung der Verdauung etwas Zitronensaft hinzugeben.

Ingwertinktur – wirkt schneller und effektiver als der Tee

Ein etwa 5 cm langes Ingwerstück mit der Muskatreibe kleinreiben. Den Wurzelbrei in ein ausgekochtes Schraubglas füllen und mit etwa der 5-fachen Menge an 40%igem Alkohol übergießen. Das Glas an einem warmen Ort gut 2 Wochen durchziehen lassen, danach die Pflanzenfasern abseihen und die fertige Tinktur in Braunglasflaschen umfüllen. Erwachsene nehmen 2- bis 3-mal 10–30 Tropfen täglich in etwas Wasser verdünnt ein oder verwenden sie als Gurgellösung bei Halsschmerzen und Angina.

Ingwerauflage – bei schmerzenden Muskeln und zur Durchwärmung der Brust- und Lendengegend

1 TL (gehäuft) Ingwerpulver in ½ l heißem Wasser lösen. Ein Innentuch aus Baumwolle oder Leinen damit tränken und dieses anschließend auswringen. Je nach Bedarf auf die entsprechende Körperregion legen, z. B. auf die schmerzende Muskelpartie bei Muskelkater, den Nierenbereich zur Durchwärmung der Nieren bei niedrigem Blutdruck, den Rücken bei Verspannungen oder den Brustbereich zum Ankurbeln der Stoffwechselprozesse in der Lunge (beispielsweise bei chronischer Bronchitis). Mit einem großen Außentuch, das den Leib umschließt, abdecken. Die gewünschte Wärmewirkung tritt nach 5–10 min ein und kann nach Bedarf durch Wärmflaschen verstärkt werden. Bei sehr großer Hitzeentwicklung oder einer Hautrötung die Auflage entfernen und die Dosis des Ingwerpulvers reduzieren. Die Auflage etwa 30 min liegen lassen, anschließend die Hautpartie mit lauwarmem Wasser abwaschen und zur Hautberuhigung mit neutralem Öl nachfetten.

FERTIGPRÄPARATE Zintona (Grünwalder Gesundheitsprodukte), IngwerPure Tropfen (Truw), Green Line Ingwer Kapseln (Nutritheke)

JOHANNISKRAUT

HYPERICUM PERFORATUM

Die heilende Wirkung von Johanniskraut ist schon in ganz frühen Aufzeichnungen vermerkt. Bereits im Mittelalter wurde es gegen Angst und bei Stimmungsschwankungen verwendet. »Fuga daemonum« (= Teufelsaustreiber) wurde es einst genannt, da Johanniskraut nach Vorstellung unserer Altvorderen die Kraft hat, das Dunkle, Kranke und Dämonische zu vertreiben. Heute heißen die gefürchteten Dämonen Depression oder Melancholie. Und so darf man sich auch die Wirkweise der Lichtpflanze sinnbildlich einprägen. Wenn es darum geht, Licht und Freude in die Zellen zu bringen, Nerven wie Drahtseile zu bekommen und emotionale Spannungen zu lösen, dann ist die hilfreiche Kraft des Johanniskrauts gefragt.

Johanniskraut ist eine heimische ausdauernde Pflanze, wird bis zu 80 Zentimeter hoch und gehört zur Familie der Hartheugewächse. Die Pflanze bevorzugt sonnige Standorte, trockene, kalkhaltige Böden und kommt weltweit in den gemäßigten Zonen vor. Eine botanische Seltenheit und damit ein charakteristisches und zur Unterscheidung von anderen Hypericum-Arten hilfreiches Merkmal sind der mit zwei Längsleisten versehene Stängel, die drüsig punktierten Blätter und die gelben sternförmigen Blüten, aus denen beim Zerreiben ein blutroter Farbstoff austritt.

DIE PFLANZLICHEN WIRKSTOFFE

Die wichtigsten Wirkstoffe sind Hypericin (ein Farbstoff) und Hyperforin (ein sekundärer Pflanzenstoff), das vermutlich den größten Anteil der Neurotransmitterwirkung hat. Daneben spielen auch noch Flavonoide (vor allem Quercetin), Gerbstoffe, ätherische Öle, Phytosterine, Stearin, Harze und Eiweiß eine Rolle.

ANWENDUNG IN DER HEILKUNDE

Johanniskraut ist buchstäblich Balsam für die Seele. Es greift in den Stoffwechsel der Neurotransmitter ein, die Informationen an den Synapsen, das heißt den Verbindungsstellen zwischen zwei Nervenzellen oder zwischen einer Nervenzelle und einer anderen Zelle, übertragen. Hyperforin hat einen ähnlichen Wirkmechanismus wie die trizyklischen Antidepressiva und die Serotonin-Wiederaufnahmehemmer.

Am bekanntesten ist die Verwendung von Johanniskraut als Stimmungsaufheller bei **depressiver Verstimmung** und leichten bis mittelschweren Depressionen. Wissenschaftlich ist die Wirksamkeit gegen Depressionen erst vor einigen Jahren zweifelsfrei belegt worden. Dennoch bleibt das einzigartige Zusammenspiel der Wirkstoffe teils immer noch ein Geheimnis. Sein umfassendes Wirkspektrum ist vor allem durch das antidepressiv wirkende Hypericin sowie durch Hyperforin begründet. Flavonoide, Gerbstoffe und etwas ätherisches Öl unterstützen die Heilkraft. Fertigpräparate mit standardisiertem Extrakt zeigen eine antidepressive Wirkung, die durchaus mit denen von synthetischen Substanzen vergleichbar ist.

Ängste, nervöse Unruhe, Reizblase und der »Winterblues« – eine saisonale **Stimmungsschwankung** – können mit Johanniskrauttee oder -tinktur behandelt werden.

Chronische Kopfschmerzen, die auf Verspannungen und depressive Verstimmungen zurückzuführen sind, sind weitere Anwendungsgebiete. Bei Dauerkopfschmerz bewirkt Johanniskraut eine bessere Stresstoleranz. Denn Dauerschmerz führt oft zu Persönlichkeitsveränderungen. Die Betroffenen sind zunächst reizbar, missmutig und aggressiv, nach einer Weile werden sie deprimiert. Johanniskrautpräparate mit einer Tagesdosis von 900 mg Gesamthypericin zeigten im Rahmen einer Studie eine ähnliche Wirkung wie Azetylsalizylsäure (ASS) und Paracetamol. Ein Teerezept bei chronischen Kopfschmerzen findest du unten bei den Rezepten.

Äußere Anwendungen mit einem Ölauszug aus dem Kraut, das wegen seiner blutroten Farbe auch unter dem Namen Rotöl bekannt ist, lindern Schmerzen, wärmen und entkrampfen. Die Einreibungen haben sich bewährt zur besseren Wundheilung und zur Narbenpflege, bei Nervenverletzungen, Ischialgie, Rückenschmerzen, Reizblase, Herpesbläschen, trockener und schuppiger Haut, zur Nachbehandlung von scharfen und stumpfen Verletzungen, bei Muskelverspannungen sowie Verbrennungen 1. Grades. Dazu wird das Rotöl auf die Haut aufgetragen und mit kreisenden Bewegungen eingerieben.

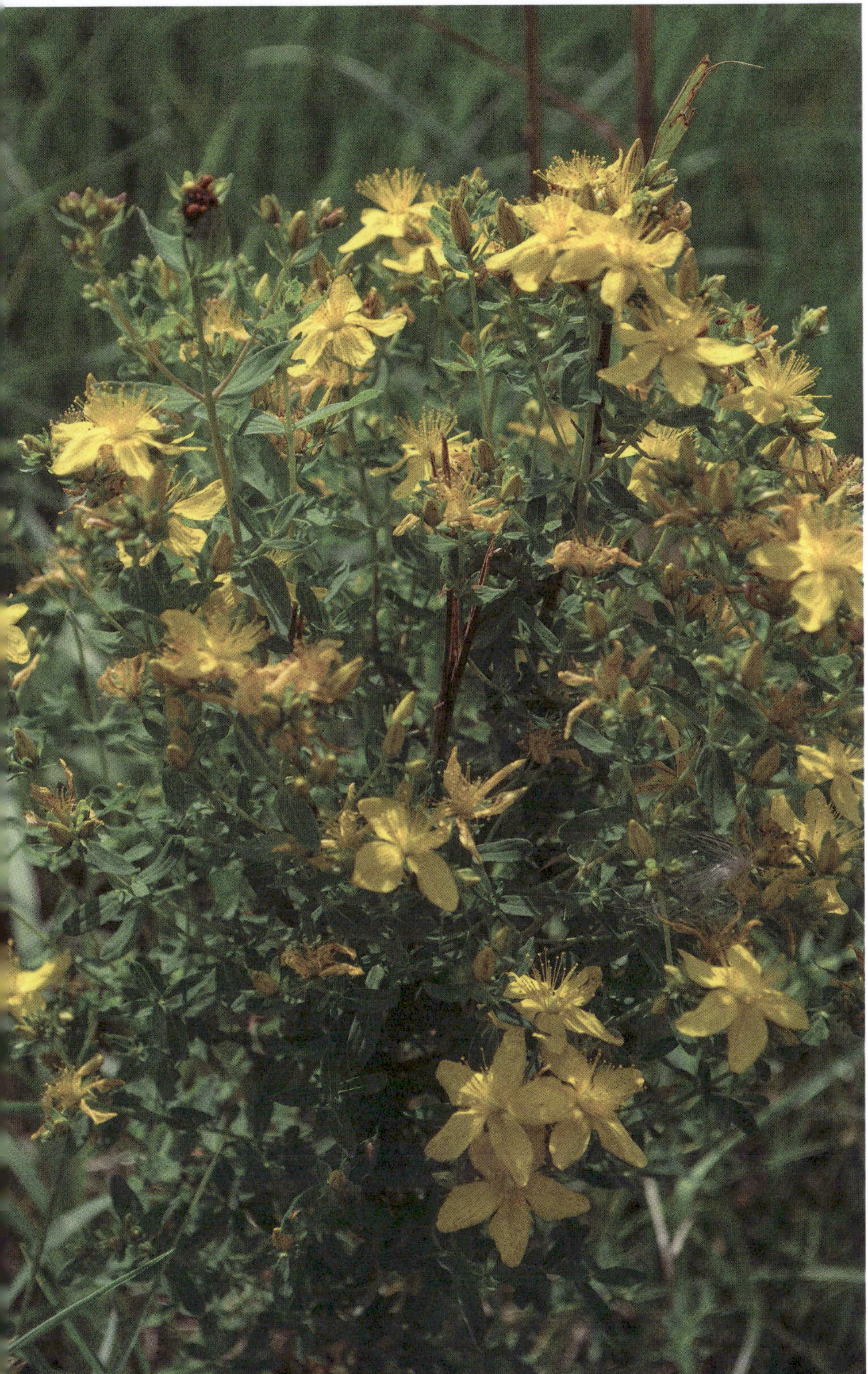

WIRKSPEKTRUM AUF EINEN BLICK

- stimmungsaufhellend
- angstlösend
- (nerven-)schmerzlindernd
- entzündungswidrig
- narbenglättend
- hautpflegend

VERWENDETE PFLANZENTEILE/SAMMELN

Als heilkräftiger Pflanzenteil gilt das ganze blühende Kraut – also Triebspitzen, Blüten und Blätter. Der beste Erntezeitpunkt ist um den 24. Juni, wenn die Sonne am höchsten steht.

Das Kraut sollte an vollsonnigen Tagen zur Mittagszeit gesammelt werden, denn der Hypericingehalt von Johanniskraut ist von der Sonneneinstrahlung abhängig. Zum Trocknen büschelweise an einem schattigen Platz aufhängen.

HINWEISE

Johanniskrautextrakte können durch Enzymregulation die Bioverfügbarkeit anderer Arzneistoffe beeinflussen. Dies führt in Einzelfällen zu klinisch relevanten Abschwächungen oder Verstärkungen der Wirkung anderer Arzneimittel. Bitte kläre vor der Einnahme von Arzneimitteln deshalb ab, ob eine Einnahme von Johanniskraut möglich ist. Dies gilt insbesondere bei Einnahme von Gerinnungshemmern wie Warfarin oder Psychopharmaka, Asthmamedikamenten, Immunsuppressiva oder Krebsmedikamenten, zudem kann die Zuverlässigkeit der Antibabypille herabgesetzt werden.

Die in der Literatur sehr häufig erwähnte Photosensibilisierung (Erhöhung der Lichtempfindlichkeit mit unerwünschten Hautreaktionen) wird in der Praxis eher selten beobachtet. Die Hautreaktionen betreffen eher hellhäutige Menschen oder kommen in der Regel nur bei Überdosierung vor.

Insbesondere in höherer Dosierung oder zu lange angewendet kann Johanniskraut auch unerwünschte Wirkungen haben. Dazu gehören Benommenheit, Müdigkeit, Schwindel und Verdauungsstörungen. Bis zum vollen Wirkungseintritt kann es bis zu 14 Tage dauern.

REZEPTE

Johanniskrauttee – mildes Antidepressivum, wirksam bei Unruhe und Ängsten

2–4 g des fein geschnittenen Krauts (1 TL entspricht etwa 1,8 g) mit 1 großen Tasse siedendem Wasser übergießen und nach 5 min durch ein Teesieb geben. Davon morgens und abends jeweils 1 Tasse bis zur Besserung trinken, anschließend die Dosis reduzieren.

Falls die Wirkung des Tees nicht ausreicht, kannst du es alternativ mit der Tinktur oder mit Fertigpräparaten aus der Apotheke probieren.

Johanniskrauttinktur – stärker wirkende Alternative zum Tee

Obere Triebspitzen samt den Blüten abzupfen, in ein ausgekochtes Schraubglas füllen, mit 45%igem Alkohol übergießen, sodass alles Pflanzenmaterial bedeckt ist, und mindestens 2 Wochen an einem sonnigen Platz ausziehen lassen. Danach das Alkoholgemisch durch ein Leinentuch filtern und in dunkle Tropfflaschen abfüllen. Davon täglich 3-mal bis zu 10 Tropfen gelöst in etwas Wasser einnehmen.

Kopfschmerztee mit Johanniskraut

40 g Johanniskrautblüten
20 g Passionsblumenkraut
20 g Melissenblätter
20 g Weidenrinde

1 TL der Mischung mit 1 Tasse kochendem Wasser übergießen, 10 min bedeckt ziehen lassen, abseihen. Bis zu 3 Tassen täglich trinken.

Rotöl zum Einreiben – zur Narbenpflege, bei Nerven- und Muskelschmerzen

frische Johanniskrautblüten (Sammelzeit: Ende Juni und Juli)
Mandel- oder Olivenöl

Gesammelte Triebspitzen verlesen, leicht andrücken und in ein sauberes Schraubglas füllen. Mit der 3- bis 4-fachen Menge Öl auffüllen. Das Glas etwa 2 Wochen in den Halbschatten stellen und täglich wenden, damit sich mehr Inhaltsstoffe aus dem Pflanzenmaterial löst. Wenn das Öl eine tiefrote Farbe hat, den Pflanzenrückstand abseihen und das Öl in ein getöntes Glas gießen.

Anwendung: Etwas Rotöl in ein Schälchen geben, dies leicht anwärmen und nun das Öl mit kreisenden Bewegungen auf betroffene Hautareale geben und einreiben. Unter optimalen Bedingungen ist Rotöl etwa 1 Jahr haltbar.

FERTIGPRÄPARATE *äußere Anwendung:* Hypericum Flos 25 % (Weleda), Rotöl Jukunda (Jukunda); *innere Anwendung:* Laif 900 Balance, Filmtabletten (Bayer Vital), Schoenenberger Naturreiner Heilpflanzensaft Johanniskraut (Salus Pharma), Hyperforat 250 mg (Dr. Gustav Klein), Johanniskraut Madaus 425 mg (Viatris Healthcare)

KNOBLAUCH

ALLIUM SATIVUM

Das Lauchgewächs mit dem durchdringenden Geruch stammt wahrscheinlich aus den wärmeren Regionen Innerasiens, also aus Gebieten, in denen Menschen länger leben als andernorts. Von dort hat er sich über das Mittelmeergebiet auf der gesamten Erde verbreitet.

Knoblauch ist keine Wildpflanze, sondern eine uralte Kulturpflanze. Es gibt Sorten mit weißer, bräunlicher oder rot-violetter Haut, die meisten erreichen eine Wuchshöhe von 70 Zentimetern. Alle haben eine Knolle mit bis zu 25 Zwiebeln, einen aufrechten starken Stängel, lineale Laubblätter und eine Blüte mit einem schnabelartig zugespitzten Hüllblatt.

DIE PFLANZLICHEN WIRKSTOFFE

Knoblauch enthält Schwefelverbindungen (Alliin und deren Abbauprodukte Allicin und Ajoene), Lauchöle, Mineralien (Kalium, Kalzium, Magnesium, Eisen, Zink, Jod, Selen), Vitamin B und C, Adenosin, Fruktane und Saponine.

KÜCHE & CO.

Knoblauch passt zu vielen Fleisch-, Fisch- und Geflügelgerichten, Salaten und Saucen, Butter, Quark und Mayonnaisen, Suppen, Eiergerichte, kaltem und warmem Gemüse, Aufläufen und Antipasti. Seine Schärfe verliert er beim Garen oder Einlegen in Öl. In geringem Umfang werden auch die zerkleinerten frischen Laubblätter als milde Würze, beispielsweise für Salate, verwendet.

Frischer Knoblauch ist noch keimfähig, daher solltest du ihn alsbald verbrauchen. Handelsware aus konventionellem Anbau wird mitunter bestrahlt, um ein Auskeimen zu verhindern. Dadurch verliert er aber bioaktive Eigenschaften.

ANWENDUNG IN DER HEILKUNDE

Die frische Zwiebel ist unzerkleinert geruchlos. Sein durchdringender Geruch und der scharf-brennende Geschmack entstehen erst durch enzymatische Reaktionen, wenn Zellstrukturen der Pflanze zerstört werden, wie es durch Schneiden, Kauen oder Quetschen geschieht.

Nicht nur die Heilkundigen der Erfahrungsmedizin, auch Forschende sind sich mittlerweile einig, dass Knoblauch einige Vorzüge bei **Herz-Kreislauf-Erkrankungen** hat. Sein gesundheitlicher Nutzen ist auf verschiedene biologisch aktive Substanzen zurückzuführen, die erst in Synergie ihr volles Potenzial entwickeln. Beispielsweise verhindert er die Bildung von Blutgerinnseln und senkt das Risiko für Thrombosen, er weitet die Blutgefäße und hemmt die Cholesterinbiosynthese, was zu besseren Cholesterinwerten führt. Knoblauch eignet sich zur alleinigen oder begleitenden Therapie bei **Arteriosklerose, Bluthochdruck** (ein normaler Blutdruck bleibt jedoch unbeeinflusst), zum Schutz vor Herzinfarkt und Schlaganfall, bei

Herzrhythmusstörungen, Herzinsuffizienz oder Verengung der arteriellen Arm- und Beingefäße (peripherer arterieller Verschlusskrankheit).

Bei erhöhten Blutfettwerten senkt regelmäßiger Knoblauchverzehr den Serumcholesterin- und den Triglyzeridspiegel bei gleichzeitiger Anhebung des HDL-Cholesterinwertes (»gutes« Cholesterin). Die Fließeigenschaften des Blutes werden verbessert, wodurch die Auflösung zusammengelagerter Blutplättchen gefördert und Thrombosen verhindert werden.

Gefäßbedingte **Erektionsstörungen** lassen sich ebenso durch regelmäßigen Knoblauchverzehr bessern. Nicht von ungefähr wird Knoblauch als das »Viagra der Antike« bezeichnet.

Knoblauch schützt das Gehirn vor dem Verlust der **geistigen Leistungsfähigkeit**, des Gedächtnisses und hat eine potenziell positive und präventive therapeutische Wirkung bei der Behandlung der Alzheimer-Krankheit.

Wer regelmäßig Knoblauch verzehrt, wird tatsächlich seltener krank. Seine antimikrobielle Wirkung wurde für eine Vielzahl von Viren (Papilloma-Viren), Hefepilzen (*Candida albicans*) und zum Teil multiresistenter Bakterien (beispielsweise Salmonellen, Enterokokken, *Escherichia coli*, *Staphylococcus aureus*, Klebsiellen, Clostridien, Listerien, Mycobakterien und

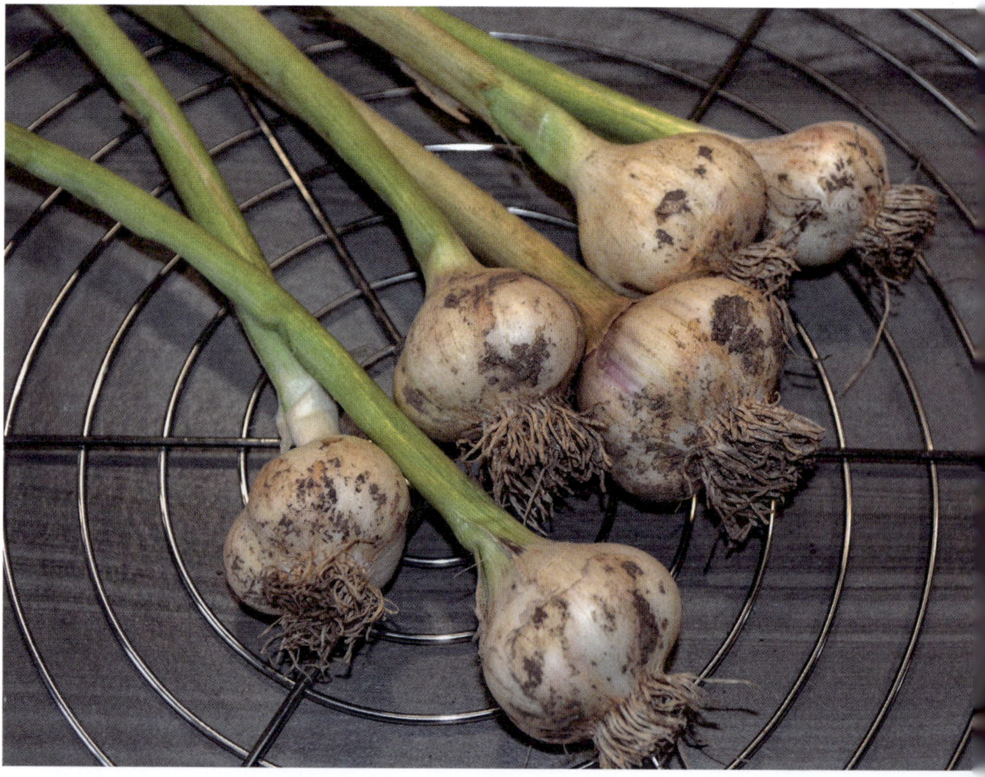

das Magengeschwür-auslösende Bakterium *Helicobacter pylori*) nachgewiesen. Die stark riechende Schwefelverbindung Allicin hemmt auch das Wachstum von Bakterien, die häufig Harnwegsinfekte verursachen.

Alle, die mit der Zuckerkrankheit Diabetes mellitus zu tun haben, profitieren von Knoblauchanwendungen. Er sorgt nicht nur für niedrigere Blutzuckerwerte, sondern kann sogar die Wirkung des Medikaments Metformin verstärken.

Zahlreiche Studien deuten auf eine krebsvorbeugende Wirkung hin. Dies gilt vor allem für Tumoren der Leber, der Brust, der Speiseröhre, der Lunge, der Haut, der Prostata, des Dickdarms und des Magens. Knoblauch gilt seit einer Studie des US National Cancer Institute in den 1990er-Jahren als eines der potentesten Mittel zur Krebsprävention. Die wirksamen bioaktiven Verbindungen führen zur Reduktion der Wachstumsrate von Krebszellen, fangen freie Radikale ab, verbessern die Entgiftung der Leberzellen und fördern den Abbau von Karzinogenen.

WIRKSPEKTRUM AUF EINEN BLICK

- gefäßschützend
- antimikrobiell
- antidiabetisch
- tumorpräventiv

VERWENDETE PFLANZENTEILE/SAMMELN

Für Heilzwecke werden die frischen oder getrockneten Zwiebeln und daraus gewonnene Produkte verwendet. Geerntet wird die im Erdreich verborgene Zwiebel im Spätsommer, wenn die oberirdischen Pflanzenteile welken.

HINWEISE

Knoblauch ist ein Langzeittherapeutikum, das für eine Intervallbehandlung von mehreren Monaten geeignet ist. Veränderungen des Geruchs von Haut und Atem sind nicht zu verhindern. Das Kauen von Petersilie oder Pfefferminzbonbons überdeckt den Mundgeruch.

Bei empfindlichen Menschen sind Magen-Darm-Beschwerden nach hoher Dosierung möglich. Nicht anwenden bei akuten Magenschleimhautentzündungen.

Bei Langzeitanwendung kann es zu Wechselwirkungen mit blutverdünnenden Medikamenten (ASS, Warfarin, Clopidogrel) kommen, sodass die Blutungszeit verlängert wird. Vor chirurgischen Eingriffen sollten therapeutische Knoblauchgaben abgesetzt werden.

Die therapeutische Tagesdosis beträgt etwa 4 g. Das entspricht dem Verzehr von 2–3 kleinen Zehen täglich (Zubereitungen entsprechend).

REZEPT

Selbst gemachte Knoblauchtinktur

Eine Handvoll Knoblauch schälen, klein hacken und in ein sauberes Schraubglas geben. Mit 50%igem Alkohol übergießen. Den Ansatz möglichst 2 Wochen warm ruhen lassen. Dann den Knoblauch absieben und die Tinktur in Braunglasflaschen umfüllen. Davon 3-mal täglich 20–25 Tropfen einnehmen.

FERTIGPRÄPARATE KnobiVital ohne Zuckerzusatz (KnobiVital Naturheilmittel), Kwai N Dragees (MCM Klosterfrau), Knoblauch-Kapseln 500 mg (Kräuterhaus Sanct Bernhard), Schoenenberger Naturreiner Pflanzentrunk Knoblauch (Salus Pharma), KnoCit, Trunk (AGEV Gesundheitsmittel) mit Zitrone und geringerer Geruchsbildung

KÜRBIS, ARZNEIKÜRBIS

CUCURBITA PEPO

Wir alle kennen den Gartenkürbis als Suppe, Eintopf oder zu Gratin verarbeitet, und viele schätzen das dunkelgrüne Kürbiskernöl in der Küche. Ursprünglich kommt der Kürbis aus Mittel- und Südamerika; die Ureinwohnerinnen und -einwohner Perus züchten die Pflanze bereits seit 8000 Jahren. Nach Europa kam eine kultivierte Pflanzenart – der Gartenkürbis – erst durch Seefahrer Anfang des 16. Jahrhunderts. Bis zur Entdeckung Amerikas kannte man hierzulande nur den Flaschenkürbis (*Cucurbita lagenaria*).

Für Arzneizwecke eignet sich jedoch nur bevorzugt eine spezielle Kürbissorte, nämlich die Samen des Steirischen Ölkürbis. Kürbisse sind niederliegende, einjährige, krautige Pflanzen, haben große behaarte Blätter, goldgelbe Blüten und lieben sonnige und nährstoffreiche Standorte. Aus den weiblichen Blüten wachsen die Riesenbeeren heran. Sie enthalten flache, grünliche bis weißliche Samen, die beim Arzneikürbis fast schalenfrei sind.

DIE PFLANZLICHEN WIRKSTOFFE

Phytosterole (Beta-Sitosterol), Tocopherole (Vitamin E), Mineralstoffe, Spurenelemente (Selen, Mangan, Zink, Kupfer), Carotinoide, fette Öle (Ölsäure, Linolensäure), Aminosäuren

ANWENDUNG IN DER HEILKUNDE

Die Verwendung von Kürbissamen in der Heilkunde rührt daher, dass in Balkanländern Kürbiskerne gerne und häufig gekaut werden und in diesen Gegenden eine Prostatahyperplasie seltener vorkommt als hierzulande. Das Erfahrungswissen gab Anlass zu zahlreichen Studien, welche vor allem die symptomatische Behandlung bei gutartiger Prostatahyperplasie befürworten.

Eine **gutartige Prostatahyperplasie** entsteht dadurch, dass ein Teil der Vorsteherdrüse beim Mann, welche die Harnröhre umschließt, im zunehmenden Alter durch Hormonverschiebung wächst und die Harnröhre einengen kann. Etwa die Hälfte aller Männer über 50 Jahren leidet an Symptomen der gutartigen Prostatahyperplasie. In deren Folge kommt es zu Beschwerden beim Wasserlassen und einer Beeinträchtigung der Blasenentleerung. Empfohlen werden Kürbiskerne insbesondere bei Prostataadenom in den Stadien I und II nach Alken beziehungsweise II und III nach Vahlensieck. Auch Kürbiskernöl und das Kauen von Kürbissamen kann bei Langzeitanwendung die Symptome einer gutartigen Prostatavergrößerung lindern. Kürbissamen werden auch gegen nächtliches Bettnässen empfohlen, wenn keine anderen schwerwiegenden organischen Leiden vorliegen.

Bei Frauen mit Harninkontinenz gibt es nur aussagekräftige Hinweise zu verschiedenen Kombinationspräparaten mit Kürbissamenöl, Hopfenzapfen und Gewürzsumachrinde. Studien zufolge kann sich nach einem Zeitraum von zwölf Wochen die Häufigkeit der Toilettengänge tagsüber und in der Nacht sowie Inkontinenz nach körperlicher Belastung bessern, was die Lebensqualität erheblich steigert.

WIRKSPEKTRUM AUF EINEN BLICK

- prostatatrop
- entzündungshemmend
- antiandrogen
- blasenkräftigend für den Mann und die Frau

VERWENDETE PFLANZENTEILE/SAMMELN

Verwendung finden die Kürbissamen (auch Kürbiskerne genannt) sowie das daraus gewonnene kalt gepresste Öl.

HINWEISE

Kürbissamen sind gut verträglich und eignen sich zur Langzeitanwendung. Nebenwirkungen und Gegenanzeigen sind nicht bekannt.

REZEPT

Kauen von Kürbissamen

10–20 g Samen zur Therapie, 3–5 g Samen zur Vorbeugung gut zerkauen.

FERTIGPRÄPARATE Granu Fink Prosta forte 500 mg (Perrigo Deutschland), Granu Fink femina (Perrigo Deutschland), Dr. Böhm Kürbis superplus (Apomedica Pharmazeutische Produkte)

KURKUMA

CURCUMA LONGA

Alte Sanskritschriften erwähnen Kurkuma als eine heilige Pflanze, die Lakshmi geweiht war – der Göttin des Glücks, der Liebe, Fruchtbarkeit, Gesundheit und Fülle. In der Heilkunst des Ayurveda und der Traditionellen Chinesischen Medizin wird Kurkuma als Allheilmittel angesehen: Verdauungsstörungen, Leberleiden, Hautkrankheiten und Wunden werden damit behandelt. Zugleich ist Kurkuma ein Symbol für Sonne und Energie und zählt zu den heißen Gewürzen, denen eine reinigende und energiespendende Wirkung zugesprochen wird.

Die tropische Wald- und Gebirgspflanze aus der Pflanzenfamilie der Ingwergewächse braucht zum Gedeihen ein warmes und feuchtes Klima. Sie ist eine reine Kulturpflanze und entstand vermutlich durch Hybridisierung von *Curcuma aromatica* und einer bis heute nicht identifizierten Art.

Ähnlich wie Ingwer bildet Kurkuma knollig verdickte Pflanzenteile aus, das sogenannte Rhizom, in dem die Pflanze Wasser und Nährstoffe speichert. Die auffallend gelb-orange innere Färbung des Rhizoms gab der Pflanze den Trivialnamen »Gelbwurz«.

DIE PFLANZLICHEN WIRKSTOFFE

Das Rhizom enthält Curcuminoide, ätherische Öle (darunter Zingiberol, Curcumol, Turmerone, Atlanton), Terpene (Camphen, Pinen, Borneol und Campher), bis zu 60 % Stärke, Eisen, Mangan, Kalium, Kalzium, Magnesium, Vitamin B_6 und C.

KÜCHE & CO.

Kurkuma ist Hauptbestandteil von Currypulver und verleiht ihm seine charakteristische gelbe Farbe. Als Küchengewürz hat Kurkuma vielfältige Anwendungen: Es wird gerne Reisgerichten, Gemüsen, Fleisch (vor allem Hähnchen), cremigen Salatdressings oder Meeresfrüchten beigefügt. Du kannst Kurkuma außerdem für Linsenrezepte, in Möhren-, Kartoffel- oder Nudelsalat oder vermischt mit Balsamico-Essig, Olivenöl, Meersalz und

Pfeffer als Salatdressing verwenden. Die »goldene Milch« gilt in der ayurvedischen Medizin seit langer Zeit als heilendes Getränk (siehe Seite 201).

Mein Küchentipp: Da Kurkuma eher fett- als wasserlöslich ist, solltest du etwas Butter oder Öl bei der Zubereitung von Speisen zugeben. Mit der Zugabe von Pfeffer kann die Bioverfügbarkeit verbessert werden, da der Scharfstoff Piperin ein Wirkverstärker ist.

ANWENDUNG IN DER HEILKUNDE

Kurkuma schützt die Leber, indem es die Leberaktivität und die Gallenproduktion anregt, was der Fettverdauung zugutekommt. Folglich bessern sich **Völlegefühl**, Sodbrennen, Blähungen, Aufstoßen und Krämpfe – insbesondere nach umfangreichen Mahlzeiten. Kurkuma gilt als natürliches Entgiftungsmittel, da es die Produktion von Enzymen in der Leber anregt, wodurch Giftstoffe von Arzneien und Schwermetallen (Quecksilber) ausgeleitet werden. Weil Kurkuma die Fettverbrennung in der Leber fördert, kann es auch bei **Übergewicht** unterstützen. Eine Wunderwaffe gegen die überflüssigen Pfunde ist Kurkuma jedoch nicht, ohne ausgewogene Ernährung und ausreichend Bewegung lässt sich keine Gewichtsreduktion erreichen.

Kurkuma schützt die Gefäßwände, senkt **erhöhte Blutfett- und Cholesterinwerte**, beugt so Herzinfarkten und Schlaganfällen vor und verhindert ein Verklumpen von Blutplättchen. Eine signifikante Senkung des LDL-Cholesterins bei gleichzeitiger Erhöhung des HDL-Cholesterins ist durch entsprechende Studien belegt.

Aufschlussreiche Studien hinsichtlich altersbedingter Erkrankungen wie Morbus Alzheimer ergaben, dass sich Ablagerungen im Gehirn durch die Gabe von Curcumin auflösten. Der Wirkmechanismus ist jedoch noch unklar.

Die entzündungshemmenden Eigenschaften von Curcumin sind seit Jahrhunderten bekannt. Nun konnte belegt werden, dass Curcuma die Bildung von Prostaglandinen hemmt. Betroffene mit rheumatoider Arthritis und Arthrose berichten von weniger Schmerzen und mehr Beweglichkeit. Kurkuma kann zudem bei chronisch entzündlichen Darmerkrankungen wie Morbus Crohn und Colitis ulcerosa den Heilungsprozess unterstützen.

Daneben gleicht Kurkuma Fehlfunktionen des Immunsystems aus: Ein überreiztes Immunsystem (Allergien, Autoimmunprozesse), aber auch ein geschwächtes Immunsystem mit gehäuften Infekten werden harmonisiert.

Kurkuma hilft ebenfalls bei der Blutzuckersenkung und unterstützt die Behandlung von Diabetes mellitus vom Typ 2. Studien zeigen, dass der Curcuminextrakt die Entwicklung eines Diabetes mellitus verzögert, die Beta-Zellfunktion der Bauchspeicheldrüse verbessert und die Insulinresistenz verringert.

Da Kurkuma die Ausschüttung von **Stresshormonen** reguliert, verbessert er ganz allgemein die Gesundheit der Nebennieren und verringert zudem die Folgen von körperlichem Stress. Aktive Menschen erholen sich so schneller, und auch Muskelkater verschwindet rascher.

Einige bezeichnen Kurkuma als »Anti-Krebs-Gewürz«. Tatsächlich gehört Curcumin zu den vielversprechendsten bioaktiven Naturstoffen, die bei der Vorbeugung und Begleittherapie von Krebserkrankungen nützlich sein können. Curcumin nimmt Einfluss auf verschiedene Zellsignalwege von Krebszellen, darunter Wachstumsfaktoren, Zytokine und Gene, die den programmierten Zelltod herbeiführen. Die Studienlage ist sehr umfangreich: Mindestens 22 Krebsarten profitieren von Curcumin, etwa Erkrankungen der Brust und Gebärmutter (hier ist die Hemmung des Wachstums östrogenabhängiger Tumoren nennenswert), des Dickdarms, der Prostata, der Lunge, der Leber, der Bauchspeicheldrüse und der Haut.

WIRKSPEKTRUM AUF EINEN BLICK

- galletreibend
- leberstärkend
- entzündungshemmend
- stoffwechselanregend
- etwas blutzuckersenkend
- tumorpräventiv

VERWENDETE PFLANZENTEILE/SAMMELN

Sowohl in der Küche als auch für Heilzwecke wird der Wurzelausläufer (das Rhizom) verwendet. Das Rhizom wird im Herbst geerntet, wenn die oberirdischen Teile der Pflanze abgestorben sind. Dann den Wurzelstock vorsichtig ausgraben, von Erde befreien und trocknen.

HINWEISE

Kurkuma darf nicht bei Verschluss der Gallenwege (etwa durch Gallensteine) eingenommen werden. Bei Gallensteinleiden sollte zuerst die Ärztin oder der Arzt konsultiert werden. Dies gilt auch für Schwangere und Stillende.

Besonders bei Übersäuerung können die Beschwerden durch Reizung der Magenschleimhaut verstärkt werden. Sodbrennen, Übelkeit, Brechreiz und gehäufte Stuhlgänge könnten in seltenen Fällen die Folge sein.

Bei gleichzeitiger Einnahme von Gerinnungshemmern (Warfarin, Phenprocoumon) ärztlichen Rat einholen.

REZEPT

Selbst gemachte Kurkumatinktur – bei Störungen des Gallenflusses (nicht bei Gallenstau)

Ein Teil des frischen und klein geschnittenen Kurkumarhizoms mit 5 Teilen Doppelkorn ansetzen und nach 14 Tagen die Teile absieben. Davon 3-mal täglich 5–15 Tropfen in etwas Wasser gelöst einnehmen.

FERTIGPRÄPARATE Kurkuma Plus Curcumin & Piperin Kapseln (Sanatur), Kurkuma Konzentrat (Bärbel Drexel), Curcumin-Loges Kapseln (Dr. Loges), Curcuma forte mit NovaSol Curcumin (Botanicy), Cefacur (Cefak), Curcusol Kapseln (Köhler Pharma)

ECHTER LAVENDEL

LAVANDULA ANGUSTIFOLIA

Die Lavendelfelder der Provence sind ein Fest für die Sinne. Während Schopf- und Speiklavendel in der Heilkunde wegen ihrer antimikrobiellen Wirkung eher bei Atemwegserkrankungen gebraucht werden, ist die Domäne des Echten Lavendels seine Wirkung auf die Psyche.

Die Blütenfarbe von Echtem Lavendel ist dunkelviolett bis amethystfarben, manchmal gibt es auch bläuliche Schattierungen. Man ertrinkt in der Nähe großer Felder förmlich in einem Meer der Gerüche – der Duft ist stark, frisch und würzig mit Blüten- und Holznoten.

Bereits die alten Hochkulturen schätzten Lavendel als zuverlässiges Arzneimittel für das Nervensystem. Die Römer verwendeten ihn gerne als Badezusatz. Sie schenkten ihm auch seinen botanischen Namen, da das lateinische Wort »lavare« übersetzt »waschen, baden« bedeutet.

DIE PFLANZLICHEN WIRKSTOFFE

Im Lavendelkraut sind 1–3 % ätherisches Öl mit Linalylazetat und Linalool, Cumarine, Gerbstoffe, Flavonoide, Phytosterole, Phenolkarbonsäuren, Kaffeesäurederivate (Rosmarinsäure).

ANWENDUNG IN DER HEILKUNDE

Lavendel entfaltet seine heilende Wirkung erst durch das Zusammenspiel seiner verschiedenen Wirkstoffe. Forschende haben herausgefunden, dass die im ätherischen Öl dominierenden Monoterpene Linalylazetat und Linalool das zentrale Nervensystem beruhigen, die Nerven vor Reizüberflutung schützen, das Wohlbefinden steigern, Mut verleihen und übermäßige Gefühlsregungen besänftigen. Sie hemmen die Ausschüttung des nervenerregenden Botenstoffs Noradrenalin. Damit wird die natürliche Reizfilterfunktion verbessert. Der Körper kann so vermehrt das »Glückshormon« Serotonin ausschütten; wir sind dann weniger angespannt und stressempfindlich.

Lavendel hat ganz allgemein die Eigenschaft zu klären und zu reinigen. Wann immer Übergangsphasen anstehen (auch Schlaf ist eine Übergangsform), es darum geht, Altes loszulassen und sich zu öffnen, entfaltet Lavendel seine unterstützende Kraft. Während Anwendungen mit Lavendelkraut sanft die Psyche unterstützen, ist das isolierte ätherische Öl ein probates und wirkungsvolles Heilmittel bei inneren Verkrampfungen, seelischem Schmerz, Kummer und innerer Unruhe. Lavendelöl wirkt reinigend und desinfizierend (auch bei dicker Luft). Es wird gebraucht bei Angstzuständen (das ätherische Öl ist hier synthetischen Angstlösern ebenbürtig), zwanghaften Gedanken, nervös bedingter Übererregung – wie sie beispielsweise in den **Wechseljahren** vorkommen kann – bis hin zur Neigung zu dramatisch-theatralischem Verhalten sowie bei leichten Ein- und Durchschlafstörungen. Auch mildere Formen der Depression können mit dieser Pflanze behandelt werden.

Lavendel kann aber auch dabei helfen, die **Konzentration** zu steigern, damit wir wichtige Aufgaben gezielt erledigen können. Ebenso harmonisiert Lavendel das vegetative Nervensystem, das neben der Atmung auch den Blutdruck, Herzschlag, Stoffwechsel und die Produktion von Magensäure steuert, weshalb Lavendel auch bei nervösem Reizmagen, nervösen Darmbeschwerden sowie nervös bedingten Kreislaufbeschwerden oder nervösem Herzklopfen – also jenen Beschwerden, die ohne organische Ursache entstehen – gebraucht wird.

Mit einer Raumbeduftung durch eine Duftlampe oder mit einem Spray schafft Lavendel Klarheit und wirkt gleichzeitig ausgleichend bei Reizbarkeit und beruhigend.

WIRKSPEKTRUM AUF EINEN BLICK

- angstlösend
- beruhigend
- entspannend/krampflösend
- konzentrationsfördernd
- schlaffördernd

VERWENDETE PFLANZENTEILE/SAMMELN

Boden und Klima haben einen starken Einfluss auf die Zusammensetzung der wirksamen Stoffe. Wer Lavendelbestände im Garten hat, sollte die Blüten an sonnigen Tagen in den Morgenstunden ernten, denn dann ist ihr Gehalt an ätherischem Öl besonders hoch. Lavendel wird mit dem Stängel abgeschnitten und zum Trocknen eine Woche kopfüber an einem schattigen Platz aufgehängt. Damit das Aroma nicht schon nach kurzer Zeit verloren geht, sollten getrocknete Lavendelblüten an einem dunklen, kühlen und trockenen Ort gelagert werden, beispielsweise in luftdichten und lichtundurchlässigen Gläsern oder in Papiertüten.

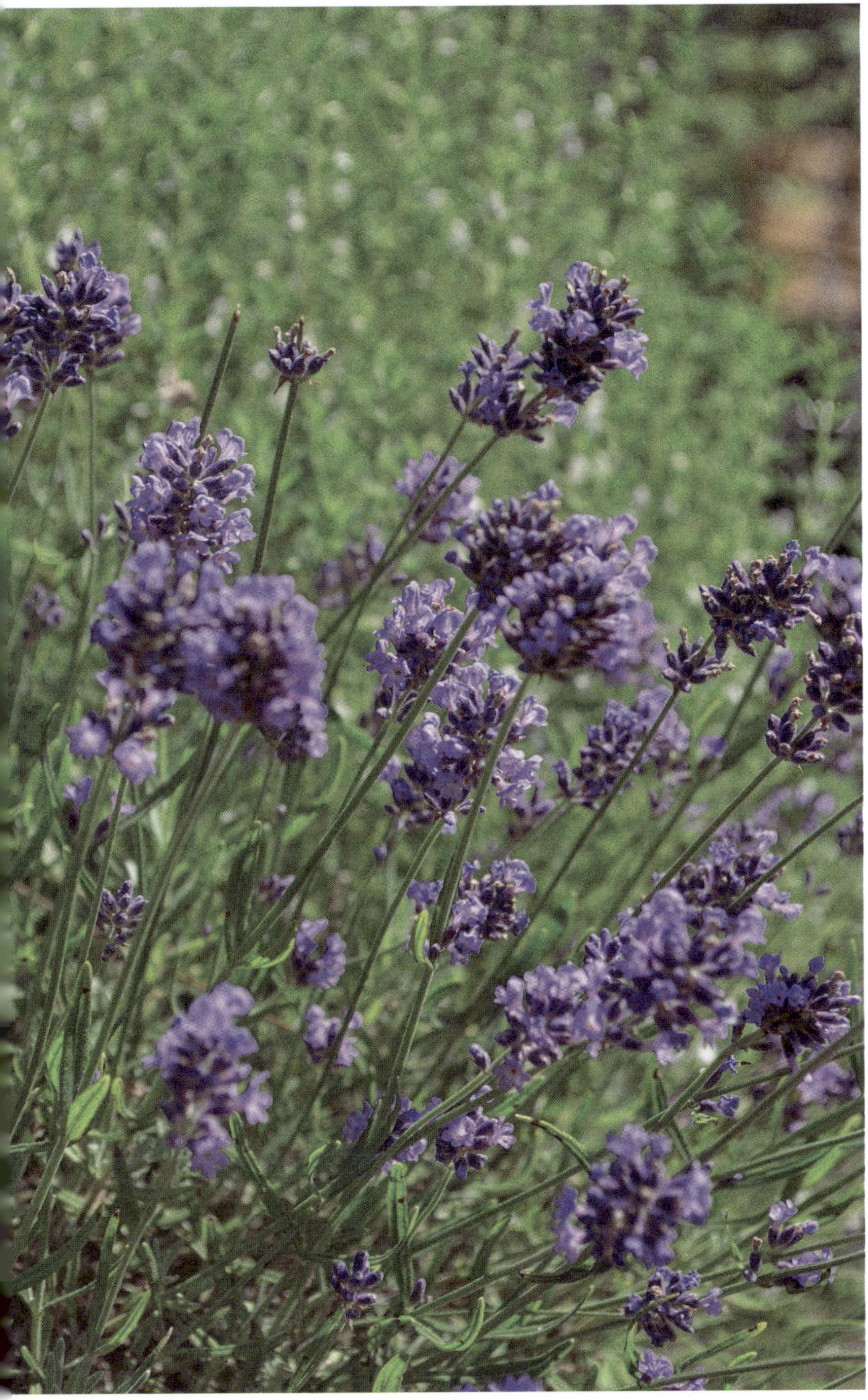

HINWEISE

Die Güte des Lavendelöls wird nach dem Estergehalt bemessen. Lavendelöl mit der Bezeichnung »Lavendelöl extra« erfüllt höchste Qualitätsanforderungen. Wenige Tropfen können unverdünnt auf die Haut aufgetragen werden, jedoch nicht auf die Schleimhaut.

Wechselwirkungen mit Beruhigungsmitteln und blutdrucksenkenden Mitteln sind möglich.

REZEPTE

Einreibung mit ätherischem Lavendelöl – bei Unruhe, Nervosität und Neigung zu dramatisch-theatralischem Verhalten

Massiere 2 Tropfen Lavendelöl (möglichst aus Wildsammlung oder in Bio-Qualität) mit den Kuppen des Zeige- und des Mittelfingers sanft in die Haut über dem Kreuzbein direkt oberhalb der Gesäßfalte ein. Besonders beruhigend wirkt diese Einreibung, wenn du die Finger in Form einer kleinen liegenden Acht bewegst. Bei Schlafstörungen diese Einreibung direkt vor dem Zubettgehen anwenden. Zur Förderung der Konzentration das Öl auf die Schläfen auftragen und einreiben.

Inhalation von Lavendelöl – Erste Hilfe bei nervös bedingten Kreislaufbeschwerden

2 Tropfen ätherisches Lavendelöl auf ein Taschentuch träufeln und ruhig und gleichmäßig den wohltuenden und entspannenden Duft einatmen.

FERTIGPRÄPARATE Lasea Weichkapseln (Dr. Willmar Schwabe), Lavendel fein bio, ätherisches Öl (Primavera)

LÖWENZAHN

TARAXACUM SECT. RUDERALIA/TARAXACUM OFFICINALE

In der Naturmedizin ist Löwenzahn ein großes Heilmittel. Im späten Frühjahr sind ganze Wiesen von leuchtend gelben Farbtupfern übersät, oftmals blüht er im Herbst ein zweites Mal.

Den Überlebenskünstler findest du auf Wiesen, Äckern, an Wegrändern, zwischen Ritzen im Asphalt und natürlich auch im Garten. Die Blätter stehen rosettenförmig und sind stark gezähnt, die Stängel sind hohl und rund und enthalten einen klebrigen Milchsaft.

Als Mitglied der Korbblütenfamilie hat er gelbe Korbblüten, bestehend aus bis zu 200 einzelnen Zungenblüten. Aus den befruchteten Blüten entstehen einsamige Achänen, also einsamige Schließfrüchte, mit den bekannten Pusteblumenschirmchen. Die Pfahlwurzel treibt mehrjährig und kann eine Länge von bis zu 40 Zentimetern erreichen.

DIE PFLANZLICHEN WIRKSTOFFE

In Blüten sind seltene Bitterstoffe (Taraxacin), Vitamin C, Provitamin A zu finden; in der Wurzel Mineralstoffe (Kalium, Eisen, Mangan, Zink), Schleimstoffe, Flavonoide, Gerbstoffe, etwas ätherisches Öl und Inulin.

KÜCHE & CO.

Blätter, Knospen, Blüten und Wurzeln sind essbar, und es gibt so viele Löwenzahnrezepte aus der Wildkräuterküche. Junge Blätter eignen sich gut für Salate, die Knospen können eingelegt, die Blüten zu »Honig« oder Gelee gekocht und geröstete Wurzeln als Kaffeeersatz verwendet werden.

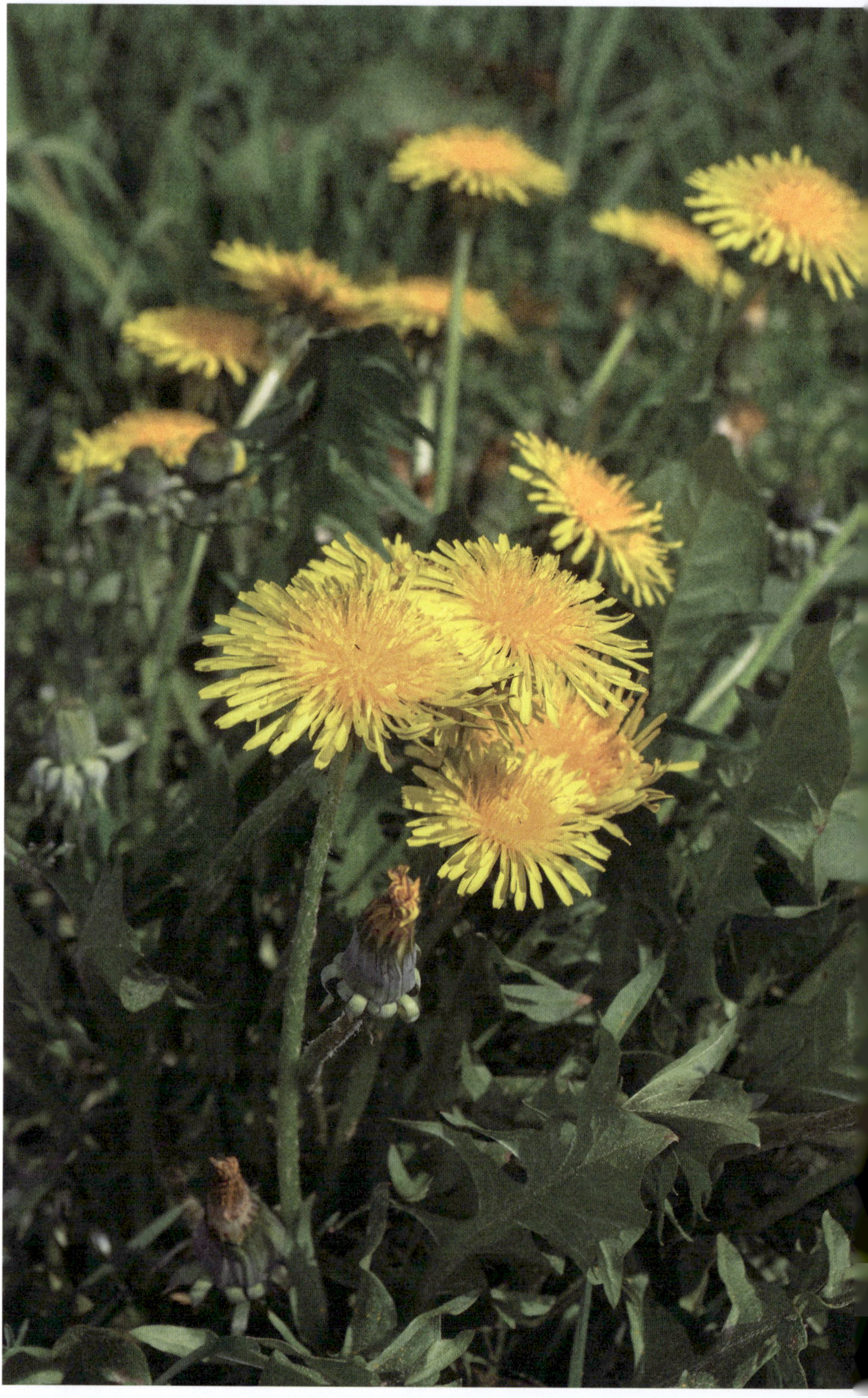

Fermentierte Löwenzahnknospen

1–2 Handvoll Löwenzahnknospen
1–2 Knoblauchzehen
Wasser
Salz, wahlweise einige Chiliflocken
kleines Bügelglas, ausgekocht
Glasgewicht

Die Knoblauchzehen schälen und in das Glas geben. Die Löwenzahnknospen gründlich waschen, abtropfen lassen, mit Chiliflocken mischen und locker bis 1 cm unter den Glasrand füllen. Mit sauberen Händen andrücken, sodass das Glas in etwa zu drei Viertel gefüllt ist. Mit einer 2%igen Salzlake auffüllen und ein Glasgewicht einsetzen. Verschließen, 1 Woche in der Küche stehen lassen, dann das Glas in den kühlen Keller stellen. So sind die Knospen für Monate haltbar. Die fermentierten Löwenzahnknospen können unter Blattsalate gemischt oder angebraten zu Vitello tonnato oder Pasta gereicht werden.

Löwenzahnhonig

200 Löwenzahnblüten
500 g Zucker
1000 ml Wasser
Scheiben einer halben Bio-Zitrone
kleine Twist-off- oder Weckgläser

Die frisch gepflückten und verlesenen Löwenzahnblüten mit 1 l kaltem Wasser in einen Topf geben. Die entkernten Zitronenscheiben dazugeben, alles aufkochen lassen, 15 min köcheln lassen. Den Topf vom Herd nehmen und 24 h ruhen lassen. Die Masse durch ein Passiertuch drücken und den Sud in einem Topf auffangen. Zucker einrühren und 2–3 h auf dem Herd mit offenem Deckel simmern lassen. Sobald eine zähflüssige Konsistenz entsteht, ist der Löwenzahnhonig fertig und kann direkt heiß in saubere Gläschen umgefüllt werden. Sofort verschließen, dann ist er 1 Jahr oder länger haltbar. Der vegane Honigersatz hat die gleiche Konsistenz wie echter Honig und kommt dem Geschmack sehr nahe. Er eignet sich als Brotaufstrich und als Zutat für Süßspeisen und Dressings.

ANWENDUNG IN DER HEILKUNDE

Alle Löwenzahnzubereitungen unterstützen den Verdauungsprozess und die Darmgesundheit. Seine Bitterstoffe kurbeln die Verdauungssäfte an, reinigen Leber und Gallenblase und unterstützen sowohl den Magen als auch die Bauchspeicheldrüse bei ihrer Arbeit. Löwenzahnwurzeln enthalten bis zu 40% Inulin. Den Pflanzenfaserstoff können wir nicht verdauen, aber eine bestimmte Gruppe von sehr nützlichen Darmbakterien, die Bifidobakterien, ernährt sich davon. Diese lassen Buttersäure/Butyrat entstehen, wodurch der pH-Wert im Darm sinkt, der die Ausbreitung von krankmachenden Darmbewohnern bremst und das Gleichgewicht in Richtung gesundheitsfördernder Darmbakterien verschiebt. Bereits 5–8 g von diesem Ballaststoff täglich verbessern die Darmgesundheit.

Löwenzahn gilt in der Erfahrungsheilkunde als universale Entgiftungspflanze. Wer unter Gicht, Rheuma und **Arthrose** leidet, sollte regelmäßig Löwenzahnzubereitungen einnehmen. Die hohe Kaliumkonzentration im Löwenzahn sorgt dafür, dass wasserlösliche Stoffwechselendprodukte über die Nieren ausgeschieden werden, durch die Aktivierung von Galle und Verdauungsenzymen kommt es zur besseren **Entgiftung** fettlöslicher Toxine, die wir über die Nahrung und Umwelt oder Medikamente aufnehmen.

Löwenzahn kann eine positive Rolle bei der Vorbeugung und Therapie von **Arteriosklerose** spielen, insbesondere durch seine potenziellen cholesterinsenkenden und antioxidativen Eigenschaften.

Als Heilpflanze ist Löwenzahn schon seit dem Altertum bekannt und wurde insbesondere zur Heilung der Gelbsucht genutzt. Bei Allergien, stoffwechselbedingten Hauterkrankungen sowie zur Entstauung der Lymphe kann Löwenzahn den Ausscheidungs- und Reinigungsprozess unterstützen. Ein feucht-warmer Leberwickel, das Essen bitterer Kräuter, ein aus Blättern und/oder Wurzel zubereiteter Tee sowie der Frischsaft helfen der **Leber** bei ihren vielfältigen Aufgaben.

Auch bei Blasenentzündungen, Harnwegsinfekten und Reizblase ist Löwenzahn aufgrund des enthaltenen, leicht harntreibenden Kaliums und der Flavonoide schon lange bekannt.

Zudem ist Löwenzahn ein Kraftpaket an Mineralstoffen, Vitaminen und sekundären Pflanzenstoffen sowie ein hervorragender Basenbildner und Fastenbegleiter. Löwenzahn sollte daher in keiner Frühjahrs- und Herbstkur fehlen.

WIRKSPEKTRUM AUF EINEN BLICK

- entgiftend
- galletreibend
- harntreibend
- stoffwechselanregend
- den Lymphfluss anregend

VERWENDETE PFLANZENTEILE/SAMMELN

Sowohl Blätter als auch Wurzeln werden medizinisch verwendet. Die Ernte der Blätter kann ganzjährig erfolgen, sofern sie noch zart und hellgrün sind, vorzuziehen ist allerdings das Frühjahr in der Zeit vor der Blüte.

Wurzeln werden im Herbst oder Frühjahr gegraben. Diese säubern, zerkleinern und bei nicht mehr als 40 °C trocknen. Das Graben funktioniert am besten mit einem Wurzelstecher oder Spaten, denn die kräftige Pfahlwurzel kann sich durchaus bis zu 20 Zentimeter tief in die Erde bohren.

HINWEISE

Bei Entzündungen oder Verschluss der Gallenwege und bei Gallensteinleiden solltest du Löwenzahnzubereitungen meiden oder vorher ärztlichen Rat einholen.

Pflanzen mit einem höheren Bitterstoffanteil können bei empfindlichen Menschen und bei Überdosierung Magenbeschwerden auslösen.

Löwenzahntee aus Blättern und Wurzel – unterstützt Entgiftungsprozesse

Je 1 TL getrocknete Löwenzahnblätter und -wurzel mit 300 ml kaltem Wasser übergießen. Alles zum Kochen bringen und den Aufguss 10 min durchziehen lassen, ehe er abgeseiht wird. 2–3 Tassen schluckweise über einen Zeitraum von 4 Wochen trinken, danach 2 Wochen pausieren und gegebenenfalls wiederholen.

Feucht-warmer Leberwickel mit Löwenzahn – unterstützt die Entgiftung

Der Wickel sollte im Liegen durchgeführt werden. Ein Handtuch mehrfach falten, in heißen Löwenzahntee tauchen, auswringen und unterhalb des rechten Rippenbogens auflegen. Wer zusätzliche Wärme als angenehm empfindet, kann darüber eine Wärmflasche legen. Mit einem trockenen Tuch Körper, Handtuch und gegebenenfalls die Wärmflasche abdecken. Nach 20–45 min den Leberwickel entfernen. Die beste Tageszeit ist nach dem Mittagessen, da die Leber in dieser Zeit besonders aktiv ist.

Wochenendkur bei einer Neigung zu Nieren-, Blasen- oder Gallensteinen

Samstags und sonntags nüchtern 1 l Löwenzahnwurzeltee trinken. Dazu 1 EL der Wurzel mit 1 l siedendem Wasser übergießen. Den Tee 10 min ziehen lassen, danach innerhalb von 15 min schluckweise trinken.

Oxymel aus Löwenzahnwurzel und weiteren entgiftenden Kräutern – hilfreich zur Frühjahrskur oder nach Narkose und Medikamenteneinnahme

20 g frische Löwenzahnwurzel, gesäubert
50 g frische Heckenrosentriebe
30 g frische Brombeerblätter
250 ml Apfelessig, naturtrüb (Bio)
750 g Imkerhonig

Die Kräuter mit einem scharfen Messer fein schneiden. Zubereitung wie auf Seite 243 angegeben. Kühl lagern und innerhalb von 6–8 Monaten aufbrauchen.

Erwachsene nehmen 1 TL bis 1 EL verdünnt mit 2–3 l Wasser ein. Die hohe Wassermenge fördert die Harnbildung und unterstützt die Entgiftung über die Nieren.

Selbst gemachte Löwenzahnwurzeltinktur – weckt die Lebensgeister

Die Wurzeln vorzugsweise im Frühjahr oder Herbst ernten, gut abbürsten, waschen und in Stücke hacken. In ein sauberes Marmeladenglas füllen und mit Kornschnaps übergießen. Das Verhältnis beträgt idealerweise 1 Teil Wurzel und 5 Teile Alkohol. Den Ansatz mindestens 14 Tage durchziehen lassen, das Glas dabei täglich wenden. Dann die Wurzelteile durch ein Sieb abseihen, die Tinktur auffangen und in Braunglasflaschen umfüllen. 3-mal täglich 10–15 Tropfen pur oder in Wasser gelöst einnehmen.

FERTIGPRÄPARATE Löwenzahnkraut und -wurzel (Apotheke), Schoenenberger Naturreiner Heilpflanzensaft Löwenzahn (Salus Pharma), Löwenzahnwurzel Extrakt Kapseln (Sunday Natural), Löwenzahn Kräuteressenz (Sanatur)

MACA/PERUANISCHER GINSENG

LEPIDIUM MEYENII/PERUVIANUM

In den extremen Hochlagen der peruanischen Anden wächst eine krautige Pflanze, die zu den Kreuzblütengewächsen gehört, nur etwa 20 Zentimeter hoch wird und eine Knolle entwickelt, die unserem heimischen Knollensellerie ähnelt. Pfeifende Winde und extreme klimatische Bedingungen können ihr nichts anhaben, und sie trotzt auch starker UV-Strahlung. Die Inkas nennen sie »Königin der Anden« und haben sie zur Stärkung und als Heilpflanze schon vor 2000 Jahren angebaut. Der Wurzel wird nachgesagt, dass sie verjüngende Eigenschaften aufweise, und lange Zeit war sie nur verheirateten Paaren, Kriegern und hochrangigen Inkas vorbehalten, denn sie ist ein starkes Aphrodisiakum.

Wildwachsend kommt Maca in einem begrenzten Gebiet der peruanischen Anden in Höhenlagen zwischen 3500 und 4400 Metern vor. Dort zieht sie ihre Nährstoffe aus dem vulkanischen Boden. Noch heute wird die Pflanze in ihrem traditionellen Verbreitungsgebiet angebaut.

Die Laubblätter entspringen einer Rosette, die Blüten sind vielzählig, als Frucht bilden sich Schötchen mit Samen. Je nach Sorte sind die Rüben weiß, gelblich, rosafarben oder auch schwarz.

DIE PFLANZLICHEN WIRKSTOFFE

Die Wurzelknolle ist reich an Kohlenhydraten, Eiweiß, Antioxidanzien wie Vitamin C, Mineralien (Zink, Magnesium, Kalzium, Jod, Eisen), Senfölglykosiden und pflanzlichen Sterolen, die dem Steroidhormon Testosteron ähneln. Die sekundären Pflanzenstoffe Macaene und Macamide kommen nur in der Maca-Pflanze vor und sollen einen leistungssteigernden Effekt haben.

KÜCHE & CO.

Im Herkunftsgebiet werden die süßlich und etwas malzig schmeckenden Knollen gebacken oder nach dem Trocknen gekocht und zu einem aromatischen Brei verarbeitet. Getrocknete Knollen können mindestens zwei Jahre gelagert werden. Der Nährwert der Knollen ist vergleichbar mit dem von Mais oder Weizen. Junge Blätter erinnern im Geschmack an scharfe Kresse. Auch sie können roh oder gegart gegessen werden.

Tipp: Maca-Pulver ist bei uns seit einigen Jahren in der »Superfood-Abteilung« im Handel erhältlich und kann in Smoothies gemixt, übers morgendliche Müsli gegeben oder als Topping für Nussmus und zum Backen verwendet werden.

ANWENDUNG IN DER HEILKUNDE

Der Maca-Knolle werden positive Effekte auf die körperliche Leistung und die psychische Belastbarkeit zugeschrieben. Besonders bekannt ist die Maca-Knolle für ihre adaptogenen Eigenschaften, was bedeutet, dass sie dem Körper hilft, sich besser an **Stress** anzupassen. Mit seinen Anti-Aging-Eigenschaften vitalisiert und energetisiert sie. Das trägt zum allgemeinen Wohlbefinden und zur mentalen Vitalität bei.

Maca ist für die Steigerung der körperlichen Leistungsfähigkeit bekannt und unterstützt als natürliches Anabolikum den Muskelaufbau, was besonders für Sportler und Sportlerinnen interessant ist. Dank seiner reichhaltigen Nährstoffzusammensetzung kann die Wurzel auf natürliche Weise die Regeneration der Muskeln unterstützen und körperliche Ausdauer steigern.

Wenngleich durch klinische Studien bisher keine Veränderungen der Hormonwerte beobachtet wurden, hat die Pflanze dennoch positive Effekte bei sexuellen Funktionsstörungen. Männer profitieren von Maca durch eine bessere Libido, die zur Steigerung der sexuellen Lust und Verbesserung der Potenz beitragen kann. Studien deuten darauf hin, dass Maca sowohl die Durchblutung als auch die Erektionsfähigkeit verbessert, ohne den Testosteronspiegel zu verändern. Die Pflanze gilt auch als natürliches Mittel zur Förderung der Fruchtbarkeit. Schwarzes Maca scheint bei Männern die effektivste Wirkung zu haben.

Frauen in den **Wechseljahren** profitieren von Maca, wenn sie wenig Energie, insbesondere sexuelle Energie, haben und/oder zu Stimmungsschwankungen neigen. Rotes Maca-Pulver ist bei Frauen sehr beliebt.

WIRKSPEKTRUM AUF EINEN BLICK

- adaptogene Wirkung
- libidosteigernd
- muskelaufbauend

VERWENDETE PFLANZENTEILE/SAMMELN

Macapulver wird aus den Knollen gewonnen, das Grün der Pflanze wird zu Heilzwecken nicht verwendet. Zum Anbau in heimischen Breiten ist die Maca-Pflanze nicht geeignet.

HINWEISE

Nebenwirkungen sind bislang nicht bekannt. Durch den Gehalt an Senfölen kann es bei empfindlichen Menschen zu Reizungen der Schleimhäute im Verdauungstrakt kommen.

Sowohl Männer als auch Frauen mit hohen Testosteronspiegeln sollten Maca nicht konsumieren.

REZEPT

Energie-Porridge – für den Start in einen sportlichen Tag

200 ml Milch oder Mandeldrink in einem Topf zum Kochen bringen. 80 g Haferflocken dazugeben und 2 min weiter köcheln lassen. Anschließend 1 EL Macapulver einrühren. Den Porridge in eine kleine Schüssel geben und mit 1 EL Himbeerpulver, 1–2 EL Goji-Beeren und 1 EL Chia-Samen anrichten.

Anmerkung: Diese Portion ist für die Trainingsphase im Sport gedacht. Alle anderen sollten die Zutaten reduzieren.

FERTIGPRÄPARATE Bio Maca rot (Dr. Heilbronner), Maca GPH Kapseln (Gall Pharma) – ein Kombinationspräparat aus Macapulver, B-Vitaminen und Zink (für die Unterstützung der Funktion des Nervensystems und des

Energiestoffwechsels), Bio Schwarzes Maca Pulver (Edel Kraut), Bio Maca Tabletten (Terra Elements), Maca Energy (Biogena)

MARIENDISTEL

SILYBUM MARIANUM

Keine andere Pflanze wird so oft in Zusammenhang mit Beschwerden der Leber erwähnt wie die Mariendistel. Ihre Geschichte beginnt bereits im antiken Griechenland, sie durfte in keinem mittelalterlichen Klostergarten fehlen und erlangte im 19. Jahrhundert durch den Landarzt Gottfried Rademacher ihren Durchbruch als anerkannte Heilpflanze. Das große Stoffwechselorgan Leber kann ab der Lebensmitte schnell überlastet sein, insbesondere wenn Medikamente eingenommen werden oder die Hormonregulation in den Wechseljahren Achterbahn fährt.

Das zweijährige Korbblütengewächs mit den stacheligen und auffallend schön marmorierten Blättern ist eine Pflanze des Mittelmeerraums, wenngleich sie mittlerweile auch auf heimischen Feldern und in den Gärten steht. Trockene Schuttplätze, Wegränder, Viehweiden mit steinigen Böden sind ihre bevorzugten Standorte. Mariendisteln treiben ein- oder bisweilen zweijährig und wachsen zu einer stattlichen Größe von bis zu zwei Metern heran.

DIE PFLANZLICHEN WIRKSTOFFE

Mariendistelfrüchte enthalten 1–3 % Silymarin (Silibinin, Silychristin), fettes Öl (Linolsäure), Vitamin E, Schleime, Bitter- und Gerbstoffe, Eiweiß, Sterole und Flavonoide.

ANWENDUNG IN DER HEILKUNDE

Mariendistelfrüchte haben gleich zwei therapeutische Wirkmechanismen: Zum einen verändert Silymarin die Struktur der äußeren Zellmembran der Leberzellen derart, dass Lebergifte nicht in das Zellinnere eindringen kön-

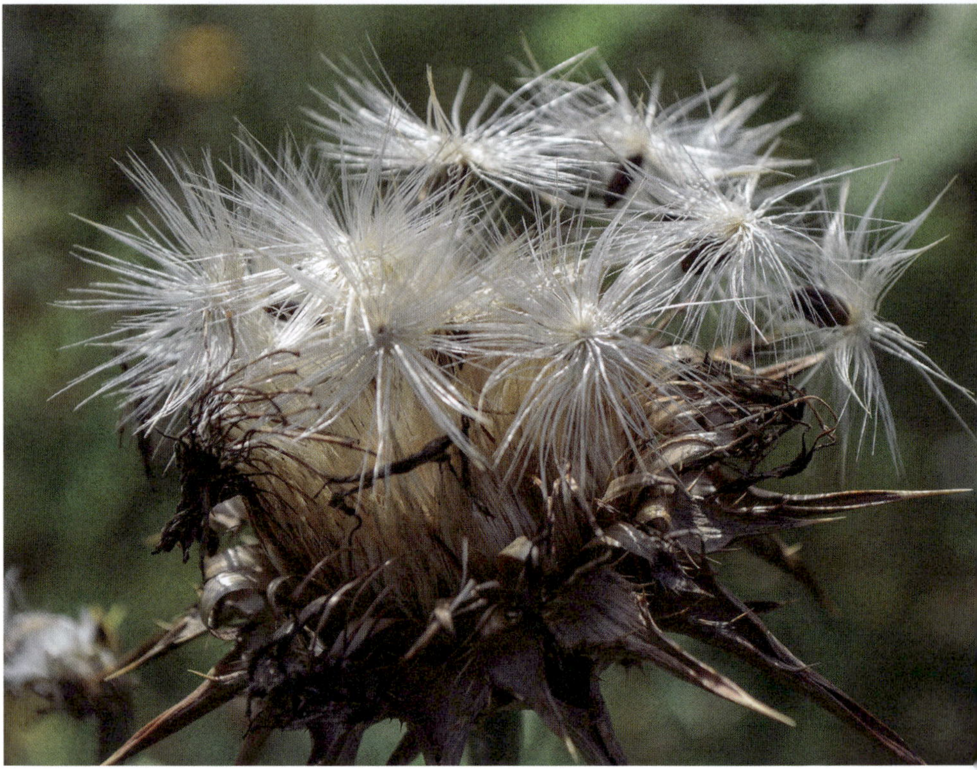

nen. Zum anderen stimuliert Silymarin die Regenerationsfähigkeit und Neubildung von Leberzellen, was die Funktionsfähigkeit des ganzen Organs verbessert. Daher wird sie auch bei **Fettleber**, Leberzirrhose oder Hepatitis gebraucht.

Bei erhöhten Leberwerten ist die Mariendistel das Mittel der Wahl. Alkohol, fettreiche Ernährung, Medikamente (insbesondere Antibiotika, Antidiabetika, Antirheumatika, synthetische Hormongaben, Schmerzmittel, Psychopharmaka), ganz allgemein Lebertoxine (Umweltgifte, Lösemittel, Farben, Lacke), Bakterien, Viren oder Parasiten können der Leber schaden, was an erhöhten Leberenzymen, aber auch an unspezifischen Symptomen wie chronischer Müdigkeit oder auch Reizbarkeit erkennbar wird. Aber auch Stress, negative Gedanken und Emotionen beeinflussen die Leberfunktion. Redewendungen wie »ihm ist eine Laus über die Leber gelaufen« oder »beleidigte Leberwurst« verweisen auf den Zusammenhang zwischen der Leberfunktion und Gemütszuständen.

Bei Hormonstörungen kann die Mariendistel unterstützend wirken, da durch eine optimierte Leberfunktion Hormone besser abgebaut werden.

Vor allem auf Cholesterinbasis aufgebaute Hormone werden in der Leber abgebaut. Dazu gehören sowohl alle Sexualhormone (Progesteron, Östrogene, Testosteron) als auch Kortison, das einen Einfluss auf das Immunsystem und Entzündungsprozesse hat. Das heißt, dass bei einer gestörten oder überlasteten Leber eine Reihe von Hormonen nicht mehr effizient aktiviert oder abgebaut werden kann, wodurch sich Hormonstörungen ergeben oder verstärken können. Schmerzhafte und unregelmäßige Regelblutungen, Gewichtszunahme bei Frauen und Männern, Akne und Haarausfall sind nur einige dieser Folgen.

Zubereitungen aus den Früchten werden zudem bei funktionellen Störungen der Galle verwendet. Damit die Galle nicht überläuft, entleert die Gallenblase mehrmals täglich und insbesondere nach einer fettreichen Mahlzeit durch Kontraktion die Gallenflüssigkeit in den Zwölffingerdarm. Sie sorgt in erster Linie für die **Fettverdauung**, aber auch für die Aufnahme fettlöslicher Vitamine und für Entgiftungsprozesse.

Daneben gibt es Hinweise auf eine schützende Wirkung bei Schädigung der Magenschleimhaut, und in alten Medizinbüchern wird die Mariendistel auch als Milzmittel, zur Behandlung von Hämorrhoiden und Krampfadern geführt.

WIRKSPEKTRUM AUF EINEN BLICK

- leberschützend
- gallentreibend
- entgiftend
- antientzündlich
- cholesterinsenkend

VERWENDETE PFLANZENTEILE/SAMMELN

Die eirunden und platten Mariendistelfrüchte werden ab dem Spätsommer gesammelt. Die Früchte geben aber ihr Heilpotenzial nicht so einfach frei, da Silymarin schlecht wasserlöslich ist. Daher ist eine Anwendung als Tee nur bei leichten Verdauungsproblemen sinnvoll. Standardisierte Extrakte sind deutlich wirksamer. Sie enthalten einen Silymarinanteil von mindestens 1,5 %.

HINWEISE

Es gibt keine Hinweise, welche die Verwendung von Mariendistelextrakt einschränken würden. Für die Anwendung bei Kindern unter 12 Jahren sowie bei Schwangeren und Stillenden liegen jedoch zu wenige Informationen vor, um eine Empfehlung zur Anwendung auszusprechen.

In seltenen Fällen kann es insbesondere zu Beginn der Einnahme zu weichem Stuhl kommen. Mitunter wird auch von Kopfschmerzen und allergischen Reaktionen berichtet.

REZEPT

Leberkompresse – regt die Lebertätigkeit an

Einen starken Aufguss aus 5 g gequetschten Mariendistelfrüchten auf 250 ml Wasser zubereiten. Ein ausgekochtes Baumwolltuch damit tränken und kräftig auswringen. Die Kompresse so warm wie möglich auf den rechten Oberbauch auflegen, mit einem Außentuch und einer warmen Wärmflasche abdecken. Etwa 30–45 min liegen bleiben, während der Wickel aufgelegt ist.

FERTIGPRÄPARATE Hepatos Mariendisteldragees Hevert (Hevert-Arzneimittel), Mariendistel Curarina Urtinktur (Harras Pharma Curarina), Alepa Mariendistel Bio-Leber-Tonikum (Salus Pharma) – ein Kombinationspräparat mit Artischocke, Brennnessel, Ingwer, Kardamomen, Löwenzahn, Mariendistel und Melisse

ÖLBAUM

OLEA EUROPAEA

Da der Ölbaum Nahrung, Öl und Holz spendet, wurde er bei den alten Griechen als Geschenk der Götter verehrt. Schon in der antiken griechischen Medizin nahm Olivenöl einen wichtigen Platz ein, man verwendete es äußerlich als Salbe oder innerlich zum Verzehr. Für Hippokrates – dem Vater der wissenschaftlichen Heilkunde – war Olivenöl sowohl als Nahrungs- als auch Heilmittel ein Naturgeschenk mit vielfältigen Vorzügen.

Der immergrüne Olivenbaum gehört zur Gattung der Ölbäume und ist im Mittelmeerraum und im Nahen Osten beheimatet. Er wächst sehr langsam und kommt mit trockenen, kargen Böden zurecht. Die größten europäischen Anbaugebiete befinden sich in Spanien, Italien, Griechenland, Frankreich und der Türkei.

Die mediterrane Kost (Mittelmeerdiät) gilt derzeit als eine der gesündesten Ernährungsformen. Sie zeichnet sich durch einen hohen Verzehr von Nüssen, Gemüse, Obst, Oliven, Olivenöl, Hülsenfrüchten und Vollkornprodukten aus. Die Deutsche Gesellschaft für Ernährung (DGE) empfiehlt, bis zu 10 Oliven pro Tag zu essen. Aufgrund der günstigen Zusammensetzung sind Oliven und das daraus gewonnene Öl ein wahres Superfood.

Aber auch die heilenden Eigenschaften der Olivenblätter sind schon lange von Bedeutung in der Heilkunde. So sind in vielen alten Schriften Anwendungen gegen Fieber, Gelenkschmerzen und Hautkrankheiten zu finden.

DIE PFLANZLICHEN WIRKSTOFFE

Olivenöl enthält einfach und mehrfach ungesättigte Fettsäuren (Ölsäure), Mineralstoffe (Kalzium, Natrium, Magnesium, Kalium, Phosphor), Vitamin A, Carotinoide und Vitamin E und Sterine.

Olivenblätter beinhalten die Polyphenole Oleuropein, Hydroxytyrosol und Oleocanthal, Chlorophyll, gefäßschützende und -erweiternde Flavonoide (Olivin, Rutin, Hesperidin, Quercetin), Phenole (Kaffeesäure) und Triterpene wie die Oleanolsäure.

Olivenöl. Natives Olivenöl ist reich an gesunden Inhaltsstoffen. Es enthält Antioxidanzien, (poly)phenolische Verbindungen und Ölsäure. Viele Studien belegen den Nutzen bei **Arteriosklerose**, zur Cholesterinsenkung und ganz allgemein bei Herz-Kreislauf-Erkrankungen. Die polyphenolreichen Olivenblätter können erhöhte Blutfette (Gesamt-Cholesterin, LDL-Cholesterin, Triglyzeride) reduzieren und sind damit ebenso wie Olivenöl ein wirksamer Schutz vor Herz-Kreislauf-Erkrankungen.

Die Empfehlung, Olivenöl zur Senkung des Krebsrisikos (insbesondere Brust-, Darmkrebs) zu verwenden, basiert auf fundierten gesammelten Beobachtungen.

Wer kalt gepresstes Olivenöl in kleinen Mengen trinkt oder in der Küche verwendet, pflegt damit die Schleimhäute im Magen-Darm-Trakt und verhindert durch den besseren Fluss von Galle **Verstopfungen**.

Seine entzündungshemmenden und immunmodulatorischen Eigenschaften können zur Unterstützung bei der Behandlung von Autoimmunerkrankungen wie chronisch entzündlichen Darmerkrankungen und **rheumatoider Arthritis** genutzt werden. Daneben ist Olivenöl Bestandteil der Ernährung bei immungeschwächten Patientinnen und Patienten. Schon 1–2 TL natives Olivenöl extra gelten als gesunde Dosierung.

Schon die alten Griechen haben sich nach dem Bad mit Olivenöl eingeölt. Bis heute ist Olivenöl Bestandteil vieler Schönheitsprodukte und Anti-Aging-Cremes.

Olivenblätter. Fast alle Pflanzen des Mittelmeerraums weisen als Schutz gegen umweltbedingte Stressfaktoren (UV-Strahlen, Hitze, Trockenheit, karge Böden) einen hohen Anteil an sekundären Pflanzenstoffen auf. Ebenso wie die Früchte werden auch Olivenblätter schon seit Jahrhunderten in der Heilkunde verwendet.

Olivenblätter enthalten eine Vielzahl von bioaktiven Verbindungen wie Oleuropein, Hydroxytyrosol und Oleocanthal, die ihnen ihre heilenden Eigenschaften verleihen. Besonders hohe Konzentrationen an Phenolverbindungen sind in Olivenblattextrakten enthalten. Diese Verbindungen haben antioxidative, entzündungshemmende, antimikrobielle und antivirale Eigenschaften, die sie zu einem vielseitigen Naturheilmittel machen. In einer Studie konnte gezeigt werden, dass Olivenblattextrakt zur Behandlung eines mäßigen Bluthochdrucks fast genauso effektiv war wie der ACE-Hemmer Captopril.

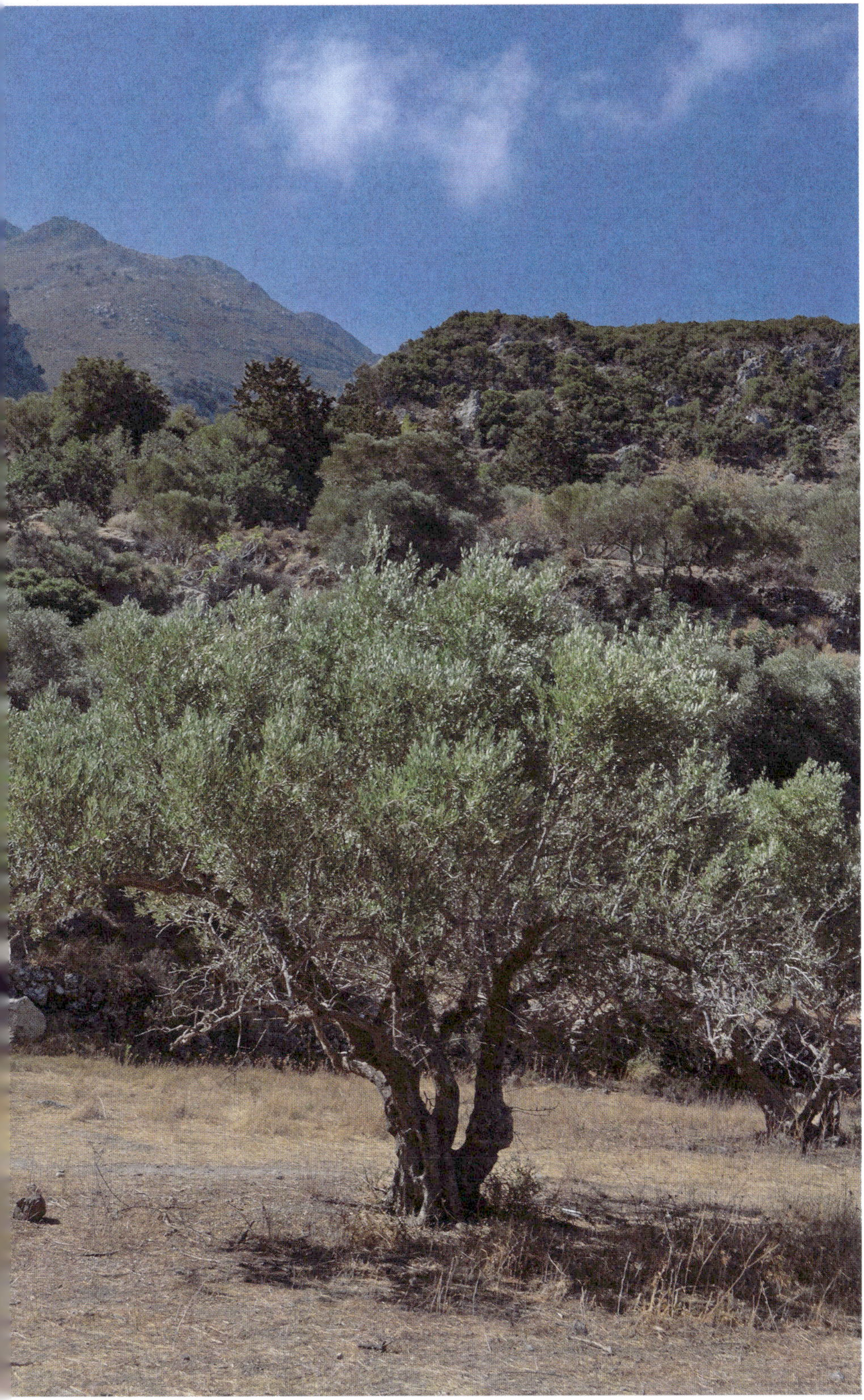

Extrakte aus Olivenblättern stärken die Knochengesundheit und schützen das Skelettsystem vor Osteoporose. Zelluläre Studien zeigten, dass Olivenpolyphenole das Wachstum von Präosteoblasten und die Differenzierung von Osteoblasten – also jenen Strukturen, die den Knochenaufbau fördern – begünstigten und die Bildung knochenabbauender Zellen verringerten. Die genauen molekularen Mechanismen, die der knochengesundheitsfördernden Wirkung zugrunde liegen, sind jedoch noch nicht vollständig geklärt. Studien am Menschen erbrachten Hinweise dafür, dass der tägliche Verzehr von Olivenöl den Rückgang der Knochenmineraldichte verhindern und die Knochenumsatzmarker verbessern kann.

Für Personen mit Prädiabetes und Diabetes mellitus hat die Anwendung von Olivenblattextrakt gleich mehrere Vorteile: Studienergebnisse belegen den Nutzen von Olivenblattextrakten (Dosierung 500 mg täglich über einen Zeitraum von 14 Wochen) als wirksame Zusatztherapie bei Diabetes mellitus, unter der sich der HbA_{1c}-Wert deutlich senken ließ. Weitere Forschungsergebnisse zeigen eine bessere Elastizität der Gefäße, blutdrucksenkende und blutverdünnende Eigenschaften.

WIRKSPEKTRUM AUF EINEN BLICK

Olivenöl

- anti-arteriosklerotisch
- blutdrucksenkend
- entzündungshemmend
- gallenflussfördernd
- krebshemmend
- hautpflegend

Olivenblätter

- knochenprotektiv
- durchblutungsfördernd
- blutdrucksenkend
- lipidsenkend
- blutzuckersenkend
- entzündungshemmend

VERWENDETE PFLANZENTEILE/SAMMELN

Abhängig von Region, Sorte und Wetterlage beginnt die Olivenernte in der Regel im November – also in der Regenzeit. Eine zu hohe Luftfeuchtigkeit oder Regen kann die Qualität mindern oder die Ernte verderben.

Die Ernte der Blätter erfolgt meist ganzjährig (einige Hersteller ernten die Blätter kurz vor der Blüte). Den höchsten Gehalt an Oleuropein haben Wildoliven, die zudem nicht chemisch behandelt wurden. Die Lufttrocknung ist die schonendste und dauert etwa zwei Wochen. Die Blätter werden grob zerbröselt in dunklen Gefäßen aufbewahrt.

HINWEISE

Olivenblattextrakte sollten bei Gallensteinleiden und Hepatitis nicht angewendet werden.

Wechselwirkungen sind wegen des leicht harntreibenden Effekts mit Diuretika, anderen Blutdrucksenkern und Antiarrhythmika möglich, deshalb vor einer Anwendung den Arzt beziehungsweise die Ärztin informieren.

REZEPT

Olivenblatt-Tee

1–2 TL getrocknete Olivenblätter über Nacht kalt ansetzen, am nächsten Morgen abseihen und nach Geschmack mit Honig süßen. Der Tee schmeckt heiß und kalt. 3–4 Tassen täglich trinken.

Anmerkung: Die Einnahme eines Extraktes hat gegenüber dem Tee eine deutlich bessere Wirksamkeit.

FERTIGPRÄPARATE Olivenblatt Biotee (Sanitas), Olivenblattextrakt Kapseln, Oleuropein 40 % (Sunday Natural), Olivenblatt-Extrakt flüssig Premium (SinoPlaSan)

PASSIONSBLUME

PASSIFLORA INCARNATA

Die schöne weiß-violette Blume einer immergrünen Kletterpflanze stammt aus dem Arzneischatz der tropischen Regenwaldregion Mittel- und Südamerikas. Als »Leidensblume Christi« oder Passiflora (lat. »passio« = Leiden) betitelte ein Jesuitenpater aus Siena im 17. Jahrhundert die neu erworbene Schlingpflanze aus dem brasilianischen Urwald. Bei uns wurde sie zunächst als Zierpflanze gezogen, seit dem 20. Jahrhundert wird sie in Europa auch als Heilpflanze verwendet.

Die ausdauernde Schlingpflanze wächst sehr schnell und kann bis zu 10 Meter lang werden. Ihre Blätter sind gelappt, die bis zu 8 Zentimeter großen blau-weißen Blüten entspringen den Blattachseln, die fünf Staubgefäße ordnen sich in Kreisen konzentrisch um die Blütenachse an. Die Blütezeit reicht von Juni bis August. Nach nur einem Tag schließt sich die Blüte, welkt und bildet nur im tropischen Klima orange-gelbe bis bräunliche, säuerlich schmeckende Früchte mit Samen.

DIE PFLANZLICHEN WIRKSTOFFE

Passionsblumenkraut enthält Flavonoide (Apigenin, Luteolin), Cumarine, in kleinen Mengen Maltol, Harman, cyanogene Glykoside, Spuren von ätherischem Öl mit Limonen und Pinen.

ANWENDUNG IN DER HEILKUNDE

Erst durch das Zusammenspiel der verschiedenen Inhaltsstoffe – insbesondere jedoch durch die Flavonoide – entfaltet die Passionsblume ihre Wirkung. Bei kurmäßiger Anwendung übernimmt sie die Rolle eines schwachen Tranquilizers (angstlösendes und beruhigendes Medikament), und zwar indem die Konzentration des Neurotransmitters GABA im zentralen Nervensystem erhöht wird, jedoch ohne Nebenwirkungen und die Gefahr einer Gewöhnung.

Passiflora ist ein gutes Tagessedativum, das bei nervösen Unruhezuständen, emotionalen Stimmungsschwankungen in den Wechseljahren, Anspannung und Reizbarkeit, dramatisch-theatralischem Verhalten, Asthma und Keuchhusten, Ängsten, nervös bedingten Kopfschmerzen sowie bei Konzentrationsstörungen eingesetzt wird.

Sanft zurück zur erholsamen Nachtruhe: Einschlafstörungen und **Schlaflosigkeit** nach unverdautem Essen sind weitere Anwendungsgebiete. Der durch Passiflora ausgelöste Schlaf ist friedlich und erholsam, sodass Personen nach deren Anwendung frisch und ausgeruht erwachen.

Zudem kann die Passionsblume das Herz-Kreislauf-System positiv beeinflussen. Eine durch Aufregung und Angst bedingte erhöhte Herzfrequenz, nervöse Kreislaufstörungen und ein leichter **Bluthochdruck** gehören zu den weiteren Indikationen für die Passionsblume.

VERWENDETE PFLANZENTEILE/SAMMELN

Während der Blütezeit in den Sommermonaten werden die oberirdischen Pflanzenteile samt der dünnen Kletterranken geerntet, dicke Stängelanteile sollten aussortiert werden. Das Kraut schonend ohne Wärmezufuhr trocknen, anschließend klein schneiden und trocken und vor Licht geschützt aufbewahren.

WIRKSPEKTRUM AUF EINEN BLICK

- angstlösend
- schlaffördernd
- beruhigend
- nervenstärkend
- etwas blutdrucksenkend

HINWEISE

Zubereitungen aus der Passionsblume sind in der Regel gut verträglich und eignen sich auch für ältere Menschen sehr gut. Bei guter Verträglichkeit kann das Kraut auch über einen längeren Zeitraum eingenommen werden.

Wechselwirkungen mit anderen sedierenden und angstlösenden Arzneimitteln sind jedoch möglich.

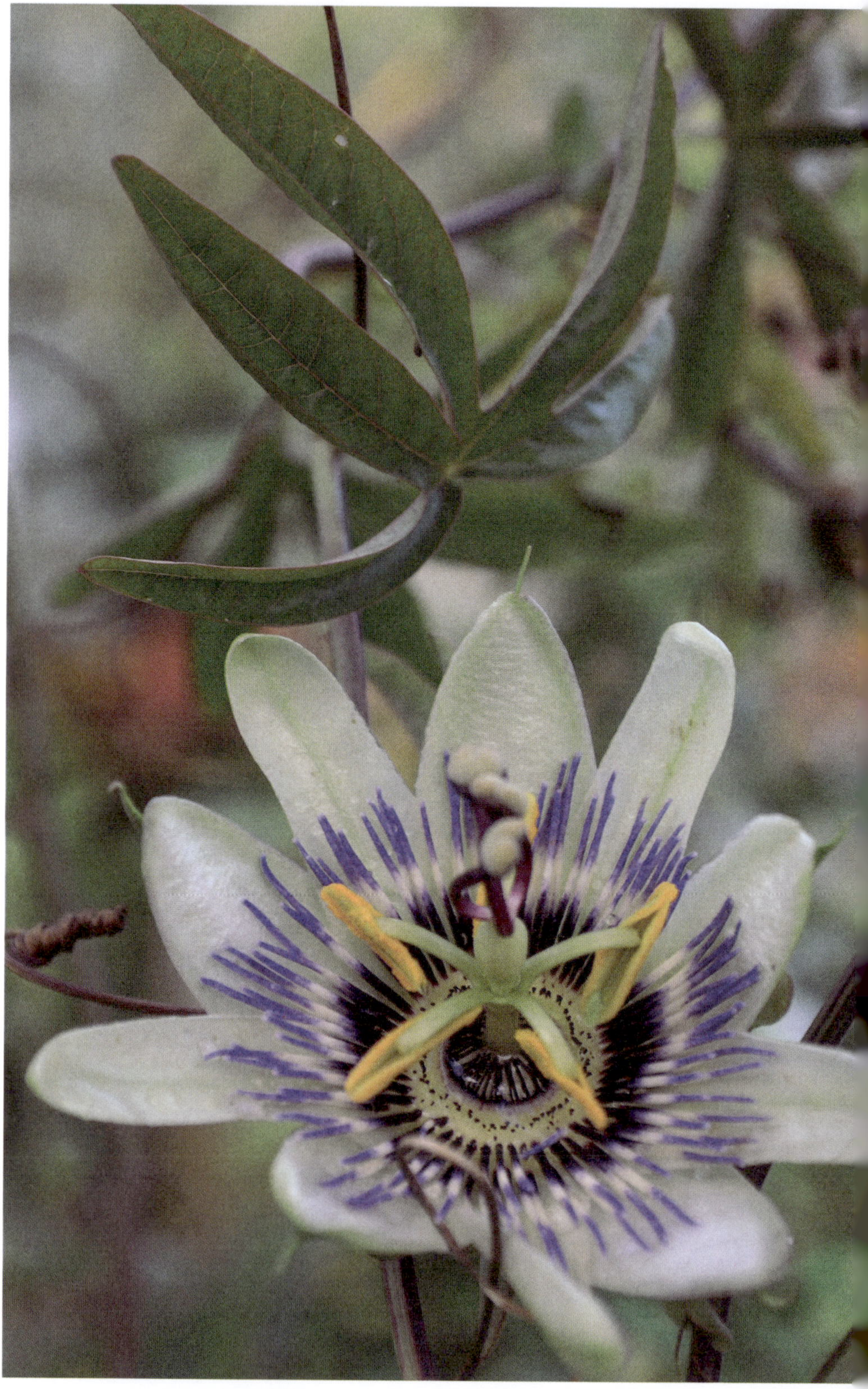

Vorsicht gilt bei Anwendung in der Schwangerschaft, da die Passionsblume geringe Mengen uterusstimulierender Harman-Alkaloide (Harman, Harmalin) enthält.

REZEPTE

Passionsblumentee – bei seelischen und körperlichen Reizzuständen am Tag und in der Nacht

1 TL fein geschnittenes Kraut mit 1 großen Tasse siedendem Wasser aufgießen, abdecken und 5–10 min ziehen lassen. Danach durch ein Teesieb abgießen. Tagsüber 2–3 Tassen davon trinken, vor dem Schlafengehen 1–2 Tassen. Um Gewöhnungseffekten vorzubeugen, nach spätestens 6 Wochen eine Pause einlegen.

Nervenstärkende Passiflora-Tinktur – bei Unruhe tagsüber

Eine kleine frische Ranke samt Blüte reinigen und anschließend zerkleinern. Einen Teil Pflanzenmaterial mit 5 Teilen hochprozentigem Alkohol übergießen und an einem dunklen Ort etwa 4 Wochen ausziehen lassen. Danach den Sud in eine dunkle Flasche füllen. Davon bis zu 3-mal täglich 10–20 Tropfen pur oder verdünnt mit Wasser einnehmen.

FERTIGPRÄPARATE Pacoflair (Pascoe pharmazeutische Präparate), Pascoflair Night (Pascoe pharmazeutische Präparate) – Kombinationspräparat mit Passionsblume, Baldrian und Melisse

PREISELBEERE

VACCINIUM VITIS-IDAEA

Preiselbeeren sind echte Wildfrüchte. Mit nur 10–40 Zentimetern Höhe wachsen die immergrünen Heidekrautgewächse oft inmitten großer Heidelbeerflächen. Sie bevorzugen sonnige Standorte in Mooren, alpinen Regionen und sauren Fichten- und Kiefernwäldern. Der Zwergstrauch gilt als sehr widerstandsfähig gegen Frost. In der Natur sind Preiselbeeren in Skandinavien und Russland in Massen anzutreffen, aber auch in Mitteleuropa, Grönland und Nordamerika. Meist stammen Preiselbeeren aus Wildsammlung, da der Preiselbeeranbau nur in geringem Umfang erfolgt.

Eng verwandt mit der Preiselbeere ist die Cranberry. Der auffallendste Unterschied zwischen den beiden Beeren besteht in der Größe und dem Geschmack der Früchte. Während die Preiselbeere kleinere leuchtend rote Beeren hat, die herb und säuerlich schmecken, können die der Cranberry fast Kirschgröße erreichen und sind deutlich milder.

Für Heilzwecke werden beide Früchte verwendet; die Preiselbeere ist aber noch potenter als die Cranberry. In der Naturmedizin finden die Früchte, manchmal auch die Blätter Verwendung bei hartnäckigen Blasenentzündungen mit und ohne Antibiotikatherapie.

DIE PFLANZLICHEN WIRKSTOFFE

Früchte enthalten bis zu 87 % Wasser, Kohlenhydrate, Ballaststoffe, Pektin, Mineralien und Spurenelemente (Kalium, Kalzium, Magnesium, Eisen, Silizium), Gerbstoffe, Fruchtsäuren (Apfelsäure, Weinsäure, Zitronensäure), organische Säuren (Benzoesäure, Chinasäure), Provitamin A, B-Vitamine, bis zu 40 mg Vitamin C, Flavonoide (Quercetin, Resveratrol, reichlich Proanthocyanidine), Phenolglykoside (Arbutin) und Triterpene (Ursolsäure).

In den Blättern sind weitaus mehr Gerbstoffe beziehungsweise Gerbstoffvorstufen vom Catechintyp und zudem Phenolglykoside (bis zu 5 % Arbutin) vorhanden.

Roh schmecken die Wildbeeren herb und säuerlich. Deshalb werden sie meist mit viel Zucker eingekocht oder entsaftet. Dabei ist Zucker weder zur Haltbarmachung noch zum Eindicken nötig, denn die Beeren enthalten viel Pektin. Ernte nur so viele Beeren im Wald, wie du selbst verbrauchen kannst.

Den verdünnten Saft kann man unterstützend bei Erkrankungen der Harnwege (Blasenentzündung), bei Erkrankungen mit Fieber oder bei Grunderkrankungen, die eine Antibiotikatherapie erfordern, verwenden.

REZEPTE

Eingekochte Preiselbeeren

Die althergebrachten Rezepte geben meist ein Verhältnis 1 Teil Zucker und 1 Teil Beeren an. Tausche den Zucker durch Agavendicksaft aus und reduziere den Sirupgehalt so weit, bis du dein persönliches Lieblingsaroma gefunden hast. Ein Verhältnis von 1 Teil Sirup und 3 Teilen Beeren genügt meist. Die Kochzeit beträgt rund 15 min, noch heiß in saubere Einmachgläser abfüllen.

Selbst gemachter Preiselbeersaft

Die Beeren verlesen, waschen, in einen Topf füllen, mit Wasser bedecken und bei mittlerer Hitze 30 min köcheln lassen. Wenn ein Entsafter vorhanden ist, dann den Saft über den Schlauch ablaufen lassen. Ansonsten die gekochten Früchte auf ein zwischen zwei Stuhlbeinen gespanntes Safttuch geben und in eine darunter gestellte Schüssel ablaufen lassen. Nun die Saftmenge abmessen, mit Zitronensaft abschmecken und pro gewonnenem Liter höchstens 100 g Zucker hinzufügen oder den Zucker ganz weglassen. Den Saft nochmals aufkochen und mit einer Kelle den Schaum abnehmen. Den Saft anschließend in ausgekochte Flaschen füllen, gut verschließen und beschriften.

Preiselbeeren gelten als »Superfood« mit dem höchsten Gehalt an Antioxidanzien unter den Beeren und einem breiten Spektrum gesundheitsfördernder Wirkungen. Die Wildbeeren sind eine hervorragende Quelle für Vitamine, Mineralien und sekundäre Pflanzenstoffe. Sie eignen sich als wertvolle Prophylaxe von Entzündungen in der Erkältungszeit und fördern den gesunden Alterungsprozess. Die belebende und kühlende Wirkung des Preiselbeersaftes macht ihn zu einem hervorragenden Mittel für fiebernde Patientinnen und Patienten.

Preiselbeeren treiben den Harn, wirken gleichzeitig leicht antibakteriell und verhindern ein Anhaften der Bakterien an der Blasenschleimhaut. Wesentlich für diese Wirkung sind die Proanthocyane. Dieser »Lotus-Effekt« ist zur Verbeugung, zur Behandlung und zur Vermeidung von Rezidiven bei Harnwegsinfekten sinnvoll. Trinkt man ein Glas verdünnten Preiselbeersaft, dauert es etwa zwei Stunden, bis die bakterienhemmenden Stoffe der Frucht in die Harnwege gelangen. Nach etwa acht bis zwölf Stunden lässt ihre Wirkung nach. Zur Einnahme eignen sich 50 ml Preiselbeersaft, der zuvor mit Wasser auf 250 ml verdünnt wurde.

Für höhere Wirkstoffkonzentrationen, wie sie beispielsweise in Nahrungsergänzungsmitteln (z.B. Alpinamed Preiselbeer-Filmtabletten) vorkommen, gibt es Hinweise, dass diese zu einer deutlichen Reduktion aktiver Kolibakterien im Harn führen können, wodurch sich die Gesamtzahl der Harnwegsinfekte und damit auch Antibiotikagaben verringern lässt.

Wegen ihrer zusammenziehenden und heilenden Wirkung der Schleimhäute sind Preiselbeeren eine Naturarznei bei Durchfallerkrankungen. Gleichzeitig fördern Preiselbeeren die Entwicklung einer gesunden Darmflora, indem sie das Wachstum von Laktobazillen fördern; sie nehmen dem Stuhl seinen unangenehmen Geruch und entgiften etwas.

Die Volksmedizin verwendet Preiselbeerblätter bei Durchfallerkrankungen, wobei hier vor allem die zusammenziehenden Gerbstoffe zur Wirkung kommen. Ein weiterer interessanter Inhaltsstoff ist das Arbutin. Dieser Stoff wirkt antimikrobiell, harndesinfizierend und hat eine positive Wirkung bei Darmviruserkrankungen. Er eignet sich jedoch nur zur Kurzzeitanwendung.

Als Gurgellösung nutzt man ungesüßten Preiselbeersaft bei leichten Schleimhauterkrankungen im Mund- und Rachenraum oder bei Zahnfleischentzündungen. Die enthaltenen Polyphenole können Mundbakterien abwehren und Anhaftungen an Zähnen und Zahnfleisch verhindern.

VERWENDETE PFLANZENTEILE/SAMMELN

Die Früchte sollten erst geerntet werden, wenn sie gut ausgereift und dunkelrot sind. Die erste Fruchtreife ist im August und September. In den tiefen und warmen Lagen können Preiselbeeren im Spätsommer nochmals blühen und bis in den November hinein fruchten. Diese Früchte schmecken oft noch aromatischer und haben eine dunklere Farbe.

Preiselbeerblätter werden in den Frühsommermonaten (Mai und Juni) oder im September aus Wildbeständen gesammelt und schnell an einem schattigen Ort getrocknet, können aber auch über die Apotheke bezogen werden.

WIRKSPEKTRUM AUF EINEN BLICK

- entzündungshemmend (insbesondere bei Harnwegsinfekten)
- harntreibend
- antibakteriell
- durchfallhemmend
- fiebersenkend

HINWEISE

Der Handel bietet mittlerweile eine Vielfalt von Produkten an. Preiselbeerzubereitungen werden als Tabletten, Trinkgranulat, Kapseln oder Saft angeboten. Ein naturreiner Saft aus Wildsammlung ohne oder mit wenig Zucker oder Zuckeraustauschstoffen ist nicht nur die effektivste, sondern auch die schmackhafteste Variante.

Während die Früchte der Preiselbeere sehr gut verträglich sind, können Zubereitungen aus den Blättern wegen des Gerbstoffgehalts eine bestehende Stuhlverstopfung verschlechtern oder auch Magenbeschwerden verursachen.

Preiselbeerblätter enthalten relativ viel Arbutin. Verschiedene wissenschaftliche Gremien für pflanzliche Arzneimittel empfehlen, Tees mit arbutinhaltigen Stoffen maximal 1 Woche und höchstens 5-mal jährlich anzuwenden. Schwangere, Stillende und Kinder unter 12 Jahren sollten keinen Tee aus Preiselbeerblättern trinken.

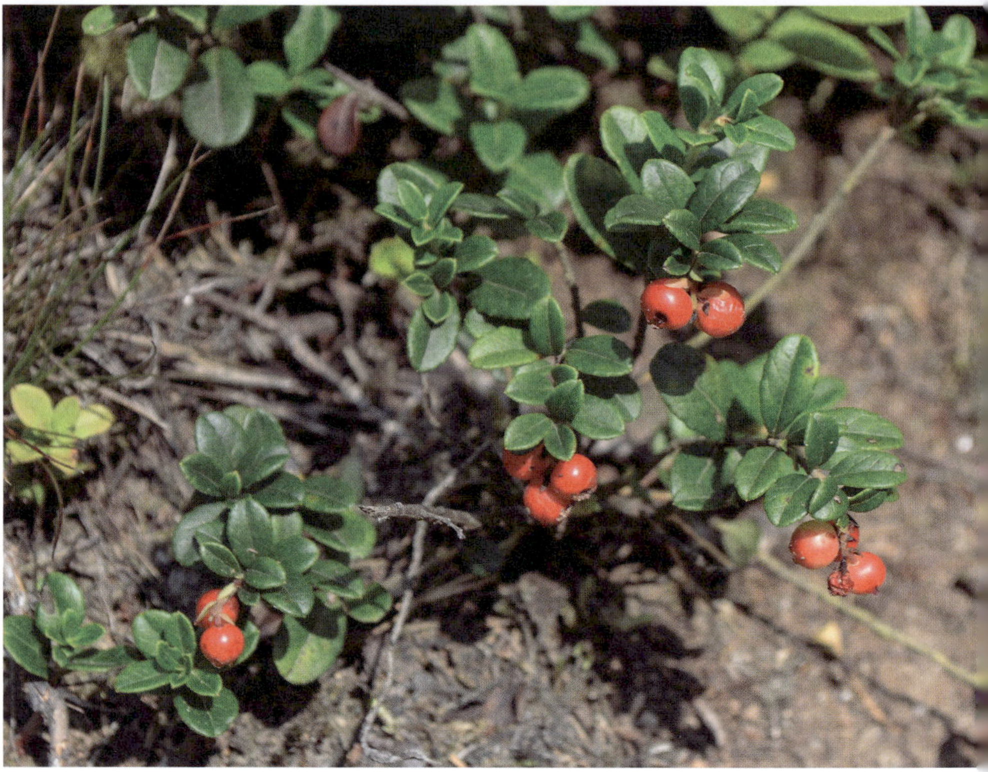

REZEPT

Tee aus Preiselbeerblättern – zur alleinigen oder begleitenden Therapie bei Harnwegsinfekten

1 TL getrocknete Preiselbeerblätter mit 250 ml siedendem Wasser übergießen, den Ansatz 5 min ziehen lassen, dann abseihen. Mehr als 3 Tassen täglich sollten es nicht sein, am besten in kleinen Schlucken trinken. Zu beachten sind obige Hinweise.

FERTIGPRÄPARATE Alpinamed Preiselbeer-Granulat (Alpinamed), sananutrin Preiseltonin Tabletten (sananutrin, CH)

ROSENWURZ

RHODIOLA ROSEA

Der Name Rosenwurz ist auf ihren Wurzelstock zurückzuführen, der gerieben wundervoll nach Rosen duftet. Die Samen und Inuit wissen schon lange von der heilenden und stärkenden Wirkung der Rosenwurz. Dort ist sie Teil der Ernährung, und die Blätter und Wurzeln werden oft als Gemüse, Salat oder Tee verwendet. Auch in der traditionellen Volksmedizin Russlands und den skandinavischen Ländern kennt man die Rosenwurz, um die körperliche Ausdauer zu erhöhen, die Arbeitsleistung zu steigern oder ein langes Leben zu erreichen.

Das Dickblattgewächs mit den blaugrünen Blättern wird maximal 35 Zentimeter hoch und stammt aus den kühlen Hochgebirgen Europas, Zentralasiens und Nordamerikas. Es wächst gerne zwischen Felsspalten und Schotter, manchmal auch auf Feuchtwiesen und Moorböden. Dort, wo Stürme, Kälte und starke Klimaschwankungen herrschen, können sich nur Pflanzen behaupten, die sehr widerstandsfähig sind. Einige Rosenwurzpflanzen sollen schon in Höhen bis 4500 Meter über dem Meeresspiegel gesichtet worden sein.

Zwischen Mai und September zeigt sie ihre Blüten, die entweder männlich oder weiblich sind. Während Erstere eher eine leuchtend gelbe, später rötliche Farbe haben, sind die weiblichen Blüten grünlich bis gelbgrün und wesentlich kleiner. Zum Bestäuben braucht sie Bienen oder Fliegen und entwickelt ab dem Hochsommer Samen, die sich während der Reife von purpur- nach braunrot färben. Unterirdisch wächst der kräftige Wurzelspross – der heilkräftige Teil der Pflanze. Seine Farbe ist ungewöhnlich rotgold, daher der Beiname »Golden Root«.

DIE PFLANZLICHEN WIRKSTOFFE

Das Rhizom der Rosenwurz zeichnet sich durch einen charakteristischen Gehalt an Phenylpropanoiden, die den sekundären Pflanzenstoffen zugeordnet werden, aus: Rosavine, Rosine und Rosarine. Rosarin gilt als wichtigstes Kriterium für die Qualität. Für weitere enthaltene Phenylethanolderivate wie Salidroside, die je nach Quelle auch den Glykosiden zugeordnet werden, wurden angstlösende und antidepressive Eigenschaften bestätigt.

Die Pflanze enthält zusätzlich antioxidativ wirkende Flavonoide, Sterole, organische Säuren, Monoterpene und B-Vitamine.

Wenngleich bereits mehr als 140 Bestandteile der Rosenwurz identifiziert worden sind, gibt es vermutlich noch viele weitere bisher nicht erforschte Substanzen.

ANWENDUNG IN DER HEILKUNDE

Aus wissenschaftlicher Sicht wird vermutet, dass die Rosenwurz mehrere Bereiche im Organismus gleichzeitig beeinflusst, um emotionales Wohlbefinden und eine physische Ausdauer zu bewirken. Die Rosenwurz greift nicht nur in die »Stressachse« von Hypothalamus, Hypophyse und Nebennierenrinde ein und erhöht den Spiegel der Botenstoffe für Glück und Wohlbefinden (Serotonin und Dopamin), sondern optimiert auch die Schilddrüsenfunktion. Daneben verbessert sie die Energieproduktion in der Zelle, die Sauerstoffversorgung des Körpers, schützt vor freien Radikalen und oxidativem Stress, fördert die Reparatur der DNA und vermindert so die Krebsgefahr und die Entstehung chronischer Entzündungen und kann Krankheitserregern wie Viren und Bakterien standhalten. Eine Anti-Aging-Wirkung wird schon lange diskutiert. Sie wird durch viele Erfahrungsberichte aus den Ursprungsgebieten gestützt.

Mitten im Leben, erfolgreich im stressigen Job – wir wissen, dass dauerhafter **Stress** krank macht. Seit vielen Generationen werden in traditionellen Medizinsystemen Wurzelzubereitungen der Rosenwurz zur Erhöhung der körperlichen Ausdauer, der Arbeitsleistung und Lebensdauer verwendet. Sie ist eine von vier Pflanzen, die als Adaptogene eingestuft werden. Damit gehört die Rosenwurz zu den Heilmitteln, die dem Körper helfen, sich an Stresssituationen anzupassen, die Aufmerksamkeit, geistige Leistungsfähigkeit und die natürliche Widerstandsfähigkeit zu erhöhen sowie Erschöpfungszuständen vorzubeugen, ohne dabei das Immunsystem **überzustimulieren**. Bei (drohendem) Burn-out, anhaltendem Stress und chronischer Erschöpfung gehen durch die Behandlung mit Rosenwurz zahlreiche Beschwerden zurück, darunter Müdigkeit, Anspannung, Reizbarkeit, leichte Ängste, Schlafstörungen und Erschöpfungszustände. Ihr Wirkspektrum ist auch für Menschen von Vorteil, die einer ermüdenden Nachtarbeit nachgehen. Gleichzeitig bessert sich durch die Rosenwurz die Stimmung, was bei Verlust der Lebensfreude hilfreich ist.

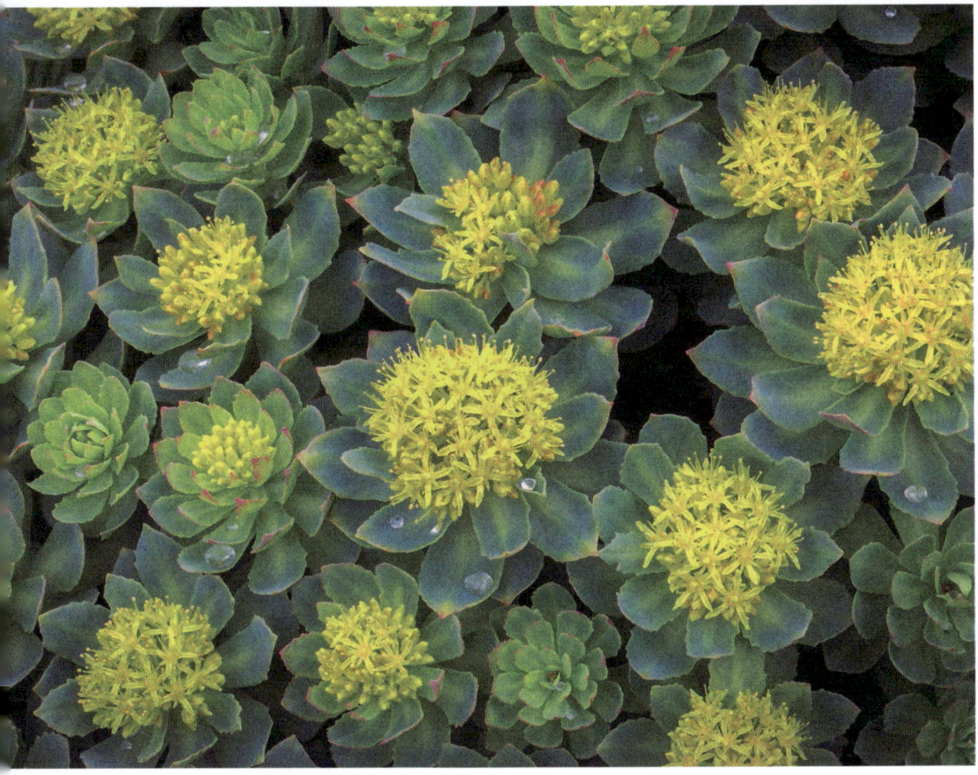

Bei Schilddrüsenfunktionsstörungen, die bei Menschen über 50 Jahren häufiger beobachtet werden, ist das Potenzial der Rosenwurz als ergänzende Therapie vielversprechend. Insbesondere wenn die Schilddrüse entgleist ist und von einer Über- hin zur Unterfunktion schwankt, reguliert die Rosenwurz sie in eine gesunde Mitte. Über verschiedene Mechanismen stimuliert sie die Ausschüttung des Schilddrüsen-stimulierenden Hormons (TSH) und die Umwandlung von T_4 (dem inaktiven Schilddrüsenhormon Thyroxin) in T_3 (die aktive Form Trijodthyronin). Forschende gehen davon aus, dass insbesondere Salidrosid für dieses Wirkspektrum verantwortlich ist.

Da unser Hormonsystem über viele Signalwege wie die Zahnräder eines mechanischen Uhrwerks eng verzahnt ist, hat die Rosenwurz auch Einfluss auf die Geschlechtshormone. »Tundra Ginseng« lautet einer ihrer Volksnamen. In den Ursprungsländern wird die Rosenwurz schon lange zur Steigerung der Lust verwendet, um die sexuelle Leistungsfähigkeit des Mannes und die **Libido** der Frau zu steigern. Etwa 70 % der Männer gaben bei Befragungen an, dass sie nach Einnahme von Rosenwurzpräparaten (50–200 mg pro Tag über 3 Monate) deutlich seltener **Erektionsstörungen** und vorzeitige Ejakulationen hatten. Frauen berichteten nach der Einnahme von gesteigertem sexuellem Interesse und mehr Hingabe beim Sex.

Hinzu kommt, dass Rhodiola bei einem schwachen **Immunsystem** die Infektanfälligkeit durch eine Erhöhung der T-Gedächtniszellen und der Immunglobuline verringert, weil dieser Prozess zu einer schnelleren Antwort bei bakteriellen und viralen Infekten führt.

WIRKSPEKTRUM AUF EINEN BLICK

- geistig und körperlich leistungssteigernd
- stresslindernd
- nervenschützend
- antidepressiv
- schilddrüsenregulierend

VERWENDETE PFLANZENTEILE/SAMMELN

In den gemäßigten Breiten finden sich keine natürlichen Bestände der Rosenwurz. Getrocknet und gemahlen kommt die Wurzel in Form von Tee, Tabletten oder Kapseln in den Handel.

HINWEISE

Erfreulicherweise birgt die Rosenwurz im Gegensatz zu anderen stimulierenden Extrakten wie Nikotin und Koffein kein Suchtpotenzial. Bei Überdosierung kommt es zu Unruhe, Reizbarkeit oder Schlaflosigkeit, insbesondere bei einer Einnahme am Abend.

Bei schweren Leber- und Nierenerkrankungen, während der Schwangerschaft und Stillzeit sowie bei Kindern unter 18 Jahren sollte die Rosenwurz wegen der unvollständigen Datenlage vorsichtshalber nicht eingenommen werden.

Arzneimittelwechselwirkungen, insbesondere mit Antidepressiva und 5-Hydroxytryptophan (5-HTP) und Psychopharmaka, sind möglich.

Die Einnahme von Fertigpräparaten erfolgt täglich (vorzugsweise morgens) für 1–2 Monate, dann wird pausiert.

REZEPT

Milder Tee aus der Rosenwurz

2 TL des getrockneten und geschnittenen unterirdischen Stammabschnitts (zu beziehen in den Apotheken) mit 1 Tasse siedendem Wasser übergießen, 10 min bedeckt ziehen lassen. Davon 2–3 Tassen täglich trinken.

FERTIGPRÄPARATE rhodioLoges (Dr. Loges), Rhodiola Rosea Extrakt, Kapseln (Sunday Natural)

ROSMARIN

SALVIA ROSMARINUS/ROSMARINUS OFFICINALIS

Der Name Rosmarin leitet sich vom Lateinischen »ros marinus« ab, was so viel wie »Tau des Meeres« bedeutet. Rosmarin ist eine wärmeliebende Mittelmeerpflanze und bevorzugt trockene, sonnige Standorte auf Kalkstein.

Der bis zu zwei Meter hohe immergrüne Halbstrauch gehört zur großen Heilpflanzenfamilie der Lippenblütler. Charakteristisch sind seine nadelartigen Blätter, die an holzigen und aufrechten Stängeln wachsen. Mit ihrer wachsartigen Schicht können sich die Blätter bei Hitze als Schutz vor zu starker Verdunstung nach außen rollen. Beim Zerreiben duften sie angenehm aromatisch, leicht harzig und etwas kiefernähnlich. Die zierlichen, blass- bis himmelblauen Blüten (selten sind sie rosa oder weiß gefärbt) zeigen sich schon im zeitigen Frühjahr, mitunter auch im Spätsommer.

Möchtest du Rosmarin selbst im Garten ziehen, dann solltest du ein warmes und sonniges Plätzchen mit kalkreicher, sandiger und durchlässiger Erde wählen. Er ist nur bedingt winterhart und sollte bei frostigen Temperaturen bei weniger als 10 °C gut geschützt im Kübel überwintern.

DIE PFLANZLICHEN WIRKSTOFFE

Im Rosmarin finden sich neben ätherischen Ölen mit Cineol, Borneol, Campher und Pinen außerdem Flavonoide, Gerbstoffe (vor allem Rosmarinsäure), Bitterstoffe, Saponine, Harze, Carnosolsäure, Ursolsäure sowie Spuren von Salizylaten.

KÜCHE & CO.

Ob als frischer ganzer Zweig oder getrocknete Nadeln, Rosmarin ist vor allem ein vielseitiges Gewürz. Grillfleisch aller Art, Gehacktes, Lamm und Kaninchen werden dadurch zur Delikatesse. Im Ofen gebackenen Kartoffeln verleiht Rosmarin ein mediterranes Aroma. Auch vegetarische Gerichte, besonders denjenigen auf der Basis von Tomaten, harmonieren gut mit Rosmarin. Ein Klassiker der französischen Küche ist Ratatouille, und auch Pastasoßen vertragen das kräftige Aroma.

Die Stängel sind viel zu schade für den Kompost. Sie eignen sich als Grillspieß; so können die Aromen auf das Bratgut übergehen.

Zur Herstellung von Kräutersoßen, -butter, -öl und -essig wird Rosmarin ebenfalls gebraucht.

REZEPT

Selbst gemachtes Rosmarinöl

Eine Handvoll frische Rosmarinzweige ernten, die Nadeln abstreifen, gut abtupfen. In eine verschließbare Flasche geben und mit 500–750 ml kalt gepresstem Olivenöl übergießen. Den Ansatz 2 Wochen durchziehen lassen. Damit sich die Aromen gut lösen, die Flasche täglich bewegen. Das Kräuteröl eignet sich zum Marinieren von Grillfleisch, Fisch oder Grillgemüse.

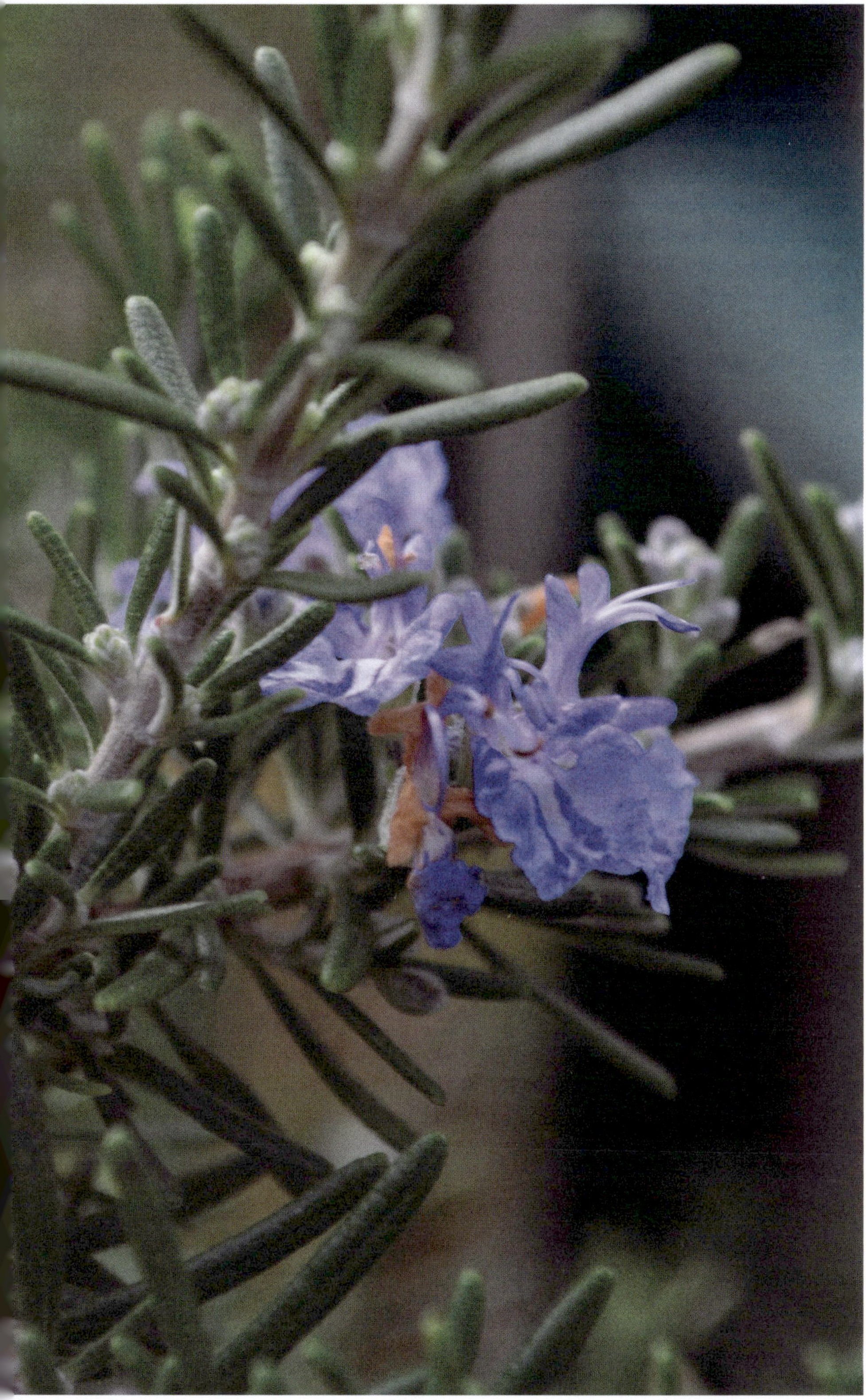

Als Kraut des Südens tankt Rosmarin die wärmenden und belebenden Strahlen der Sonne. Rosmarin aktiviert den Stoffwechsel, wärmt, feuert an und schenkt neue Energie. Von diesem Wirkspektrum profitieren daher vor allem Menschen mit Blässe, niedrigem Blutdruck und chronischer Erschöpfung – unabhängig davon, ob es sich dabei um körperliche oder geistige Erschöpfung handelt.

Wer sich nach schwerer Erkrankung oder bei chronischen Schwächezuständen insbesondere morgens nur schwer aufraffen kann, geistig und körperlich ständig erschöpft ist und bei dem der Blutdruck gelegentlich in den Keller sinkt, kommt an Rosmarin und seinen Zubereitungen nicht vorbei. Dies kann entweder innerlich mittels Teezubereitung, Tinktur oder Medizinalwein oder äußerlich durch Bäder, Waschungen oder regelmäßige Einreibungen am besten morgens geschehen. Bei abendlicher Anwendung kann sich die anregende Wirkung negativ auf den Schlaf auswirken.

Nicht von ungefähr wird Rosmarin auch als das der »Erinnerung geweihte Kraut« bezeichnet. Schon die alten Heilkundigen nutzten Rosmarin zur Stärkung des Gehirns und die Studenten im alten Griechenland trugen hin und wieder Rosmarinkränze um den Kopf gewickelt, um die Lernfähigkeit zu stärken. Die Forscher der Neuzeit analysierten das Wirkspektrum von Rosmarin sehr gründlich und konnten bestätigen, dass Rosmarin antioxidative und gefäßschützende Eigenschaften hat. So steigert er das Erinnerungsvermögen, die Lern- und Konzentrationsfähigkeit sowie die Wachsamkeit und lindert Müdigkeit. Durch seine belebende Wirkung auf den Geist ist er auch bei **depressiven Verstimmungen** nützlich. Aromatherapeuten nutzen die Wirkung auf Seele und Geist, um das Bewusstsein und die Konzentration zu stärken, geistige Klarheit zu bewirken und Denkprozesse anzuregen.

Einen besonderen Stellenwert hat Rosmarin auch in der Frauenheilkunde. Er ist seit jeher ein Sinnbild für Liebe und Treue. Auf körperlicher Ebene ist er ein ausgezeichnetes Mittel, um die Durchblutung des kleinen Beckens zu verstärken und die Unterleibsmuskulatur zu entspannen. Seine entspannende Wirkung kommt beim prämenstruellem Syndrom, bei klimakterischen Beschwerden, besonders in Verbindung mit nervösen Erscheinungen, zum Tragen, seine leicht aphrodisierende Wirkung bei **nachlassender Libido**.

Die durchblutende und entzündungshemmende Wirkung macht man sich auch bei **Arthrose** zunutze. Ein Wickel oder eine Einreibung mit einem selbst hergestellten Rosmarinölauszug tut den Gelenken gut. Vor dem Sport oder langen Wanderungen lässt sich mit speziellen Rosmarineinreibungen/-massageölen die Aufwärmphase verkürzen.

Ätherisches Rosmarinöl wirkt desinfizierend, da die im Öl gespeicherten Wirkstoffe in der Lage sind, Krankheitserreger abzutöten. Es wirkt antimikrobiell, also gegen Bakterien, Viren und Pilze. Einige seiner aromatischen Stoffe hemmen Darmbakterien und -pilze, andere Staphylokokken (*Staphylococcus aureus* und *S. epidermis*) sowie Viren (*Herpes-simplex-Virus Typ 1 und 2*). Bewährte Anwendungsbereiche mit Rosmarin sind Erkältungskrankheiten, Nasennebenhöhlen- und Mittelohrentzündungen, bakterielle Bronchitis und Pilzerkrankungen.

Rosmarin ist außerdem ein bewährtes Mittel bei Verdauungsstörungen. Die Anwendungen lindern durch die Stärkung von Leber und Galle und Darmmikrobiom leichte Bauchkrämpfe, Blähungen mit Völlegefühl, **Darmträgheit** sowie Aufstoßen nach dem Essen. Zur Unterstützung bei chronischen Lebererkrankungen hat sich Rosmarin ebenfalls bewährt.

Rosmarin kann auf verschiedene Weise die Haare und Kopfhaut pflegen. Durch Rosmarinwasser und -öl wird die Durchblutung der Kopfhaut verbessert, die Kopfhaut beruhigt und damit der **Haarwuchs** angeregt. Deshalb ist Rosmarin oft Bestandteil von Shampoos und Haarwässern.

VERWENDETE PFLANZENTEILE/SAMMELN

Verwendet werden die Rosmarinblätter (selten die Rosmarinblüten). Die Blätter werden während oder nach der Blütezeit gesammelt und schonend getrocknet. Beim Trocken ist darauf zu achten, dass die Temperatur nicht über 35 °C ansteigt, da sonst ätherisches Öl verloren geht.

WIRKSPEKTRUM AUF EINEN BLICK

- durchblutungsfördernd
- gefäßerweiternd
- herzstärkend
- konzentrationsfördernd
- menstruationsfördernd
- antimikrobiell

- leicht aphrodisierend
- verdauungsanregend
- haarwuchsfördernd

HINWEISE

Das wärmende und durchblutungsfördernde Heilkraut darf nicht in therapeutischen Dosen während der Schwangerschaft, bei starker Regelblutung, Bluthochdruck, Unruhe, Schlafstörungen oder Hitzewallungen verwendet werden.

Anwendungen mit ätherischem Rosmarinöl eignen sich zudem nicht für Säuglinge, Kleinkinder oder Personen mit Epilepsie.

REZEPTE

Rosmarintee – für Erschöpfte mit niedrigem Blutdruck

1 TL Rosmarinnadeln mit 250 ml siedendem Wasser übergießen, zugedeckt 10 min ziehen lassen, danach abseihen. Den Tee bis zu 3-mal täglich zwischen den Mahlzeiten trinken.

Als Gurgellösung einen starken Teeaufguss mit 1 TL Rosmarinnadeln auf 125 ml Wasser ansetzen.

Rosmarintinktur – bei Frauenleiden, Herzschwäche und schlechter Verdauung

Gehackte und getrocknete Rosmarinblätter im Verhältnis 1:5 in hochprozentigem Alkohol 2 Wochen durchziehen lassen. Den Ansatz durch ein sauberes Tuch abseihen, die aufgefangenen Nadeln dabei nochmals kräftig auswringen und die Lösung in Braunglasflaschen abfüllen. 3-mal täglich 5–15 Tropfen in etwas warmem Wasser vor den Mahlzeiten einnehmen.

Fußbad mit Rosmarin – belebt und durchblutet

50 g Rosmarinblätter mit 2 l heißem Wasser übergießen, 15 min ausziehen lassen und in die Fußwanne geben. Alternativ: 4–6 Tropfen ätherisches Rosmarinöl mit 1 EL Sahne vermischen und dem Wasser zusetzen. Das Fußbad darf gut warm sein, die Badezeit sollte 10–15 min allerdings nicht überschreiten.

Anmerkung: Rosmarin hat belebende Eigenschaften, deshalb kann eine Anwendung in den Abendstunden zu Schlafstörungen führen.

Vollbad mit Rosmarin – für alle, die leicht frösteln

100 g frische oder 50 g getrocknete Rosmarinblätter in 2 l Wasser geben und aufkochen lassen. 15 min bei leichter Hitze ziehen lassen, anschließend abseihen und dem Vollbad zugeben. Die Badedauer beträgt 15–20 min.

Anmerkung: Wegen der anregenden Wirkung des Rosmarins dieses Bad nicht kurz vor dem Schlafengehen anwenden.

FERTIGPRÄPARATE Für äußere Anwendungen: Rosmarin-Aktivierungsbad (Weleda), für sportlich Aktive: neprosport Grün (Nestmann), Hylosan-Essenz (Bombastus)

ROSSKASTANIE

AESCULUS HIPPOCASTANUM

Besonders beeindruckend sind alte Kastanienbäume. Der sommergrüne Baumriese mit der pyramidenartigen Krone kann eine Höhe von bis zu 30 Metern, einen Durchmesser von bis zu 100 Zentimetern und ein stattliches Alter von bis zu 300 Jahren erreichen. Häufig schmückt die Rosskastanie Alleen und Parkanlagen. Kastanien haben hohe Ansprüche an die Lichtverhältnisse.

Vermutlich war die Rosskastanie schon in grauer Vorzeit in Mitteleuropa heimisch, verschwand jedoch durch die Eiszeiten. Erst seit dem

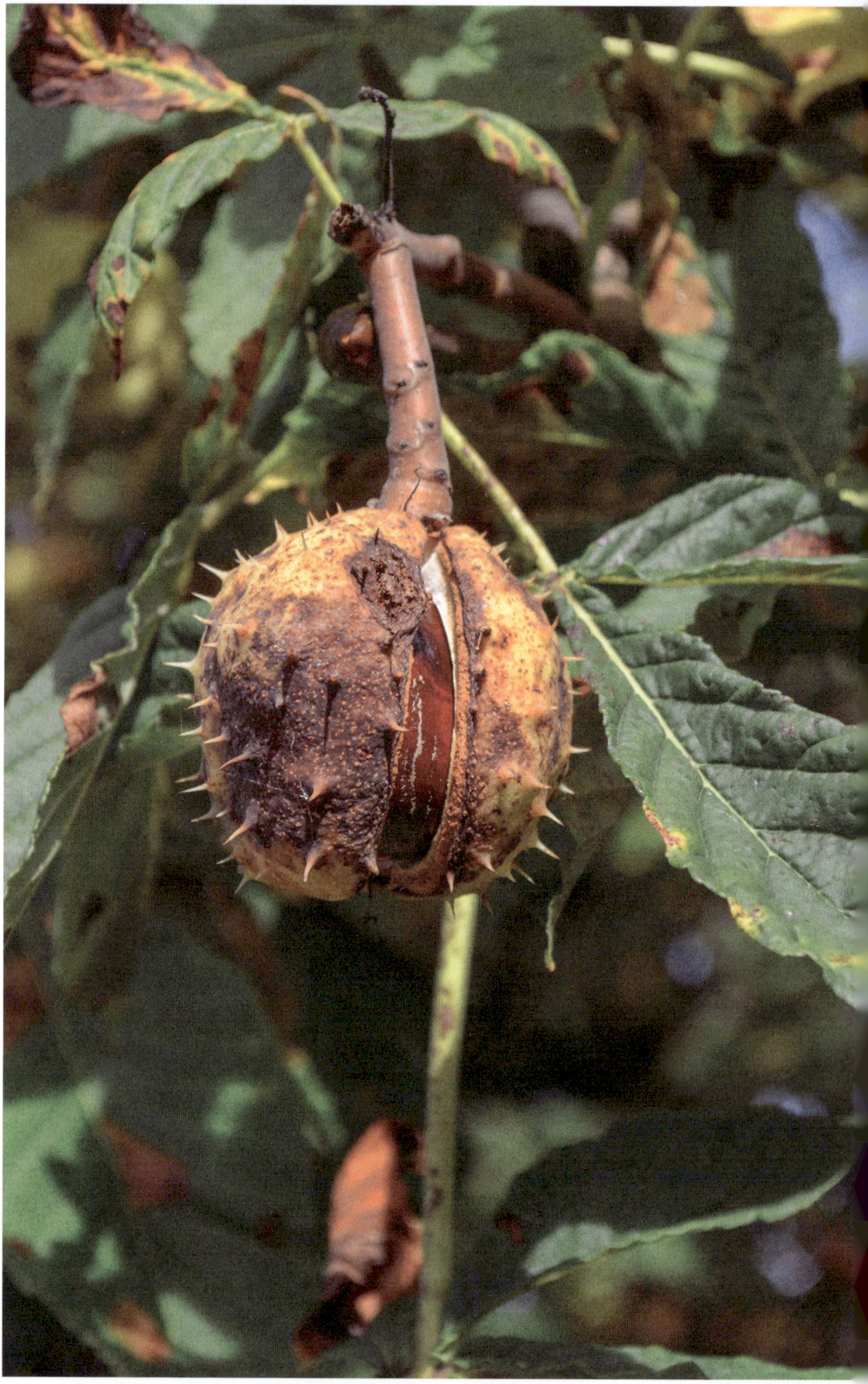

16. Jahrhundert fand sie durch die Feldzüge der Türken aus Kleinasien eine neuerliche Verbreitung bei uns. Die auffallend großen Laubblätter sind fünf- bis siebenzählig gefiedert. Sie sind anfangs dunkelgrün, verfärben sich aber im Herbst und bei Trockenheit auch schon vorher gelb.

Die wie Kerzen (endständige Rispensträuße) aussehenden weißen, rosa bis rot gefleckten Blüten sitzen an großen Rispen. Nach der Befruchtung entwickeln sich im September/Oktober grüne, stachelige Kapselfrüchte. Bei Reife fällt die Kapselfrucht ab, platzt auf und gibt ihre rundlichen oder abgeflachten rotbraunen und glänzenden Samen (Kastanien) frei.

DIE PFLANZLICHEN WIRKSTOFFE

Wirksamkeitsbestimmender Inhaltsstoff ist Aescin, ein komplexes Gemisch mit mehr als 30 Saponinen (sie gehören zu den Glykosiden). Enthalten sind aber auch Flavonoide (Quercetin, Kämpferol), Gerbstoffe, Sterole, fette und ätherische Öle sowie Stärke, Proteine, Mineralstoffe und Vitamine. Die in Blättern und in der Baumrinde vorhandenen Cumarine fehlen in den Samen.

ANWENDUNG IN DER HEILKUNDE

Die Rosskastanie ist bei vielen Beschwerden des Venensystems Mittel der Wahl. Über die Herabsetzung der Kapillardurchlässigkeit und den Schutz der Gefäßinnenwand wirkt Aescin gefäßabdichtend und verhindert den Austritt von Flüssigkeit aus den Gefäßen. Zudem hemmt die Rosskastanie Entzündungsprozesse, wirkt abschwellend und kühlend. Meist ist eine Anwendung über mehrere Monate sinnvoll.

Rosskastanienzubereitungen helfen bei schweren und geschwollenen Beinen. Sie können bei der Behandlung einer chronisch venösen Insuffizienz hilfreich sein – einem Zustand, bei dem die Venen in den Beinen nicht effektiv Blut zurück zum Herzen pumpen können. Der Rückstau führt zu Besenreisern, **Krampfadern**, nächtlichen Wadenkrämpfen, Hautverfärbungen und Beinschwellungen. Staut sich Blut in den Schwellpolstern am After, so kommt es zur Bildung von Hämorrhoiden. Hämorrhoiden sind sozusagen »Krampfadern« im Bereich des Enddarms.

Regelmäßig aufgetragen verhindern Rosskastanienzubereitungen die Bildung tiefer Venenthrombosen und sind für Menschen von Vorteil, denen es an Bewegung mangelt. Auch auf langen Flugreisen oder wenn man lange sitzen oder stehen muss, kann die Rosskastanie geschwollenen Knöcheln oder Beinen vorbeugen.

WIRKSPEKTRUM AUF EINEN BLICK

- venenstärkend
- gefäßstabilisierend
- entzündungshemmend
- abschwellend

VERWENDETE PFLANZENTEILE/SAMMELN

Extrakte werden aus den Samen, selten auch aus der Rinde und den Blättern gewonnen. Moderne Arzneimittel werden aus frischen Rosskastaniensamen gewonnen, die im September und Oktober gesammelt und anschließend gut durchgetrocknet werden. Die Samen müssen in besonderer Weise aufbereitet werden, um praktisch zu verwendende Präparate zu erhalten. Deshalb sind Fertigpräparate oft wirksamer als selbst hergestellte Cremes.

HINWEISE

Rosskastanienzubereitung sind in der Regel gut verträglich. Es sind bisher keine Einschränkungen für die Anwendung bekannt.

Eine erwünschte Wechselwirkung der Rosskastaniensamen ist die Wirkungsverstärkung von Stützverbänden und -strümpfen. Ansonsten sind keine Wechselwirkungen mit Wirkstoffen bekannt.

In Einzelfällen kann es insbesondere bei innerer Anwendung zu Juckreiz, Übelkeit, Magenbeschwerden, Durchfall oder allergischen Reaktionen kommen.

FERTIGPRÄPARATE Venostasin Retardkapseln oder Creme (Klinge Pharma), Venoplant retard S Tabletten (Dr. Willmar Schwabe), Aesculus/Prunus comp., Essenz (WALA) – ein Kombinationspräparat

SÄGEPALME

SERENOA REPENS/SABAL SERRULATUM

Die buschförmige Zwergpalme wächst in den südlichen Küstenregionen der USA auf Sanddünen und Stränden sowie im tropischen Mittel- und Südamerika. Trotz ihres unangenehmen Geschmacks waren Sabalfrüchte für die amerikanischen Ureinwohner wegen ihres hohen Ölgehalts ein kräftesteigerndes Aufbaumittel und damit eine wertvolle Nahrungsquelle. Bis heute werden im Süden der USA Liebestränke aus Sabalfrüchten und Aniswurzeln hergestellt.

In warmen Klimazonen kann sie bis zu drei Meter hoch werden. Mit den großen Blattfächern ist der mehrjährige Strauch sehr dekorativ, doch die Blattstängel sind zur Abwehr von Fraßfeinden dicht mit Stachel versehen, daher der lateinische Artname »serrulata«, der übersetzt »gesägt« bedeutet. Die eiförmigen Sabalfrüchte haben die Größe von Oliven. Sie reifen von August bis Oktober heran. Dabei ändern sie ihre Farbe von grün zu gelborange bis zu einer dunkelbraun-schwarzen Färbung.

DIE PFLANZLICHEN WIRKSTOFFE

Sabalfrüchte enthalten fettes Öl mit Phytosterolen (Steroide, Beta-Sitosterol), Flavonoide, Enzyme, Gerbstoffe, Phenolsäure, ätherisches Öl, Carotinoide.

ANWENDUNG IN DER HEILKUNDE

Während in Europa der Siegeszug der Sabalbeeren erst im 20. Jahrhundert begann, sind die positiven Effekte in den Heimatländern schon lange bekannt. Bei uns sind die Qualitätsanforderungen für die arzneilich verwendeten getrockneten Früchte im Europäischen Arzneibuch genau definiert. Sägepalmfrüchte sollen vorzugsweise in Form standardisierter Fertigarzneimittel oder als Tinktur angewendet werden. Eine Kombination mit Brennnesselwurzel ist oft sinnvoll.

Die öligen Beeren enthalten in großer Menge freie Fettsäuren, die in dieser Form in der Natur sonst kaum vorkommen. Diese Fettsäuren verlangsamen die Produktion des Enzyms 5-Alpha-Reduktase und beeinflussen damit den Stoffwechselweg, über den in der Prostata das männliche Geschlechtshormon Testosteron das Wachstum der Prostata antreibt. Zudem entspannen die Fettsäuren die Muskulatur der Prostata, der Druck auf die Harnröhre wird so reduziert. Im Volksmund wird die Sägepalme deshalb auch als »pflanzlicher Katheter« bezeichnet.

Eine Anwendung von Sägepalmextrakt sollte bei den ersten Anzeichen einer Prostatavergrößerung beziehungsweise **gutartigen Prostatahyperplasie** (Stadium I und II) beginnen, also wenn das Harnlassen auffällig wird, der Wasserstrahl nur noch zögernd in Fluss kommt, unterbrochen ist oder nicht mehr die übliche Fülle hat. Typisch für Prostatahyperplasie sind auch häufiger Harndrang, nächtliche Toilettengänge, ein Nachtröpfeln von Urin oder wenn eine vollständige Entleerung der Harnblase nur mithilfe der Bauchmuskulatur möglich ist. Dann können die Früchte der Sägepalme vor allem beim Mann über 50 Jahren Schlimmerem vorbeugen. Weitere Anwendungsgebiete für Sägepalmextrakte sind die chronische Prostatitis oder Symptome einer **Reizblase**.

Die Studienlage zu Sägepalme und ihrer Wirksamkeit gegen **Haarausfall** ist widersprüchlich und nicht eindeutig. Einige Studien deuten auf positive Effekte hin, insbesondere bei erblich bedingtem Haarausfall, während andere keine oder nur geringe Effekte feststellen konnten.

WIRKSPEKTRUM AUF EINEN BLICK

- entzündungshemmend
- abschwellend
- krampflösend
- mild harntreibend
- antiandrogen

VERWENDETE PFLANZENTEILE/SAMMELN

Genutzt werden die reifen und getrockneten Früchte der Sägepalme (Salbalbeeren). Zur Extraktgewinnung wird daraus ein dickflüssiger oder eingedickter Auszug hergestellt.

HINWEISE

Sägepalme sollte langfristig eingenommen werden, um effektiv zu wirken. Tees und wässrige Extrakte sind wegen der enthaltenen Fette weniger wirkungsvoll; fettlösliche Extrakte (mit lipophilen Solventen extrahiert) sind wirkungsvoller als alkoholische Auszüge.

Insgesamt ist die Verträglichkeit von Sägepalme gut, selten kommt es zu Magenbeschwerden.

Wechselwirkungen mit synthetischen Arzneimitteln gegen Prostatavergrößerung, oralen Kontrazeptiva (Pille), Östrogenen sowie Gerinnungshemmern wie Warfarin sind möglich. Gegenanzeigen bestehen während der Schwangerschaft.

FERTIGPRÄPARATE Prostagutt mono (Dr. Willmar Schwabe), Prostagutt duo (Dr. Willmar Schwabe) – ein Kombinationspräparat mit Sägepalme und Brennnessel, Prosta Urgenin Uno (Madaus)

SALBEI

SALVIA OFFICINALIS

Das Gewürzblatt mit der silbrig-filzigen Oberfläche galt im Mittelalter als eine Art Universalheilpflanze. Das drückt sich im Gattungsnamen Salvia aus, der das lateinische Wort »salvare« für »heilen, gesund sein« enthält.

Zwar kommt der mehrjährige Halbstrauch aus dem östlichen Mittelmeerraum, doch auch hierzulande schmückt er zahlreiche Gärten und liebt sonnige, trockene Standorte. Seine länglich ovalen Blätter mit grau- bis silbergrüner Oberfläche, der unverkennbare Salbeiduft und seine hellblauen bis blauvioletten Lippenblüten kennzeichnen das Lippenblütengewächs.

DIE PFLANZLICHEN WIRKSTOFFE

Wertgebend sind diterpenoide Bitterstoffe, ätherische Öle (bestehend unter anderem aus Campher, Pinen, Cineol und Thujon), Lamiaceengerbstoffe, Steroide, Flavonoide und Spurenelemente wie Eisen, Magnesium oder Zink.

KÜCHE & CO.

Zum Kochen verwende ich Salbei vorzugsweise frisch, da getrockneter Salbei eine strenge und bittere Note hat. Italienische Gerichte wie Saltimbocca alla romana, Pasta oder Gnocchi mit gebratenem Salbei oder Salbeibutter schmecken einfach nach Urlaub. Um die Bekömmlichkeit fetter Gans- oder Schweinebraten zu erhöhen, kann man in den letzten Minuten der Garzeit einige Blätter Salbei zugeben und sie alsbald entfernen.

Das Aroma der Blüten ist viel sanfter und feiner als das der Blätter. Sie geben Salaten oder Desserts ihr süßes Aroma.

REZEPT

Salbeipesto – Genuss und Prophylaktikum

Drei Handvoll frische Salbeiblätter ohne Stiele mit 250 ml Olivenöl im Mixer zerkleinern. 3 EL frisch geriebenen Parmesan untermischen, mit Salz und Pfeffer sowie dem Abrieb einer Bio-Zitrone abschmecken. In ausgekochte Schraubgläser füllen und nochmals mit so viel Öl aufgießen, dass es fingerbreit übersteht. So konserviert hält sich das Pesto für einige Monate im Kühlschrank. Es schmeckt gut als Brotaufstrich oder zu Nudeln serviert.

ANWENDUNG IN DER HEILKUNDE

Salbei ist ein pflanzliches Arzneimittel mit umfangreichem Nutzen. Seine Domäne ist die schweißhemmende Wirkung. Die Wirkstoffe normalisieren die Schweißdrüsenabsonderung und wirken beruhigend auf das Wärmezentrum im zentralen Nervensystem. Innere wie äußere Anwendungen sind hierfür geeignet. So können kühle Fußbäder und Deos mit Salbei bei starker Schweißbildung an Fußsohlen, Achselhöhlen und anderen Körperoberflächen nützlich sein. Zur Einnahme ist Salbeitee (auch dieser wirkt kühl getrunken noch effektiver) oder eine verdünnte Tinktur geeignet. Besonders Frauen während der **Wechseljahre** leiden durch die Hormonumstellung an Hitzewallungen und (nächtlichen) Schweißattacken, bei denen Salbei hilfreich sein kann.

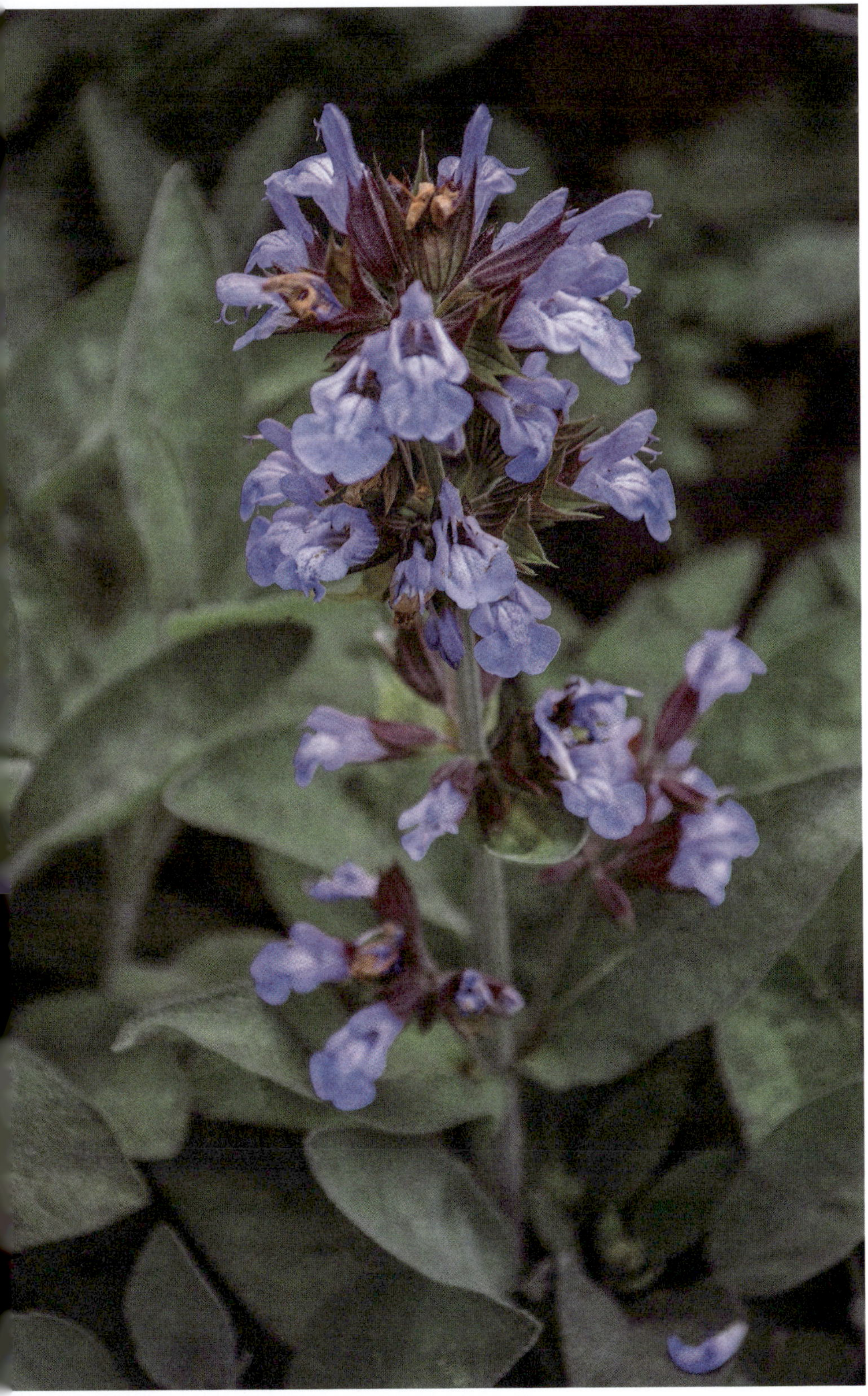

Auch bei Halsschmerzen und anderen Erkältungserscheinungen weist dieses Kraut besondere Heilkräfte auf. Bei beginnenden Halsschmerzen kann durch Salbei ein manifester Infekt der oberen Atemwege oft noch verhindert werden. Die ätherischen Öle haben ein breites antimikrobielles, pilzhemmendes und antivirales Wirkspektrum. Bekannt sind Salbeianwendungen als Gurgellösung sowie zur desinfizierenden Mundpflege bei Zahnfleischbluten und Entzündungen im Mund- und Rachenraum.

Salbei kann bei leichten Verdauungsstörungen helfen. Seine Bitterstoffe unterstützen die Funktion von Leber und Galle und fördern die Fettverdauung. Während man in der Küche hierfür Salbeiblätter zu fetten Speisen gibt, verwendet man in der Naturheilkunde eher Teezubereitungen oder eine verdünnte Salbeitinktur. Bei verdorbenem Magen, Blähungen, Darmkrämpfen und Durchfall macht man sich seine antibakteriellen und krampflösenden Eigenschaften zunutze. Die Wirkung gegen Bakterien ist umfangreich und umfasst Bazillen, Enterokokken, Listerien, Staphylokokken, Klebsiellen, Pseudomonaden, Salmonellen, Hefepilze der Candidagruppe sowie Herpesviren.

Jahrhundertelang wurde Salbei von Ärzten und Heilkundigen auch zur Verbesserung des Gedächtnisses und bei »schwachem Hirn« empfohlen. Die Studienlage von heute bestätigt, dass Extrakte des Lavendelsalbeis (*Salvia lavandulifolia*) zur Vorbeugung von altersbedingtem **Gedächtnisverlust** und unterstützend bei der Behandlung von Alzheimer geeignet ist und die Betroffenen aufmerksamer und ausgeglichener macht.

Salbeiextrakte und -präparate sollten auch alle Menschen mit Diabetes mellitus oder Prädiabetes im Arzneischrank haben, denn die Wirkstoffe verringern die Neubildung von Speicherzucker in der Leber, was zu einer Blutzuckersenkung führt.

WIRKSPEKTRUM AUF EINEN BLICK

- schweißhemmend
- entzündungshemmend
- verdauungsanregend
- konzentrationsfördernd
- antidiabetisch

VERWENDETE PFLANZENTEILE/SAMMELN

Verwendet werden die Salbeiblätter, manchmal auch das blühende Kraut. Wenngleich wegen weniger Sonnenstunden heimischer Salbei nicht ganz die Qualität aus südlichen Ländern erreicht, kannst du ihn doch für Heilzwecke verwenden. Die Ernte sollte vorzugsweise kurz vor der Blüte bei trockenem Wetter stattfinden und bei 40 °C getrocknet werden.

HINWEISE

Nebenwirkungen sind bei Teezubereitungen oder niedrig dosierten Frischpflanzenextrakten nicht zu erwarten.

Alkoholische Tinkturen sollten nicht in hoher Dosierung und nicht länger als 4 Wochen angewendet werden. In der Schwangerschaft und bei kleinen Kindern sind sie ebenfalls kontraindiziert.

REZEPTE

Salbeitee – verdauungsanregend, schweißhemmend

1 TL fein geschnittene Salbeiblätter mit einer Tasse siedendem Wasser übergießen und abdecken. Nach 5–10 min die Blätter entfernen. 3-mal täglich vor den Mahlzeiten getrunken entfaltet sich die Wirkung bei Verdauungsstörungen. Bei Hitzewallungen den Tee zuerst abkühlen lassen, bei Nachtschweiß den erkalteten Tee 1–2 h vor dem Schlafengehen trinken.

Salbeitinktur

Einen Teil zerkleinerte Blätter mit 5 Teilen hochprozentigem Alkohol (45 %) aufgießen und 2 Wochen ausziehen lassen. Anschließend abfiltrieren und in Braunglasflaschen abfüllen. Bei starkem Schwitzen 1- bis 3-mal täglich 30–40 Tropfen in etwas Wasser gelöst einnehmen.

Bei Entzündungen im Mundraum: Ein Wattestäbchen mit der unverdünnten Tinktur tränken und die betroffenen Hautstellen damit betupfen. Diese Anwendung kann zu kurzzeitigem Brennen führen.

Salbeiwein – zur Erkältungsvorbeugung, bei Wechseljahresbeschwerden und für eine gute Verdauung

1 Handvoll frisch geernteter Salbeiblätter von den Stielansätzen befreien, klein schneiden und in einer Flasche süßem Rotwein einlegen. Nach 2 Wochen die Blätter abfiltern und den Salbeiwein kühl und dunkel aufbewahren. Davon 3 EL täglich trinken.

Ätherisches Salbeiöl

Als Gurgellösung 2–3 Tropfen des ätherischen Öls mit 100 ml warmem Wasser mischen und mehrmals täglich damit die Mundhöhle spülen.

Bei Hitzewallungen 2 Tropfen auf 1 TL Honig tröpfeln und einnehmen.

FERTIGPRÄPARATE Salus Salbei-Kräutertropfen (Salus Pharma), Salbeitropfen (Hecht Pharma), Salbeiblätter Tee (Bombastus, Salus, Sidroga)

SCHACHTELHALM/ ACKER-SCHACHTELHALM

EQUISETUM ARVENSE

Schachtelhalme sind keine Blühpflanzen und gehören zu den ganz alten und primitiven Pflanzen der Urzeit. Ihre Hochzeit hatten sie im Karbonzeitalter vor rund 350 Millionen Jahren. Damals wuchsen sie bis zu 30 Meter in die Höhe. Heute wird der Acker-Schachtelhalm – häufig auch als Zinnkraut bezeichnet – nicht größer als etwa 50 Zentimeter und ist auf der ganzen nördlichen Erdhalbkugel verbreitet. Er wächst gerne auf verdichteten feuchten Böden an Wiesenrändern, Bahndämmen, Äckern und Wegen.

Im zeitigen Frühjahr treibt er eine fortpflanzungsfähige Sporenähre mit grünlichem Sporenstaub. Aus diesem wachsen im Sommer grüne Tannenbaum-ähnliche Pflanzen. Die Sommerwedel sind gerippt, hohl, verschachtelt und haben quirlförmig angeordnete Äste. Tief unter der Erde ist er mit einem weitverzweigten und wasserführenden Wurzelwerk verankert. Die feinen Wurzeln lösen auch Silikate und Kieselsäure aus dem Boden.

DIE PFLANZLICHEN WIRKSTOFFE

Acker-Schachtelhalm enthält rund 10% mineralische Bestandteile (Kieselsäure, Kalzium, Magnesium), Flavonoide (insbesondere Kämpferol und Quercetin), Pflanzensäuren, Polysaccharide, Tannine, Bitterstoffe, Saponine.

ANWENDUNG IN DER HEILKUNDE

Acker-Schachtelhalm hat eine positive Wirkung auf Haut, Sehnen und Bänder, Knochen, Haare, Nägel, Schleimhaut und Bindegewebe. Er verleiht ihnen die nötige Spannkraft und Elastizität, indem er die Kollagenproduktion unterstützt. Daneben ist er wichtiger Teil der Osteoporoseprophylaxe.

Die Kieselsäure und weitere Bestandteile stärken auch das unspezifische Immunsystem, indem sie die Makrophagen (Fresszellen) aktivieren. Chronische **Entzündungen** wie rheumatische Erkrankungen oder ständig wiederkehrende Erkältungskrankheiten sind deshalb weitere Indikationen für die Anwendung von Schachtelhalm.

Wegen seiner schwach harntreibenden Wirkung eignen sich sowohl innere als auch äußere Anwendungen zur Durchspülung der ableitenden Harnwege, bei Nierengrieß, Erkrankungen der Harnwege sowie Nieren- und Blasenleiden. Er hilft bei jeder Form von Blasenschwäche, **Reizblase** oder nächtlichem Wasserlassen, denn hier ist die Kieselsäure zur Unterstützung des Gewebes erforderlich.

Zudem ist er ein altbewährtes »Blutreinigungsmittel« zur **Entgiftung** über die Nieren und bei Frühjahrskuren.

WIRKSPEKTRUM AUF EINEN BLICK

- bindegewebsstärkend
- remineralisierend
- entzündungshemmend
- etwas harntreibend

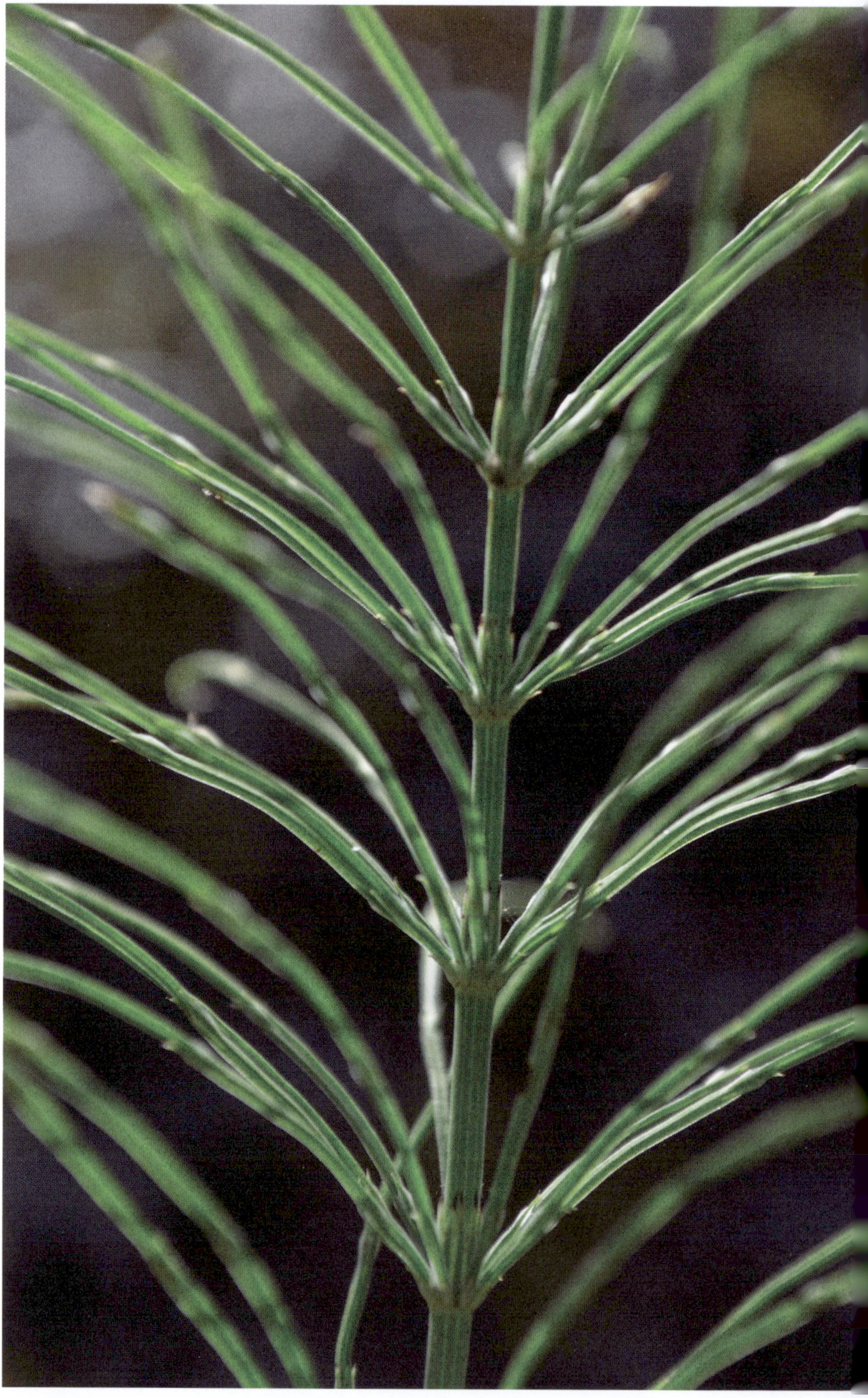

VERWENDETE PFLANZENTEILE/SAMMELN

Der beste Erntezeitpunkt ist der Sommer (August). Dann hat die Pflanze den höchsten Gehalt an Kieselsäure und weiteren Wirkstoffen eingelagert. Zu Heilzwecken werden nur die frischen grünen Sommertriebe ohne Blüten und schwarze Stängelteile verwendet. Gebündelt lassen sich diese gut lufttrocknen.

Acker-Schachtelhalm kann leicht mit dem giftigen Sumpf-Schachtelhalm (*Equisetum palustre*) verwechselt werden, deshalb sind beim Sammeln ausreichende Kenntnisse nötig.

HINWEISE

Neben- und Wechselwirkungen mit anderen Mitteln sind für Schachtelhalmanwendungen nicht bekannt. Jedoch sollte man bei fortgeschrittener Herzschwäche oder Nierenfunktionsstörungen keine Durchspülungstherapie durchführen, um die Organe nicht zu überlasten.

REZEPTE

Schachtelhalmtee – zur Kräftigung von Bindegewebe und Knochen

Übergieße 1–2 TL getrocknetes und zerkleinertes Kraut mit 1 Tasse kaltem Wasser. Das Gemisch zum Kochen bringen und etwa 15 min weiter köcheln lassen. Den Sud anschließend durch ein Sieb geben und 2- bis 3-mal täglich 1 Tasse von dem frisch zubereiteten Tee zwischen den Mahlzeiten trinken.

Schachtelhalmtinktur – als Alternative zum Tee

Den Schachtelhalm klein schneiden, antrocknen lassen und in ein verschließbares Gefäß füllen. Mit hochprozentigem Alkohol (Wodka, Doppelkorn) übergießen. Das Verhältnis 1 Teil Kraut und 5 Teile Alkohol hat sich hier bewährt. Den Ansatz 4 Wochen durchziehen lassen und das Glas täglich wenden. Dann durch einen Kaffeefilter oder ein feines Leinentuch filtern. In dunkle Flaschen füllen und beschriften. Von der Tinktur 3-mal täglich bis zu 20 Tropfen in etwas Wasser verdünnt einnehmen.

Sitzbad mit Schachtelhalm – zur Festigung der Bänder und des Bindegewebes im Becken

5 EL Schachtelhalmkraut mit 1 l Wasser überbrühen. Den Ansatz 30–60 min auf kleiner Flamme weiter köcheln lassen, abseihen und dem Badewasser zusetzen. Die Temperatur des Badewassers sollte zwischen 34 und 37 °C liegen, die Badedauer 30 min nicht überschreiten.

Schachtelhalmumschlag – zur Kräftigung bei Bindegewebsschwäche und Cellulite

Wie oben im Teerezept beschrieben einen kräftigen Sud herstellen. Ein ausgekochtes Baumwolltuch mit der Abkochung tränken, überschüssiges Wasser auswringen und den Umschlag täglich für 20 min auf die Haut legen.

FERTIGPRÄPARATE Schoenenberger Naturreiner Heilpflanzensaft Zinnkraut (Salus Pharma), Salus Zinnkraut Arzneitee (Salus Pharma), Schachtelhalmkraut (Bombastus)

SONNENHUT

ECHINACEA PURPUREA/ANGUSTIFOLIA

Alle Echinacea-Arten stammen aus Nordamerika. Schon die indogenen Völker wussten um die heilwirksame Wirkung der farbenfrohen Pflanzen. Heute werden sie in vielen Ländern Europas als Heil- oder Zierpflanze im Garten angebaut. Traditionell werden vor allem drei Arten der Gattung Echinacea als Heilpflanzen genutzt – jeweils die Kraut-, aber mehr noch die Wurzelextrakte: Schmalblättriger Sonnenhut (*Echinacea angustifolia*), Purpur-Sonnenhut oder Roter Sonnenhut (*Echinacea purpurea*), selten auch

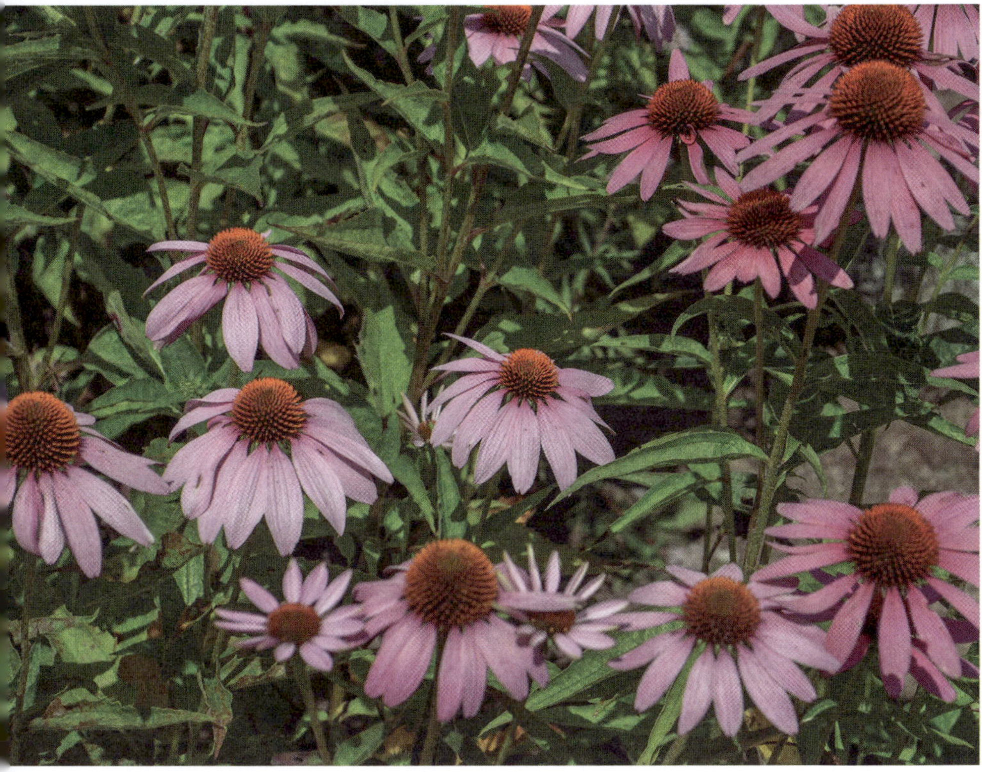

der Blasse Sonnenhut (*Echinacea pallida*). Alle Arten sind eine beliebte Bienenweide und wachsen bevorzugt auf humosem, nährstoffreichem Boden.

Die Korbblütengewächse haben aufrechte und behaarte Stängel, auf denen eine große Korbblüte – sie wird oft mit einem abwehrbereiten Igel verglichen – mit zungenförmigen Randblüten sitzt. Beim Erblühen färben sich die Blüten rosa oder purpurrot und hängen dann schlaff nach unten. Volle Sonne ist ideal für die Pflanzen, aber auch Halbschatten wird toleriert. Echinacea ist winterhart.

DIE PFLANZLICHEN WIRKSTOFFE

Kraut und Wurzel enthalten immunstimulierende Polysaccharide und Alkylamide, Flavonoide (Quercetin, Rutosid), etwas ätherisches Öl, Bitterstoffe, Harze, Phytosterine, Kaffeesäurederivate (Echinacoside, Cichoriensäure) und Inulin in der Wurzel.

Echinacea steigert vor allem die unspezifische Abwehr auf natürliche Weise. Dadurch wird die Produktion körpereigener T-Helfer-Zellen angeregt, die zur Gruppe der weißen Blutkörperchen gehören. Zusätzlich erhöhen sich sowohl die Makrophagen- als auch die Granulozytenaktivität. Die immunstimulierenden Eigenschaften sind vor allem auf die Alkylamide und die Polysaccharide zurückzuführen. Auch bei längerer Anwendung wurden bisher keine Resistenzen gegen die Arzneipflanze beobachtet. So können ganz unterschiedliche Krankheitserreger wie Viren, Bakterien und Protozoen besser abgewehrt werden.

Vor allem bei der Behandlung und Prävention von Infekten der oberen Atemwege haben sich Echinacea-Anwendungen bewährt. In der modernen Phytotherapie sind Sonnenhutextrakte eine anerkannte Therapieoption. Die Anwendungsgebiete reichen von chronisch wiederkehrenden Harn- und Atemwegsinfekten, Erkältungskrankheiten, Schnupfen, Nasennebenhöhlenerkrankungen, Halsentzündungen bis zu Infektanfälligkeit und als Begleitmittel zur Antibiotikatherapie. Von Echinacea profitieren also Menschen mit unterschiedlichen Anforderungen.

Prophylaktisch wird sie bei älteren Menschen mit einem **geschwächten Immunsystem** (ausgelöst durch Schlafmangel, Stress oder Rauchen) gegeben. Die Anwendung sollte sich über mehrere Tage (nicht Wochen!) erstrecken.

Die Wirkung von Sonnenhutpräparaten ist vor allem zu Beginn einer Erkältung sehr effektiv. Rechtzeitig eingenommen kann sich dadurch der Krankheitsverlauf um mehrere Tage verkürzen. In der Genesungsphase kann die Kombination mit bitteren Kräutern (z.B. Löwenzahn) die Ausleitung von giftigen Stoffwechselprodukten beschleunigen.

WIRKSPEKTRUM AUF EINEN BLICK

- immunstärkend
- entzündungshemmend
- antibakteriell
- antiviral

VERWENDETE PFLANZENTEILE/SAMMELN

Kraut. Das blühende Kraut von *Echinacea purpurea* wird zur Vollblüte an einem sonnigen Tag geerntet. Die Pflanzenteile werden ausschließlich frisch zur Teezubereitung oder zum Ansetzen einer Tinktur verarbeitet, da getrocknetes Kraut kaum noch Wirkkraft hat. Den Blütenboden in dünne Streifen schneiden, Blüten und Blätter grob zupfen, die Stängel hacken.

Wurzel. Im Frühjahr oder Herbst (vorzugsweise im Oktober) ab dem dritten Vegetationsjahr kann man die Wurzel ganz ernten oder ein kleines Stück abstechen und wieder eingraben. So besteht die Chance, dass sie im kommenden Jahr wieder treibt. Die Wurzel abbürsten, waschen, klein hacken und frisch oder getrocknet verarbeiten.

HINWEISE

Echinacea-Präparate sind nicht für alle Menschen empfehlenswert, insbesondere dann nicht, wenn eine Anregung des Immunsystems von Nachteil ist wie im Falle von Autoimmunerkrankungen. Sie sollten nicht eingenommen werden bei Überempfindlichkeit gegen die Inhaltsstoffe, bei fortschreitenden Systemerkrankungen (Autoimmunerkrankungen wie Multipler Sklerose), Leukämien, Tuberkulose, HIV-Erkrankung, Kollagenosen (entzündlichen Erkrankungen des Bindegewebes), nach Organtransplantationen oder bei gleichzeitiger Einnahme bestimmter Medikamente (Glukokortikoide, Krebsmedikamente, Beruhigungsmittel wie Midazolam). In der Schwangerschaft und während der Stillzeit sollte eine Einnahme nur nach ärztlicher Rücksprache erfolgen.

Nach der Einnahme hoch dosierter Echinacea-Präparate berichteten wenige Menschen von einer Magenverstimmung.

Homöopathische Arzneimittel mit Echinacea ab der Potenz D4 sind eine gute Alternative bei Autoimmunerkrankungen. Damit wird zwar noch ein sanfter stimulierender Reiz auf das Immunsystem ausgeübt, aber nicht mehr unmittelbar dessen Aktivität erhöht.

Für alle naturheilkundlichen Produkte gilt bei der Einnahme: Da die Aktivierung des Immunsystems bereits über die Schleimhaut im Mund- und Rachenraum beginnt, solltest du die Produkte eine Weile im Mund behalten, ehe du sie herunterschluckst.

Präparate mit Echinacea sollten nicht länger als zwei Wochen (unter ärztlicher Aufsicht bis maximal acht Wochen) durchgehend eingenommen werden, denn das Immunsystem kann nur begrenzt stimuliert werden. Nach einer Pause von zwei Wochen kann erneut eine Kur beginnen; erfolgt die Einnahme länger als zwei Wochen, wird vier Wochen pausiert. Eine zu lange Anwendungsdauer führt zu einer reduzierten Abwehrfähigkeit.

FERTIGPRÄPARATE Roter Sonnenhut-Tinktur (Sagrusan), Ceres Echinacea purpurea Urtinktur (Ceres Heilmittel), Esberitox (Schaper & Brümmer), Schoenenberger Naturreiner Heilpflanzensaft Echinacea (Salus Pharma), Echinacea Mund- und Rachenspray (WALA) – ein Kombinationspräparat zum Aufsprühen auf den Rachenring und die Mandeln

TAIGAWURZEL/ SIBIRISCHER GINSENG

ELEUTHEROCOCCUS SENTICOSUS

Die rankende und mit kleinen Stacheln übersäte Taigawurzel ist auch unter den Volksnamen Borstige Taigawurzel, Stachelpanax oder Sibirischer Ginseng bekannt. Überwiegend wächst sie in der ostsibirischen Taiga, wo jedes Jahr monatelang Frost herrscht. Kälte und Lichtmangel können ihr aber wenig anhaben, denn sie entwickelt ihre Heilkräfte auch im dichten Unterholz von Koniferen.

Das Araliengewächs treibt meist ausladend, gelegentlich kletternd wachsend als Strauch zwischen drei und fünf Meter in die Höhe, hat lang gestielte Laubblätter und entwickelt nach der Blüte dunkelblaue bis schwarze Beerenfrüchte an nickenden Fruchtdolden.

Vermutlich wird die Taigawurzel in Sibirien seit 3000 Jahren zu Heilzwecken genutzt, um die physische und psychische Leistungsfähigkeit zu steigern. Im 20. Jahrhundert war sie ein beliebter Ersatz für die teure Ginsengwurzel, da sich beide in ihren Wirkweisen überschneiden, obwohl sie nur entfernt verwandte Stoffgruppen besitzen.

DIE PFLANZLICHEN WIRKSTOFFE

Zentrale Wirkstoffe sind Eleutheroside (A bis G), die den Triterpensaponinen zugeordnet werden, sowie Polysaccharide, Flavonoide, Sterole (pflanzliche Cholesterinsenker), Cumarine, Polysaccharide, Mineralstoffe und Vitamine.

ANWENDUNG IN DER HEILKUNDE

Heute gehört die Taigawurzel zu den mit am besten erforschten Adaptogenen, also jenen Pflanzen, die ihre positive Wirkung dann entfalten, wenn der Körper vermehrt unter Stress steht. Adaptogene stärken die Widerstandskraft, sodass es uns leichter fällt, uns an Belastungen und Veränderungen anzupassen oder Krankheiten abzuwehren. Daher ist die Taigawurzel auch das Mittel der Wahl, wenn der Körper nach langer Krankheit und bei Erschöpfung Kraft braucht, denn sie baut eine adaptive Energie auf.

Russische Olympiateilnehmerinnen und -teilnehmer nutzten 1980 die Taigawurzel zur Stärkung und Regeneration nach anstrengenden Leistungsphasen, denn sie verleiht Kraft und Ausdauer im Leistungssport. Seither ist sie auch in Europa bekannt.

Im Gegensatz zu Echtem Ginseng wirkt die Taigawurzel besonders mild, aber nachhaltig und ist daher in jedem Alter geeignet. Allerdings profitieren insbesondere ältere Menschen von ihrer Wirkung. Als Nervenstärkungsmittel beeinflusst sie die Stresshormone, beispielsweise die ACTH-Produktion (ACTH = adrenokortikotropes Hormon) im Hypophysenvorderlappen, was bei chronischer Müdigkeit, **nachlassender Konzentration** und **geistiger Leistungsfähigkeit** hilfreich ist. Sie schenkt uns zudem innere Ruhe, gute Nerven und hebt die Stimmung.

Aus Versuchsreihen weiß man, dass Eleutheroside die angeborene **Immunabwehr** aktivieren, die Zahl der weißen Blutkörperchen und der Killerzellen im Körper erhöhen, antibakteriell und antiviral wirken, überschießende Immunreaktionen ausgleichen und Entzündungen entgegenwirken. Weiterhin sind blutzucker- und blutfettsenkende Eigenschaften bekannt, und sie hat auch eine blutdruckregulierende Funktion, sollte aber nicht bei sehr hohem Blutdruck eingesetzt werden.

Insgesamt fördert die Taigawurzel ein ausgeglichenes Hormonsystem. Ein durch Stress erhöhter Kortisolspiegel kann so gesenkt werden. In der

Menopause kann sie den Östrogen- und Testosteronspiegel leicht anheben, die **Libido** bei Frauen und Männern verbessern und so das sexuelle Verlangen steigen.

Zudem geht man davon aus, dass die Taigawurzel vor toxischen Substanzen wie Arzneien, Strahlen und Umweltgiften schützt. Nach der Nuklearkatastrophe in Tschernobyl 1986 wurde die Taigawurzel zur Eindämmung von Strahlenschäden an die Bevölkerung verteilt, da sie unter anderem hilft, Hormone in der Leber schneller abzubauen und Giftstoffe aus den Nieren zu filtern.

WIRKSPEKTRUM AUF EINEN BLICK

- adaptogene Wirkung
- immunmodulierend
- entzündungshemmend
- hormonregulierend
- entgiftend

VERWENDETE PFLANZENTEILE/SAMMELN

Genutzt werden Extrakte aus der Wurzel, die mindestens 0,08 % Eleutheroside enthalten müssen. Für Heilzwecke sollte die Wurzel erst ab dem dritten Standjahr im Herbst aus dem Boden entnommen werden.

HINWEISE

Eleutherococcus kann mit einigen Medikamenten (vor allem Herzmedikamenten, Antibiotika) interagieren.

Für eine sichere Anwendung in der Schwangerschaft, Stillzeit und bei Kindern unter 12 Jahren gibt es keine ausreichenden Ergebnisse. Bei Diabetes mellitus und hormonabhängigen Krebsarten solltest du vor der Verwendung ärztlichen Rat einholen.

Bei Überdosierung kann es zu Schlaflosigkeit, Reizbarkeit und Kopfschmerzen kommen. Da Langzeitstudien fehlen, wird empfohlen, Zubereitungen aus der Taigawurzel nicht länger als zwei Monate einzunehmen.

FERTIGPRÄPARATE adaptoLoges (Dr. Loges) – ein Kombinationspräparat aus Rosenwurz, Eleutherococcus und Schisandra zur Unterstützung der Leistungsfähigkeit im Training und Wettkampf, Eleu Curarina Tropfen (Harras Pharma Curarina), Pure Encapsulations Eleuthero Kapseln (pro medico)

TEUFELSKRALLE

HARPAGOPHYTUM PROCUMBENS

Die afrikanische Teufelskralle ist eine in den Savannen Namibias und der Kalahari-Wüste beheimatete Heilpflanze. Das Sesamgewächs bevorzugt tiefgründige Sandböden und spärliche Vegetation.

Besonders auffällig sind ihre trichterförmigen, hellrosa bis roten Blüten und ihre fruchtartigen Strukturen, die mit kräftigen Widerhaken versehen sind und namensgebend waren. Mit ihren Widerhaken verfangen sich die Früchte im Fell von Tieren, die so für die Verbreitung der Samen sorgen.

Um Trockenzeiten zu überstehen, sterben die an der Oberfläche liegenden Pflanzenteile ab. Übrig bleiben die tiefen, stark verzweigten Wurzeln, die Wasser und Nährstoffe speichern. Die Primärwurzel ist bis zu 50 Zentimeter lang. Von ihr aus zweigen sich knollige Sekundär- beziehungsweise Speicherwurzeln ab, die sich bis zu zwei Meter tief in der Erde befinden. Sie enthalten bis zu 90 % Wasser sowie wertvolle Inhaltsstoffe und erinnern in Größe und Form ein wenig an Süßkartoffeln. Nach der Ernte werden diese zerkleinert und getrocknet.

DIE PFLANZLICHEN WIRKSTOFFE

Wesentliche Inhaltsstoffe der Speicherwurzel sind Bitterstoffe, vor allem die Substanzen Harpagosid, Harpagid sowie Procumbid. Hinzu kommen Flavone wie Kämpferol und Luteolin sowie wasserlösliche Kohlenhydrate (z. B. Raffinose). Welcher dieser Inhaltsstoffe wirksamkeitsbestimmend ist, ist bisher nicht endgültig geklärt.

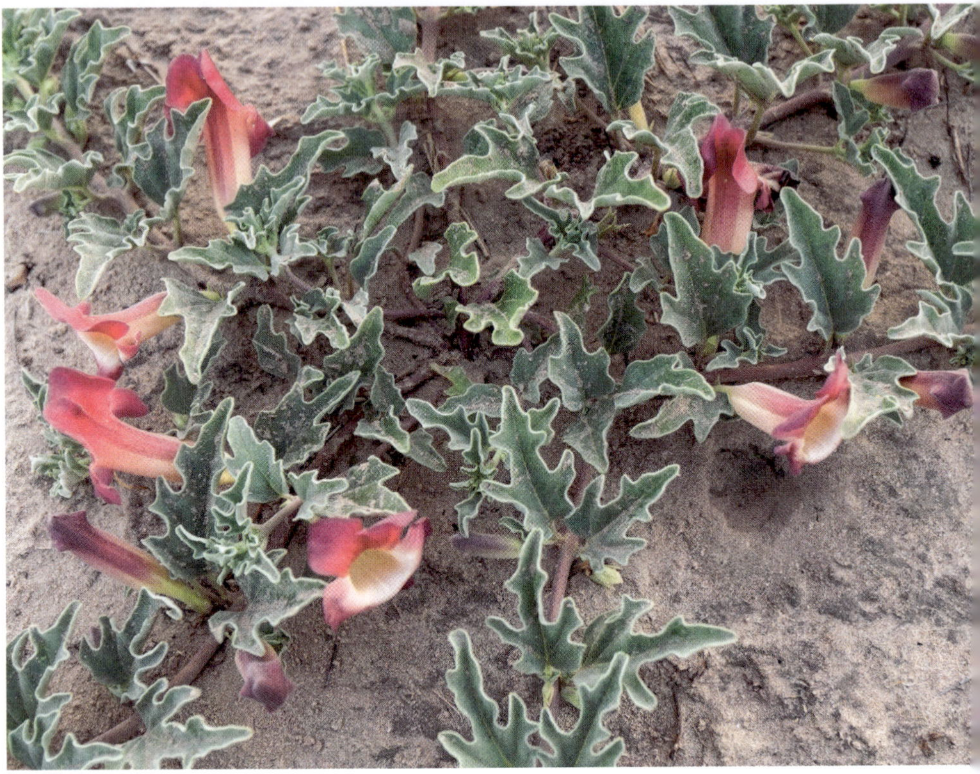

ANWENDUNG IN DER HEILKUNDE

Extrakte aus Teufelskrallenwurzeln wirken schmerzstillend, entzündungshemmend und abschwellend. Zubereitungen aus der Teufelskralle weisen ein mit synthetischen Entzündungshemmern vergleichbares Wirkspektrum auf. Klinische Studien zeigen einen deutlichen Nutzen bei der Behandlung von Schmerzen durch abnutzungsbedingte Erkrankungen des Bewegungsapparats.

Deshalb eignet sich Teufelskralle besonders gut bei **Arthrose** oder anderen degenerativen Erkrankungen des Bewegungsapparats wie **rheumatischen Gelenkentzündungen** (rheumatischer Arthritis) und bei rheumatischen Schmerzen. Hier kann die Teufelskralle Standardmedikamente ergänzen und dadurch helfen, Schmerz- und Rheumamittel und damit deren Nebenwirkungen zu verringern. Eventuell kann bei leichterer Erkrankung ganz auf andere Mittel verzichtet werden.

Durch knorpelschützende und schmerzlindernde Eigenschaften eignen sich Teufelskrallenpräparate auch bei Spannungskopfschmerzen mit HWS-

Syndrom (HWS = Halswirbelsäule) oder bei lang anhaltenden Kopfschmerzen, die in Verbindung mit einem HWS-Syndrom auftreten. Sie eignen sich ebenfalls als Ergänzung zu herkömmlichen Medikamenten.

Wegen der enthaltenen Bitterstoffe wird die Heilpflanze auch zur Unterstützung der **Verdauung** verwendet. Will man die verdauungsfördernde Wirkung der Teufelskralle nutzen, sind Tees oder speziell für diesen Anwendungsbereich ausgewiesene Teufelskrallenkapseln sinnvoll. In diesen ist die Teufelskralle niedriger dosiert als in Rheumamitteln.

WIRKSPEKTRUM AUF EINEN BLICK

- antiarthrotisch
- antientzündlich
- schmerzstillend
- abschwellend

VERWENDETE PFLANZENTEILE/SAMMELN

Die sekundären Speicherwurzeln werden nach der Blüte ausgegraben, getrocknet und anschließend zerkleinert. Da die Kultivierung bisher kaum gelingt, stammen die meisten Präparate aus nachhaltiger Wildsammlung. Ein Anbau in unseren Breiten ist schwierig bis unmöglich.

HINWEISE

Für die Schmerztherapie werden ausschließlich Fertigpräparate empfohlen.

Bei Überdosierung kann es zu Unverträglichkeitsreaktionen wie Bauchschmerzen, Durchfall, Übelkeit oder Erbrechen kommen.

Teufelskralle sollte bei Magen- und Zwölffingerdarmgeschwüren sowie während der Schwangerschaft und Stillzeit nicht eingenommen werden.

FERTIGPRÄPARATE Doloteffin Filmtabletten (Ardeypharm), teufelskralle-Loges (Dr. Loges).

WEIDENRÖSCHEN

EPILOBIUM ANGUSTIFOLIUM/PARVIFLORUM

Weidenröschen sind Nachtkerzengewächse. Der Name geht auf die Ähnlichkeit der Blätter mit jenen der Weiden und auf die rosenfarbenen Blüten zurück. Sie gehören oft zu den ersten Waldpflanzen, die den Boden nach einem Kahlschlag, Windbruch oder Brand besiedeln.

Beide Weidenröschenarten sind bei uns weitverbreitet und wachsen auf lichten Stellen in Wäldern wie Waldlichtungen und Waldschlägen. Das Kleinblütige Weidenröschen (*Epilobium parviflorum*) besiedelt zudem feuchte Standorte wie Bachufer und Auenwälder. In den Sommermonaten von Juni bis August wandeln intensive Rosa-/Magentatöne gerodetes Land wieder in eine ansehnliche Landschaft und locken zudem viele Bienen und Falter an.

Die typischen Merkmale des Kleinblütigen Weidenröschens sind folgende: Es ist mehrjährig und wird bis zu 80 Zentimeter hoch. Die Stängel sind flaumig behaart, die Blätter weich, gegenständig und gestielt. Es hat eine winzige zartrosa Blütenkrone und schmale Samenkapseln mit weiß behaarten Samen.

Das Schmalblättrige Weidenröschen (*Epilobium angustifolium*) zeichnet sich dadurch aus, dass es mehrjährig ist und bis zu 120 Zentimeter hoch wird. Die Stängel sind kahl oder nur schwach behaart und bis in die Spitze dunkel purpurn gefärbt. Die vierzähligen Blüten stehen in langgezogenen endständigen Trauben.

DIE PFLANZLICHEN WIRKSTOFFE

Weidenröschen enthalten Flavonoide (vor allem Quercetin und Myricetin), Gerbstoffe (Tannine), Beta-Sitosterol, Lektine, in frischen Blättern Vitamin C, in den Wurzeln auch Pektin und Pflanzenschleime.

KÜCHE & CO.

Im Frühjahr sind junge, zarte Blätter reich an Vitamin C. Fein geschnitten passt ihr mild-säuerliches Aroma gut zu Salaten oder in den Kräuterquark.

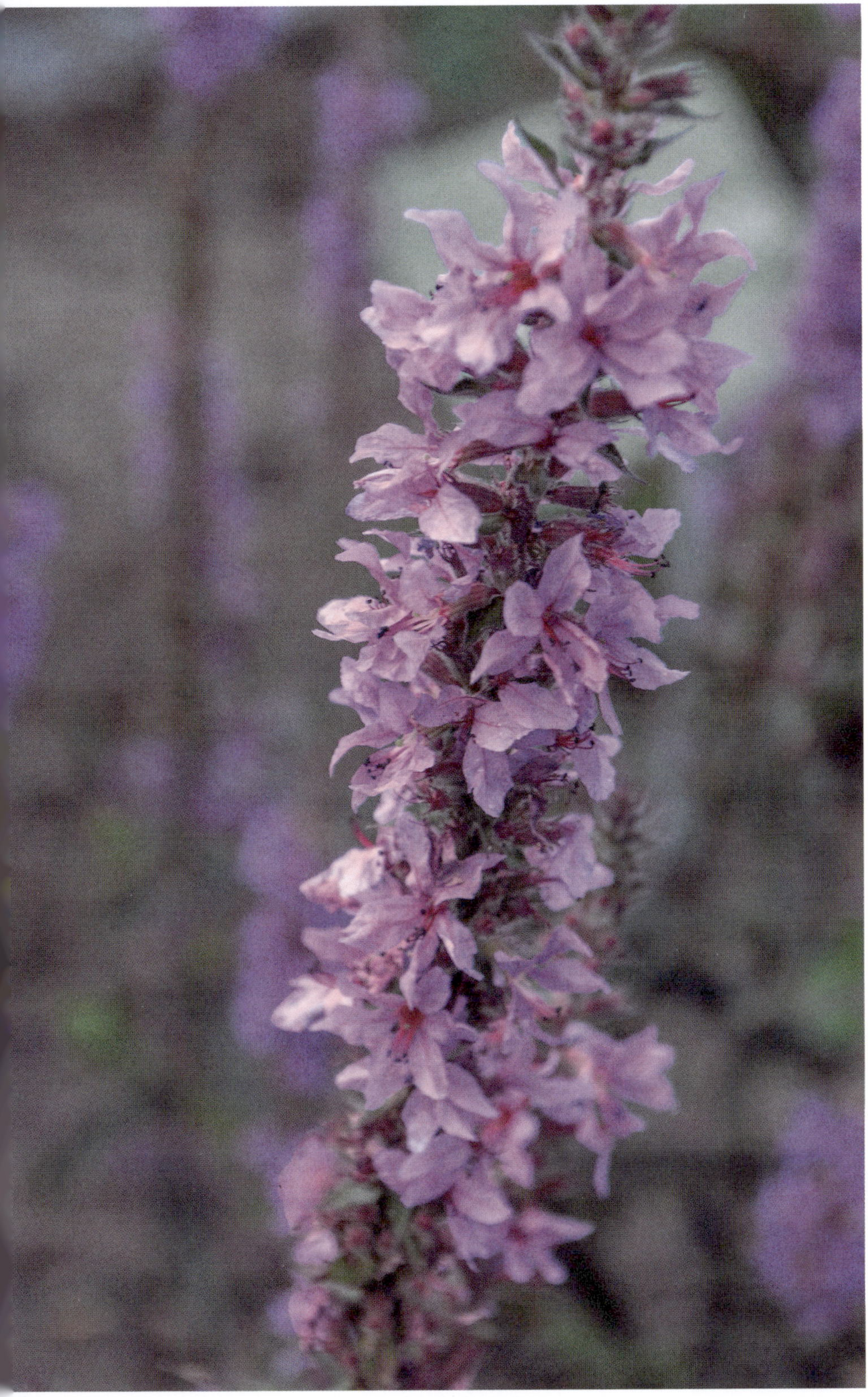

Auch die Blüten sind essbar und können als Dekoration über Desserts gestreut werden. Die Wurzeln werden im April geerntet. Sie haben einen leicht scharfen Geschmack und kommen als Kochgemüse auf den Teller.

Die fedrigen Schirmchen der Samen wurden früher für Dochte, Kissenfüllungen oder sogar zum Weben benutzt.

ANWENDUNG IN DER HEILKUNDE

In der Heilkunde wurde das Weidenröschen über lange Zeit eher wenig beachtet. Erst in den 1970er-Jahren verhalf ihm die Heilkundige Maria Treben zu Popularität, indem sie in ihren Veröffentlichungen dessen positive Wirkung auf die Prostata betonte. Leider fehlen bislang aussagekräftige klinische Untersuchungen, und die Anerkennung als pflanzliches Arzneimittel steht noch aus.

Die Phytosterole ähneln in ihrer Struktur den Cholesterinen und könnten dadurch insbesondere im Hinblick auf die Prostatafunktion und die ableitenden Harnwege die Regulierung des Hormonhaushalts beeinflussen.

Basierend auf langjähriger Erfahrung kann Weidenröschenkraut bei Miktionsbeschwerden aufgrund einer **gutartigen Prostatavergrößerung** angewendet werden. Durch seine entzündungswidrigen Eigenschaften wird Weidenröschenkraut auch bei chronischer Prostataentzündung empfohlen.

Zwar ist das Weidenröschen in der Heilkunde eher als »Männerkraut« bekannt, doch sowohl Frauen als auch Männer mit chronischer **Reizblase** und leichten Formen von Beschwerden beim Wasserlassen/Inkontinenz können von der Heilpflanze profitieren, zumal seine Gerbstoffe auch Schleimhautverletzungen lindern. Der hohe Anteil an Pflanzenschleim wirkt bei angegriffenen Schleimhäuten besonders schützend.

WIRKSPEKTRUM AUF EINEN BLICK

- entzündungshemmend
- antiödematös
- antimikrobiell
- schmerzstillend

VERWENDETE PFLANZENTEILE/SAMMELN

Verwendung findet das während oder kurz vor der Blüte getrocknete Kraut, bestehend aus Stängeln, Blättern, Blüten und Früchten. Man lässt es in Sträußen gebunden an einem luftigen Ort trocknen. Die Wurzel wird nach der Blütezeit ausgegraben und dann getrocknet.

HINWEISE

Bei bestimmungsgemäßer Anwendung sind keine Nebenwirkungen bekannt.

Bei Kindern und Jugendlichen darf Weidenröschen nicht angewendet werden. Für Schwangere und Stillende liegen noch keine Untersuchungen zur Unbedenklichkeit vor.

Da Weidenröschenkraut die Beschwerden einer vergrößerten Prostata bessert, nicht aber die Vergrößerung der Prostata als solche verhindert (symptomatische Behandlung), sollten regelmäßige ärztliche Kontrollen durchgeführt werden.

REZEPT

Weidenröschentee

1–2 TL geschnittenes Weidenröschenkraut mit 200 ml kochendem Wasser übergießen, 5–8 min zugedeckt ziehen lassen, danach abseihen. 2 Tassen täglich trinken.

WEISSDORN

CRATAEGUS MONOGYNA/LAEVIGATA

Seinen Namen erhielt Weißdorn durch seine weiße Blütenpracht im Spätfrühling; im Spätsommer präsentiert er sich mit ziegelroten mehligen Beeren. Der sommergrüne, dornentragende Wildstrauch wächst gerne in Hecken, an Waldrändern, auf Waldlichtungen oder am Rand von Kulturwiesen, wird bis zu acht Meter hoch, ist tiefwurzelnd und kann über 100 Jahre alt werden.

Für medizinische Zwecke werden zwei heimische Arten verwendet: der Eingriffelige Weißdorn (*Crataegus monogyna*) und der Zweigriffelige Weißdorn (*Crataegus laevigata*). Die fünf weißen Blütenblätter tragen einen oder zwei Griffel; entsprechend sind dann ein oder zwei Kerne im mehligen, süßlich schmeckenden Fruchtfleisch vorhanden.

Schon in den alten Sagen wurde auf seine schützenden Kräfte verwiesen: Er soll Hof und Haus vor bösen Geistern, Zauber, Hexen und Krankheiten bewahren. Denn dort, wo eine Weißdornhecke Schutz bietet, können Menschen und Tiere beruhigt schlafen. Eine besondere Schutzfunktion hat Weißdorn für uns Menschen: Crataegus hilft, das Herz gesund zu halten, indem er es stärkt und den Blutdruck ausgleicht, also sowohl bei erhöhtem als auch bei niedrigem Blutdruck eingesetzt werden kann.

DIE PFLANZLICHEN WIRKSTOFFE

Wichtige Inhaltsstoffe in Blüten und Blättern sind 1–4 % polymere und oligomere Procyanidine, reichlich Flavonoide (Hyperosid, Rutin), kleine Mengen aromatischer Amine (Azetylcholin), Sterole. Beeren enthalten Gerbstoffe, Zucker, Mineralstoffe und Vitamin C, mehr Procyanidine als in Blüten und Blättern, aber weniger Flavonoide.

KÜCHE & CO.

Beim Weißdorn sind die Blätter, Blüten und Früchte essbar. Die gesundheitliche Wirkung von Weißdorn kannst du dir auch in der Küche zunutze machen, indem du sie ab und an in den Speiseplan integrierst.

Die roten Früchte des Weißdorns dienten in früheren Zeiten der Bevölkerung als Nahrungsmittel. Getrocknete Früchte wurden als Mehlzusatz verwendet. Heutzutage nutzt man getrocknete Weißdornbeeren als gesunde Beigabe zu Müsli oder kocht daraus Marmeladen, Aufstriche und Sirup.

ANWENDUNG IN DER HEILKUNDE

Vor allem die Inhaltsstoffe der Blüten bewirken eine Erweiterung der Herzkranzgefäße und verbessern die Durchblutung beziehungsweise Sauerstoffversorgung des Herzmuskels. Eine Anwendung mit Weißdorn sollte über mehrere Wochen erfolgen, da sich die Wirkung langsam aufbaut und erst nach 5–6 Wochen die optimale Wirksamkeit erreicht ist. Eine Therapie über mehrere Monate kann durchaus sinnvoll sein.

Extrakte aus Weißdornblüten, aber auch -blättern werden zum Leistungserhalt des Herzens, insbesondere bei Altersherz mit Herzschwäche (Stadium I und II der New York Heart Association [NYHA]), empfohlen. Untersuchungen konnten bestätigen, dass Weißdorn die Kontraktion des Herzens verstärkt und die Durchblutung von Herzkranzgefäßen und Herzmuskel verbessert. Die oligomeren Procyanidine bewirken die durchblutungsfördernde Wirkung, während die Flavonoide die Steigerung der Herzkraft bewirken.

Erfahrungen aus der Praxis zeigen, dass Patientinnen und Patienten mit **funktioneller Herzschwäche** – darunter versteht man körperliche Beschwerden ohne eine körperliche Ursache – von Weißdornextrakten profitierten können. Beschwerden wie vorübergehend auftretende nervöse Herzbeschwerden, leichte Kurzatmigkeit bei körperlichen Belastungen oder Herzrhythmusstörungen können durch die Gabe von Weißdorn positiv beeinflusst werden.

BEHANDLUNG VON HERZBESCHWERDEN MIT MAIGLÖCKCHEN ODER FINGERHUT

Auch das **Maiglöckchen** (*Convallaria majalis*) wird zur Behandlung von leichten Formen der Herzinsuffizienz, bei Altersherz, Brustenge (Angina pectoris), chronischer Cor pulmonale oder gefäßbedingten Einlagerungen in Geweben verwendet. Aufgrund der giftigen Herzglykoside, die insbesondere in Blüten und Früchten vorkommen, wird es heute überwiegend in homöopathischen Fertigarzneien verwendet. Leitsymptom für *Convallaria* ist das Gefühl, »als ob das Herz zu schlagen aufhört und dann plötzlich wieder einsetzt«. Nächtliche Unruhe kann ebenfalls ein wegweisendes Symptom sein. Für leichte Formen von Herzschwäche mit Beklemmungsgefühl in der Herzgegend bietet die Firma Dr. Gustav Klein das Kombinationspräparat Convastabil Pektahom an.

Zu den giftigsten Pflanzen in Europa gehört der **Fingerhut** (*Digitalis purpurea*). Die Konzentration der enthaltenen Herzglykoside ist sehr viel höher als im Maiglöckchen. Bereits zwei Blätter können zum Tod führen. Sie erhöhen die Kontraktionskraft des Herzens und sorgen für eine niedrigere Herzschlagfrequenz. Fingerhut kommt ausschließlich in verschreibungspflichtigen Fertigpräparaten oder in homöopathischer Aufbereitung vor. Leitsymptom in der Homöopathie ist ein schwach tastbarer, aussetzender oder extrem langsamer Puls, besonders beim Aufsetzen oder im Liegen. Übliche Potenzen sind D- (D6–D30) und C-Potenzen (z.B. C30).

Rund ein Drittel der Menschen mit Herzschwäche hat **Schlafstörungen**. Wenn Herzängste in der Nacht auftreten, kann dies zu erheblichen Schwierigkeiten beim Einschlafen führen. Viele Betroffene erleben Symptome wie Herzrasen, ein unangenehmes Gefühl innerer Unruhe oder sogar Panikattacken, wenn sie versuchen, zur Ruhe zu kommen. »Schlafdorn« ist ein Volksname von Weißdorn, denn er ist ein bewährtes Mittel bei Herzängsten in Kombination mit Schlafstörungen.

Die im Weißdorn enthaltenen sekundären Pflanzenstoffe regulieren den **Blutdruck** auf sanfte Weise und wirken ausgleichend bei Kreislaufproblemen. Weißdornzubereitungen sind zur Behandlung von leicht bis mittelschwer erhöhtem Bluthochdruck geeignet. Zugleich kann Weißdorn einen niedrigen Blutdruck anheben. Ein Presssaft aus Blüten und Blättern sorgt insbesondere bei schwülem Wetter für eine Besserung von Kreislaufproblemen wie Schwindel und hilft gegen niedrigen Blutdruck. Dabei reguliert er vermutlich die Ausschüttung von Stresshormonen über den Sympathikus, der als Teil des vegetativen Nervensystems dafür zuständig ist, den Körper in eine höhere Leistungsbereitschaft zu versetzen.

Um **Erschöpfung**, Leistungsschwäche, Spontanschweiß und Müdigkeit nach einem Infekt zu mildern, hat sich die Kombination von Weißdornblüten, -blättern und -früchten bewährt.

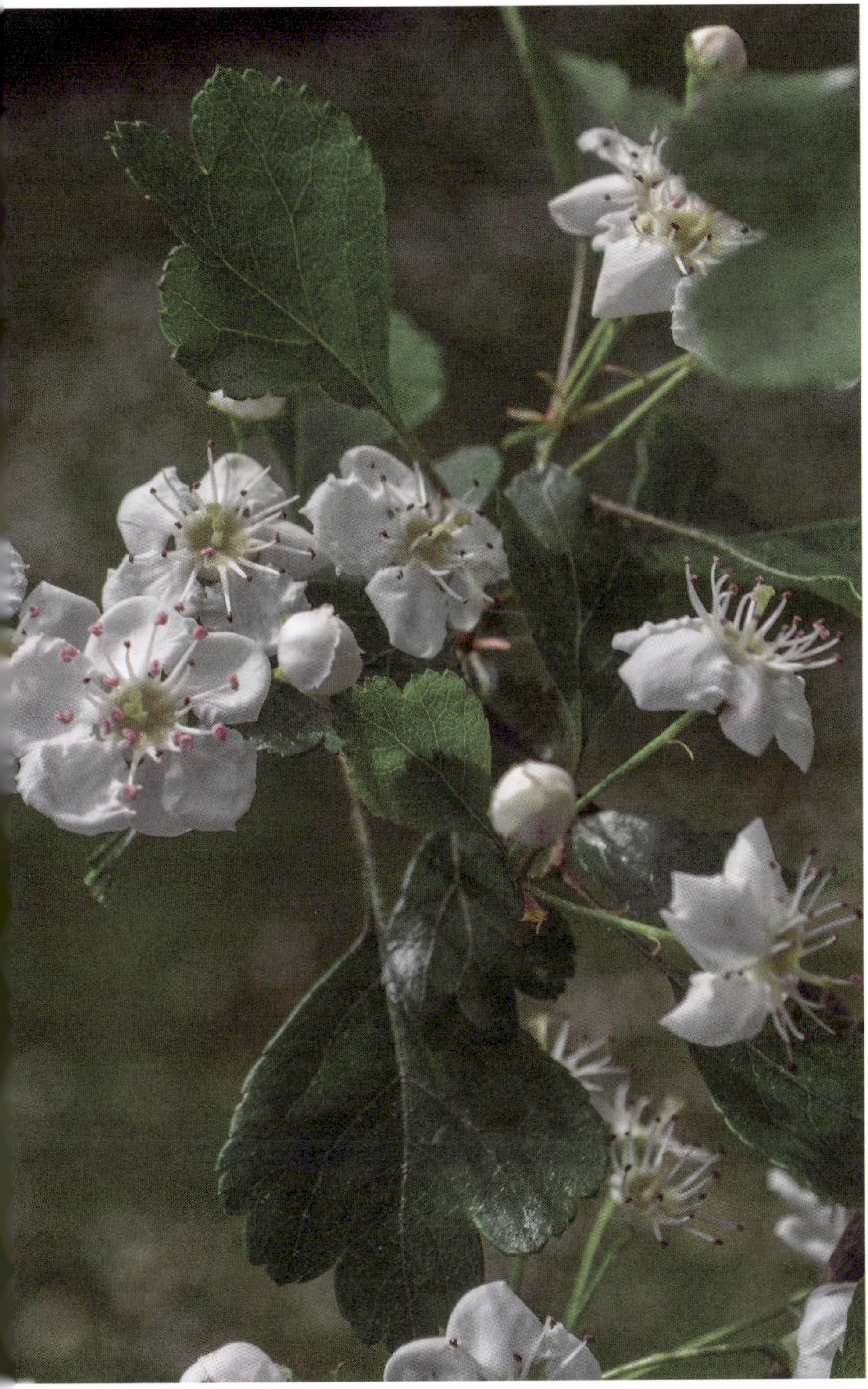

Gut wirksam ist der Weißdorn auch zur Nachbehandlung einer Grippe, um einer Herzmuskelschwäche vorzubeugen. Deshalb gehört Weißdorn in so gut wie jede **Grippeteemischung**.

Klinische Studien zeigten, dass mit Weißdorn behandelte Patientinnen und Patienten sich sowohl körperlich als auch seelisch belastbarer fühlten. Weißdorn steigert nicht nur die Lebensqualität, sondern beruhigt auch bei lang anhaltenden **Sorgen, Unruhe und Angstzuständen** oder aufgestauten emotionalen Prozessen. Daher verwundert es nicht, dass Weißdorn auch bei Herzensangelegenheiten wie dem Verlust eines geliebten Menschen oder bei Liebeskummer Trost zu spenden vermag.

WIRKSPEKTRUM AUF EINEN BLICK

- Herztonikum
- gefäßerweiternd
- entspannend
- antioxidativ
- beruhigend

VERWENDETE PFLANZENTEILE/SAMMELN

Gesammelt werden die Blüten und Blätter zum Zeitpunkt der Vollblüte (April und Mai). Von den getrockneten blühenden Zweigen des Weißdorns werden die Weißdornblätter mit Blüten abgeschnitten und für Teezubereitungen verwendet.

Die vollreifen Früchte sollten im September und Oktober geerntet werden. Die getrockneten Weißdornfrüchte werden selten für Teezubereitung verwendet. Traditionell werden sie in pulverisierter Form als Trockenextrakt, zur Herstellung von Wein und Mus zur Unterstützung bei Herz-Kreislauf-Erkrankungen angewendet. Sie haben eine weniger starke Wirkung als die Blüten und Blätter.

HINWEISE

Aufgrund seiner sehr guten Verträglichkeit ist Weißdorn weitgehend frei von Nebenwirkungen und Risiken. Überdosierungen können zu Schwindel und beschleunigtem Herzschlag führen.

Wechselwirkungen mit anderen Arzneimitteln sind nicht bekannt, daher eignet sich der Weißdornextrakt sehr gut zur Behandlung von älteren Patientinnen und Patienten, die mehrere Medikamente einnehmen müssen.

Wie viele andere Phytopharmaka wirkt Weißdorn mittel- bis langfristig. Eine deutlich wahrnehmbare Wirksamkeit bei Weißdornpräparaten wird oft erst nach fünf bis sechs Wochen erreicht.

REZEPTE

Teezubereitung aus Weißdornblüten und -blättern

1 TL (ca. 1,8 g) fein zerschnittenes Kraut (Blatt und Blüte) mit 1 Tasse siedendem Wasser übergießen und nach 10–15 min abseihen. Den Tee 3- bis 4-mal täglich über mehrere Wochen trinken.

Weißdorntinktur – altes Rezept aus frischen Früchten, Knospen, Blättern und Blüten

Im Herbst 10 Weißdornfrüchte sammeln, zerkleinert und mit 250 ml hochprozentigem Alkohol übergießen; sobald im Vorfrühling die ersten Knospen sprießen, 10 davon in das Gemisch geben; wenn die ersten Blätter treiben, 10 Stück zerkleinern und ebenfalls hinzugeben; zur Blütezeit 10 Blüten ernten und erneut hinzugeben. In der Tinktur sind nun alle Weißdornkräfte vereint. Das Gemisch nun weitere 4 Wochen ziehen lassen, dann die Feststoffe abseihen und die Tinktur in Braunglasflaschen umfüllen. Davon bis zu 3-mal täglich 5–10 Tropfen gelöst mit etwas Wasser einnehmen.

Herzerquickender Weißdornwein

2 Teile Weißdornblätter und -blüten mit 2 Teilen Blättern der Zitronenmelisse mischen und in ein hohes Schraubglas füllen. Das Glas mit 1 l trockenem Rotwein auffüllen und das Gemisch für 2–3 Wochen an einem sonnigen Platz durchziehen lassen. Danach die Feststoffe abseihen, abfüllen und die Flasche beschriften. Von dem Wein maximal 2-mal täglich 1 Likörgläschen trinken.

FERTIGPRÄPARAT cratae-Loges 450 mg Weißdorn (Dr. Loges)

VITALSTOFFE

Vitamine, Mineralien, Spurenelemente & Co. sind alles Vitalstoffe. Das lateinische Wort »vitalis« verweist auf ihre Bedeutung: Sie sind lebenserhaltend. Wer vital ist, gilt als geistig und körperlich gesund und fit. Vitalstoffe kommen in Heilpflanzen, Lebensmitteln und in konzentrierter Form in Nahrungsergänzungsmitteln vor. Angetrieben durch ein wachsendes Gesundheitsbewusstsein boomt der Markt für Nahrungsergänzungsmittel seit einigen Jahren.

Warum bekommen die Vitalstoffe einen eigenen Teil, wenngleich das Thema im Rahmen dieses Buches nicht allumfassend betrachtet werden kann beziehungsweise soll? Der Nährstoffbedarf ändert sich mit dem Alter. Bei Menschen in der zweiten Lebenshälfte kann ein erhöhter Bedarf vorliegen, da verschiedene Nährstoffe aufgrund natürlicher Alterungsprozesse nicht mehr so gut aufgenommen werden. Dazu gehören insbesondere Vitamin D, Kalzium, Omega-3-Fettsäuren, Antioxidanzien (Vitamin C, Vitamin E, Resveratrol), Magnesium, Eisen, Selen und Zink.

Die im Alter wichtigsten und häufiger von einem Mangel betroffenen Vitalstoffe und deren Einfluss auf die verschiedenen Körperfunktionen werden im Folgenden vertiefend vorgestellt.

CHROM

Chrom liegt in Nahrungsmitteln in dreiwertiger Form, also als Cr^{3+}-Ionen oder Cr (III), vor und ist ein essenzielles Spurenelement, das bei Gesunden im Körper nur in einer Konzentration von 0,01 % oder weniger vorkommt und dessen Konzentration im Alter zusätzlich weiter abnimmt. Aber wie bei einem großen Orchester hat auch die kleinste Piccoloflöte Bedeutung für den harmonischen Gleichklang, und viele Zivilisationskrankheiten scheinen im Zusammenhang mit einem Chrommangel zu stehen.

Unsere moderne Ernährung trägt maßgeblich zum Chrommangel bei. Erhitzen, Einfrieren, Homogenisieren und insbesondere das Entfernen der Randschichten und Ballaststoffe von Getreiden haben hier einen wesentlichen Einfluss.

Chromhaltige Lebensmittel sind Vollkornprodukte, brauner Reis, Haferflocken, Bierhefe, Pilze, Nüsse, Fleisch (insbesondere Leber), Obst (Birnen, Äpfel) und Gemüse (Karotten, Brokkoli, Tomaten, Kartoffeln).

Leider gibt es bisher keine zuverlässige Methode, um die Chromversorgung zu untersuchen.

ERGEBNISSE AUS STUDIEN UND ERFAHRUNGSBERICHTEN

- Seit vielen Jahren ist bekannt, dass ein Chrommangel zur Verminderung der Glukosetoleranz und zu Störungen der Glukoseverwertung führt. Chrom beeinflusst als Bestandteil des Glukosetoleranzfaktors (GTF) den Blutzuckerspiegel. Durch Chrom kann Zucker also effektiver aus dem Blut aufgenommen werden, wodurch sowohl der Nüchtern- als auch Langzeitblutzucker (HbA_{1c}) sinken.
- Bei Typ-2-Diabetes wird empfohlen, bis zu 200 Mikrogramm Chrom am Tag zuzuführen, um die Wirkung des Insulins zu unterstützen.
- Muskelaufbau: Die Aufnahme von Aminosäuren in die Muskulatur wird durch Chrom gesteigert. Daneben verbessert das Spurenelement ebenfalls die Synthese von Proteinen und ist vermutlich auch an der Zellteilung beteiligt.
- Einfluss auf den Fettstoffwechsel: Chrom führt zur Reduktion der LDL- und Erhöhung der HDL-Werte.

- Bei bestimmten Personengruppen kann der Bedarf an Chrom erhöht sein, sodass auf eine ausreichende Chromzufuhr geachtet werden sollte. Dies ist beispielsweise der Fall bei älteren Menschen und Personen, die regelmäßig unter Stress stehen oder die sich zucker- und fettreich ernähren.

Dosierung: D-A-CH-Referenzwert: 30–100 µg täglich
Einnahme: idealerweise 60 Minuten vor einer Mahlzeit
Wechselwirkungen: Möglicherweise fördern Schmerzmittel wie ASS und Indometacin die Aufnahme von Chrom ins Blut, wodurch Überdosierungen entstehen können. Diese Überlegungen sind auf Ergebnisse aus Tierversuchen zurückzuführen.
Nebenwirkungen: Bei Dosierungen von 200 bis 400 µg täglich sind keine Nebenwirkungen bekannt.
Fertigpräparate: Chrom 365 Tabletten (Sunday Natural), Chrom 200 (Biogena)

COENZYM Q10

Die vitaminähnliche Verbindung (Vitaminoid) kommt in allen menschlichen Zellen vor. Weitere Bezeichnungen sind Q10, Ubichinon-10 (inaktive Form) und Ubichinol (aktive Form). Als Coenzym unterstützt es andere Enzyme bei der Energiegewinnung aus Fetten, Eiweiß und Kohlenhydraten, die hauptsächlich in den Mitochondrien, den körpereigenen »Zellkraftwerken«, stattfindet. Die entstandenen ATP-Moleküle (ATP = Adenosintriphosphat) sind vergleichbar mit Batterien, die bei Prozessen mit Energiebedarf entladen werden. Besonders konzentriert kommt Coenzym Q10 in Herz, Leber, Lunge und Muskulatur vor.

Coenzym Q10 wird einerseits vom Körper selbst produziert, andererseits auch über die Nahrung aufgenommen. Durch den Verzehr von Nüssen, Sesam, Hülsenfrüchten, Olivenöl, fetten Fisch, Fleisch und Innereien (höchste Konzentration in Herz, Leber, Lunge) können kleinere Mengen über die Ernährung gedeckt werden.

- Mit zunehmendem Alter nimmt die körpereigene Coenzym-Q10-Produktion ab, weshalb eine Nahrungsergänzung bereits ab dem 40. Lebensjahr sinnvoll sein kann. Eine Supplementierung kann die Energiebereitstellung verbessern und Müdigkeit entgegenwirken.
- Bei Einnahme von Medikamenten (insbesondere von cholesterinsenkenden Medikamenten/Statinen, Betablockern, L-Tyrosin) kommt es zu Störungen der körpereigenen Coenzym-Q10-Synthese. Eine Nahrungsergänzung kann diese unerwünschten Stoffwechselprozesse ausgleichen.
- Die Coenzym-Q10-Konzentration ist bei Personen mit chronischen Krankheiten, z.B. schwacher Herzleistung, Arteriosklerose, **Arthritis**, **Altersherz**, **Fettstoffwechselstörungen**, Krebserkrankungen, Parkinson-Krankheit, Diabetes mellitus, HIV-Infektion oder AIDS sowie bei Muskeldystrophie in der Regel niedriger als bei Gesunden, weshalb eine Einnahme sinnvoll sein kann. Ganz allgemein wirkt Coenzym Q10 als Radikalfänger und hilft, Zellen vor Schäden durch freie Radikale zu schützen.
- Erhöhte **Stressbelastung** und stressbedingte Spannungskopfschmerzen: Ein unausgewogenes Nervenkostüm ist oft eng mit einer Störung der Energieversorgung und der Funktion der Mitochondrien verbunden. Eine ausgewogene Coenzym-Q10-Versorgung kann die Zellaktivität verbessern und so zu nervlichem und körperlichem Gleichgewicht beitragen.

Dosierung: In handelsüblichen Kapseln sind normalerweise 100 mg Coenzym Q10 enthalten.

Einnahme: 1 Kapsel vor dem Essen

Wechselwirkungen: Wechselwirkungen mit Medikamenten und Substanzen (insbesondere Cholesterinhemmern/Statinen), aber auch Blutgerinnungshemmern, Betablockern, Antidiabetika sowie Alkohol sind möglich.

Nebenwirkungen: Überdosierungen können zu leichten Schlafstörungen oder Magen-Darm-Beschwerden, Reizbarkeit und Kopfschmerzen führen.

Fertigpräparate: Coenzym Q10 (Sunday Natural), Qineva Q10 Plus Natural Energy Boost vegan (Quineva)

EISEN

Das Spurenelement Eisen ist mit drei bis fünf Gramm mengenmäßig das bedeutendste Metall im Körper. Zwei Drittel davon sind im Blut als Hämoglobin (dem roten Blutfarbstoff) und in der Muskulatur als Myoglobin gespeichert, der Rest befindet sich in Leber, Milz und Knochenmark. Im Labor geben die genaue Betrachtung des Eisenspeichers, das heißt des Ferritinwerts (Normwert: zwischen 30 und 300 ng/ml), und zusätzlicher Werte wie des Hämoglobin- beziehungsweise Hb-Werts (Normwert: 12–18 g/dl) und des CRP-Werts (CRP = C-reaktives Protein; Normwert: unter 5 mg/l) Hinweise für einen Eisenmangel.

Blässe, Müdigkeit, Kurzatmigkeit sowie Konzentrationsschwäche sind typische Eisenmangelsymptome. Es gibt zahlreiche Möglichkeiten, den Eisenspiegel anzuheben. Das kann über bestimmte Nahrungs- oder Nahrungsergänzungsmittel – Eisen(II)-bisglycinat gilt als gut verträglich – erfolgen, über Eisentabletten und bei schweren Mangelzuständen auch über Infusionen. Die Wahl der Therapieoptionen hängt von der Ausprägung oder auch den Begleiterkrankungen ab.

Eisen liegt in Lebensmitteln als Hämeisen oder Nicht-Hämeisen vor. Tierische Lebensmittel enthalten nur Hämeisen, pflanzliche Lebensmittel beide Formen. Eisenreiche tierische Lebensmittel haben eine deutlich bessere Bioverfügbarkeit (10–25 %) als pflanzliche Lebensmittel (rund 5 %).

Als natürliche Quellen kommen rotes Fleisch, Leber (beste Quelle, wenngleich oft schadstoffbelastet), ein halber Liter Rote-Bete-Saft, der Genuss von zwei Handvoll roter Beerenfrüchte oder Brennnesselgemüse über einige Wochen infrage. Auch Linsen, Sesam, Zartbitterschokolade und Haferflocken enthalten vergleichsweise viel Eisen.

ERGEBNISSE AUS STUDIEN UND ERFAHRUNGSBERICHTEN

- Ohne Eisen könnte das Blut die Körperzellen nicht mit Sauerstoff beliefern, und es wird für die Bildung des roten Blutfarbstoffs Hämoglobin benötigt. Außerdem trägt Eisen zu einem normalen Energiestoffwechsel, der **Verringerung von Müdigkeit und Ermüdung** und einer normalen Funktion des **Immunsystems** bei. Als

Bestandteil vieler Enzyme ist Eisen für eine Reihe von Stoffwechselvorgängen von Bedeutung sowie an der Bereitstellung von Energie in den Zellen beteiligt.

- Eisen übernimmt eine wichtige Rolle bei der Hormonproduktion und -regulierung. Es ist an der Bildung verschiedener Hormone und Neurotransmitter wie Adrenalin, Serotonin, Melatonin, Dopamin, Wachstums- und **Geschlechtshormone** (Östrogen, Progesteron) beteiligt. Eine Schilddrüsenunterfunktion korreliert sehr häufig mit Eisenmangel. Bei nachlassender Hormonproduktion ab dem 50. Lebensjahr oder bei **mangelnder Libido** solltest du deshalb den Eisenspiegel im Blick behalten.
- Erhöhter Bedarf besteht bei Frauen mit **starker Menstruation** (in der Perimenopause, also der zweiten Phase der **Wechseljahre**), chronisch entzündlichen Darmerkrankungen und Gastritis.
- Ausdauer- und Leistungssport führen zu Eisenverlusten über den Schweiß. Wenn du sportlich sehr aktiv bist, solltest du daher ebenfalls den Eisenwert im Auge behalten.
- Bestimmte Ernährungsgewohnheiten korrelieren häufiger mit niedrigen Eisenspiegeln. Dazu zählen eine Ernährung mit hohem Rohkostanteil, vegane und vegetarische Ernährung, makrobiotische Ernährung und ein hoher Kaffee- und Teekonsum.
- Eisen kommt eine Rolle bei der Akutantwort bei **Infektionen** zu. Ein Mangel verringert die Zahl der immunkompetenten T-Zellen und verringert die Lymphozytenreifung und -differenzierung. Umgekehrt kann ein Eisenüberschuss das Infektionsrisiko erhöhen.
- Zahlreiche Entgiftungsvorgänge sind von Eisen abhängig. Die Leber speichert viele eisenhaltige Enzyme, die für die **Entgiftung** des Körpers zuständig sind.
- Haarwachstum: **Haarausfall** und brüchige **Löffelnägel** können ein Zeichen von Eisenmangel sein. Um das Haar optimal zu versorgen, sollte der Ferritinwert mindestens bei 100 ng/ml liegen.

Dosierung: D-A-CH-Referenzwerte: 10–25 mg täglich
Einnahme: vorzugsweise ein bis zwei Stunden vor oder nach dem Essen
Wechselwirkungen: Vitamin C verbessert die Eisenverwertung. Verluste oder Verwertungsstörungen entstehen durch Antazida, Bisphosphonate, ASS. Daneben stören Zink, Kalzium, Magnesium und andere Mineralstoffe die Aufnahme von Eisen.

Nebenwirkungen: Bei Überdosierung kommt es zu Verdauungsstörungen mit schwarzen, klebrigen Stühlen.

Gegenanzeigen: Eisenverwertungsstörungen, Eisenspeicherkrankheit

Hinweise: Zu hohe Eisenspiegel gelten als Risikofaktor für koronare Herzkrankheit (KHK) und Krebserkrankungen.

Fertigpräparate: Salus Floradix Kräuterblut mit Eisen (Salus Pharma), Eisen 25 mg Kapseln mit Vitamin C (Vitals), Vitality Nutritionals Eisen Bisglycinat Chelat (Vision Healthcare)

KALZIUM

Kalzium (alternative Schreibweise Calcium) ist das Knochenmineral schlechthin. Etwa 99 % (und das ist immerhin ein ganzes Kilogramm!) sind im Skelett und Zahnschmelz gebunden und sorgen für die Festigkeit und Stabilität dieser Gewebe. Das verbleibende 1 % – das »freie« Kalzium – kann im Blut und anderen Körperflüssigkeiten nachgewiesen werden. Freies Kalzium hat vielfältige Funktionen, denn es ist wichtig für die richtige Funktion der Muskeln (es verhindert Muskelkrämpfe), des Gehirns und viele andere wichtige Aufgaben. Kalzium ist für die Lebensfähigkeit jeder Zelle unverzichtbar.

Die Rolle von Milch und Milchprodukten als wichtige Quellen für Kalzium (vergleichsweise wertvolle Quellen sind Parmesan und Heumilch-Emmentaler und -Bergkäse) und der Zusammenhang mit Knochengesundheit (insbesondere zur Prävention von Osteoporose) ist Gegenstand einer lebhaften Kontroverse, die sich auf verschiedene Aspekte erstreckt. Zweifellos sind Milchprodukte gute Kalziumquellen, aber die Notwendigkeit ihres Konsums für die Knochengesundheit wird von einigen Wissenschaftlern und Wissenschaftlerinnen infrage gestellt, da einige Studien zeigen, dass diese insbesondere durch die darin enthaltene Arachidonsäure entzündungsfördernd sein können. Es gibt aber auch wertvolle pflanzliche Kalziumquellen, mit denen du den Tagesbedarf decken kannst: Hierzu gehören grünes (Wild-)Gemüse (Brennnessel, Kresse, Grünkohl, Brokkoli, Fenchel, Rucola, Spinat), Nüsse, Mandeln, Samen (Mohn, Sesam), Hülsenfrüchte (Sojabohnen, Kichererbsen), Haferflocken und kalziumreiches Mineralwasser (> 300 mg/l).

Aus Korallenriffen gewonnenes Kalzium ist ebenfalls eine gute Quelle, da es noch über weitere Mineralien und Spurenelemente verfügt. Bitte achte bei der Wahl der Präparate auf nachhaltige Quellen.

ERGEBNISSE AUS STUDIEN UND ERFAHRUNGSBERICHTEN

- **Erhöhter Bedarf** besteht bei Stress, Sport, vermehrtem Schwitzen und körperlicher Arbeit, Fastenkuren und häufigen Diäten, Nierenerkrankungen, Knochenbrüchen sowie Hormonumstellung in der **Menopause**. Ab einem **Alter** von 50 Jahren wird sowohl bei Männern und insbesondere bei Frauen eine erhöhte Kalziumzufuhr empfohlen, um den physiologischen Knochenverlust zu reduzieren.
- Kalzium und **Vitamin D** (siehe auch Seite 181) wirken synergistisch. Vitamin D unterstützt die Aufnahme von Kalzium im Darm und den Einbau in die Knochen. Eine Kalziumeinnahme ohne Vitamin-D-Supplementierung ist selten zielführend.
- **Magnesium** (siehe Seite 167) und Kalzium sind physiologische Gegenspieler. Sie koordinieren das Zusammenziehen und Erschlaffen der Muskulatur. Ein Magnesiummangel kann daher den Kalziumhaushalt negativ beeinflussen.
- Sowohl ein Mangel als auch ein Überschuss an Kalzium kann zu Herzrhythmusstörungen, Herzinsuffizienz und anderen Herz- und Gefäßproblemen führen. Im Zweifel solltest du dich durch einen Arzt oder eine Apothekerin beraten lassen.
- Mehrere ungünstige Ernährungsfaktoren können dazu führen, dass dem Körper Kalzium entzogen wird. Ein erhöhter Phosphorgehalt (Spitzenreiter sind Schmelzkäse, Hartkäse, texturiertes Sojaeiweiß, Softdrinks) in der Nahrung, Ballaststoffe, oxalsäurereiche Nahrung (Spinat, Rhabarber, Spargel), Wurst (insbesondere vom Schwein), Alkohol, übermäßiger Kaffee- und Teekonsum (schwarzer Tee) und eine ungesunde Säure-Basen-Balance können die Aufnahme von Kalzium hemmen oder dessen Ausscheidung erhöhen.
- Ein Kalziummangel führt zu **Muskelkrämpfen** (insbesondere Mittelfuß und -hand), schlechter Zahnsubstanz, Abnahme der Knochendichte an Hüfte und Wirbelsäule, Neigung zu Knochenfrakturen, Osteoporose und zu einer erhöhten Blutungsneigung.

Dosierung: D-A-CH-Referenzwerte: 1000–1200 mg täglich

Einnahme: Um die Bioverfügbarkeit zu erhöhen, sollte die Dosierung der Einzeldosis auf 500 mg beschränkt werden.

Wechselwirkungen: Kalzium beeinflusst die Aufnahme und Verwertung von Antazida, Glukokortikoiden, Antibiotika, Eisen, Zink und weiteren Arzneimitteln.

Nebenwirkungen: selten leichte Magen-Darm-Beschwerden

Gegenanzeigen: Knochenmetastasen, Nebennierenüberfunktion, Hyperkalzämie, Überdosierung mit Vitamin D

Hinweise: Kalziumkarbonat ist relativ günstig, wird aber vom Körper nur schwer aufgenommen. Organische Kalziumsalze wie Citrate, Glukonate und Laktate sind besser bioverfügbar.

Fertigpräparate: Pure Encapsulations Calcium Calciumcitrat Kapseln (pro medico), Frubiase Calcium T Trinkampullen (Stada), Sango Koralle Kapseln (Sunday Natural)

L-CARNITIN

L-Carnitin (manchmal auch Levocarnitin genannt) ist eine Substanz, die im Wesentlichen aus den beiden essenziellen Aminosäuren L-Methionin und L-Lysin gebildet wird. Etwa 90 % des Carnitinbedarfs kann der Körper aus Nahrung decken, rund 10 % erzeugt er selbst.

Am höchsten ist der Anteil an L-Carnitin in rotem Fleisch: Schaf, Rind, Wild und Innereien enthalten besonders hohe Mengen. Auch Milchprodukte und Geflügel liefern Carnitin, aber in geringeren Mengen. Pflanzen enthalten nur Spuren von L-Carnitin. Bei Vegetariern und Veganerinnen besteht theoretisch ein erhöhtes Risiko für einen Carnitinmangel, aber man geht inzwischen davon aus, dass diese L-Carnitin effektiver aus der Nahrung ziehen und die Eigenproduktion deutlich erhöht ist.

Im Körper ist L-Carnitin an verschiedenen biochemischen Vorgängen beteiligt. Seine wesentliche Aufgabe ist jedoch der Transport langkettiger Fettsäuren in die Mitochondrien (die Kraftwerke der Zellen) hinein, dem Ort der Fettverbrennung, an dem sie zu Energie umgesetzt werden. Dieser Prozess findet vor allem in der Muskulatur statt.

ERGEBNISSE AUS STUDIEN UND ERFAHRUNGSBERICHTEN

- Mehrbedarf haben Risikogruppen wie Veganer und Vegetarierinnen oder auch Menschen mit Stoffwechsel- und anderen Grunderkrankungen wie **Leber- und Nierenerkrankungen,** Nebennierenrindeninsuffizienz, **Altersherz, Arteriosklerose, KHK.**
- Erhöhter Bedarf besteht bei Sportlerinnen und Sportlern. Diese können mit einer Carnitingabe Mangelerscheinungen vermeiden und Muskelschwäche vorbeugen.
- Bei systemischen Erkrankungen mit Abbaustoffwechsel wie Krebserkrankungen können die Carnitinspeicher durch Mobilisierung von Muskelprotein entleert werden.
- Im Alter nimmt die Fähigkeit der Eigensynthese von L-Carnitin ab, was auch zu einer verminderten Energiegewinnung auf Zellebene führt. Studien konnten belegen, dass die Supplementierung mit L-Carnitin in Kombination mit Alpha-Liponsäure die Energieproduktion wieder auf ein normales Niveau bringen kann. Menschen ab der Lebensmitte könnten somit von einer Supplementierung mit L-Carnitinpräparaten profitieren.
- Insbesondere in Kombination mit weiteren Vitalstoffen wie L-Arginin und Niacin kann L-Carnitin zur Verbesserung der **erektilen Dysfunktion** beitragen.
- Weitere positive Effekte: Nach L-Carnitin-Gaben wurden auch im Hinblick auf den **Blutfettstoffwechsel** (Gesamtcholesterinspiegel, LDL-Senkung und HDL-Erhöhung) und den Blutzuckerspiegel bessere Werte beobachtet. Auch bei **Übergewicht** kann sich L-Carnitin positiv auswirken. Der Gewichtsverlust ist aber nur moderat; als Fatburner kann man L-Carnitin nicht bezeichnen.

Dosierung: Der Tagesbedarf wird auf 50–300 mg geschätzt.

Einnahme: Diese sollte tagsüber vor oder zu den Mahlzeiten erfolgen, am Abend kann durch die Einnahme der Schlaf gestört werden.

Wechselwirkungen: Bestimmte Antibiotika, die Anthrazykline, können die Carnitinaufnahme komplett hemmen. Wechselwirkungen mit herzwirksamen Medikamenten und Schilddrüsenhormonen sind möglich.

Nebenwirkungen: In sehr seltenen Fällen haben Patientinnen und Patienten nach der Einnahme über Magen-Darm Störungen berichtet.

Hinweise: Die Einnahme sollte nur bei Mangel erfolgen, da eine zu hohe Dosierung über einen längeren Zeitraum das Herz und die Arterien schädigen sowie die körpereigene Produktion hemmen kann.
Fertigpräparate: Biocarn Sirup (Medice Arzneimittel Pütter), Pro Carnitin (Tsso)

MAGNESIUM

Magnesium ist ein richtiger Allrounder und ein extrem wichtiges Mineral. Es ist Aktivator von über 300 enzymatischen Reaktionen und spielt eine zentrale Rolle für die Muskel- und Nervenfunktion, den Energiestoffwechsel, die Knochengesundheit und vieles mehr. Schätzungen zufolge sind rund 50 % der Bevölkerung mangelversorgt, bei Menschen ab der Lebensmitte vermutlich noch mehr.

Der Körper eines Erwachsenen enthält etwa 20–30 g Magnesium, wovon sich 50–60 % in den Knochen, 25 % in den Muskeln und der Rest in Weichgeweben und Körperflüssigkeiten befindet. Da der Körper Magnesium nicht selbst herstellen kann, muss es regelmäßig über die Nahrung aufgenommen werden. Besonders gute Nahrungsquellen sind Vollkornprodukte, Hafer, und Hülsenfrüchte (Saubohnen, Linsen), Paranüsse, Erdnüsse, Samen, Kakao, dunkle Schokolade, Wildreis sowie magnesiumreiche Mineralwässer. Eine einseitige Ernährung von magnesiumarmen Nahrungsmitteln wie Weißbrot und Süßspeisen kann einen negativen Einfluss auf den Magnesiumhaushalt haben.

Magnesium wird nicht als Reinsubstanz, sondern in Form von Magnesiumverbindungen im Handel angeboten. Von Kapseln über Tabletten, Formulierungen zum Auflösen bis hin zu Direktpräparaten. Sie enthalten unterschiedliche Magnesiumsalze und anorganische und organische Verbindungen. Die richtige Produktwahl hängt von verschiedenen Faktoren ab.

ERGEBNISSE AUS STUDIEN UND ERFAHRUNGSBERICHTEN

- Magnesium leistet einen wertvollen Beitrag bei **Stress** und um die **Nerven** zu stärken, denn es kann Stresshormone wie Cortisol regulieren und stabilisiert die Reizweiterleitung der Nerven. Zudem hat Magnesium eine wichtige Rolle bei der Regulierung der Stimmung und kann bei **depressiven Verstimmungen** und **Stimmungsschwankungen** helfen.
- Bei stressbedingtem **Kopfschmerz**, zur Vorbeugung und einem leichteren **Migräne**verlauf ist Magnesium unerlässlich. Dosierungen bis zu 1000 mg sind möglich, vorzugsweise als Magnesiumcitrat.
- Magnesium kann eine natürliche **Einschlafhilfe** sein und dazu beitragen, dass dein Körper zur Ruhe kommt. Das Mineral verstärkt die Wirkung von GABA, einem Botenstoff, der beruhigt, entspannt und die Schlafqualität verbessert. Einnahme am besten als Citrat in den Abendstunden.
- Kann die **Gedächtnisleistung** verbessern, da es die Aktivität von Neurotransmittern im Gehirn beeinflusst und zudem einen positiven Effekt auf die Schaltstelle zwischen Kurz- und Langzeitgedächtnis hat.
- Bei Herz-Kreislauferkrankungen (Arteriosklerose, Herzinsuffizienz, **Altersherz, Bluthochdruck, Koronare Herzkrankheit**) besteht erhöhter Bedarf. Einnahme vorzugsweise als Magnesiumorotat, -aspartat oder -taurat). Bei Herzrhythmusstörungen sind Magnesium und Kalium meist eine sinnvolle Ergänzung (zum Beispiel Tromcardin).
- Magnesium stärkt die Knochen und ist daher ein toller Stoff zur **Osteoporose**prophylaxe und -therapie und daher nach den **Wechseljahren** bedeutsam. Einnahme vorzugsweise als Citrat.
- Erhöhter Bedarf bei **Leistungssport** (vor allem Ausdauersportarten). Dosierungen bis zu 600 mg täglich sind möglich, vorzugsweise als Magnesiumorotat (magnerot Classic N). Einreibungen auf verspannte Muskeln mit transdermalem Magnesium (Magnesiumgel Intensiv, Marktapotheke Greiff).
- Bei **Verstopfung** haben sich Magnesiumcitrat und Magnesiumoxid als besonders wirksam erwiesen. Magnesiumcitrat ist gut bioverfügbar und wirkt stark abführend. Magnesiumoxid ist weniger gut bioverfügbar, wirkt aber ebenfalls osmotisch und kann bei Verstopfung helfen.

- Diäten können zu einem Absinken des Magnesiumspiegels im Blut führen und damit den Magnesiumbedarf erhöhen.
- Magnesium ist ein Schlüsselelement für das korrekte Funktionieren der Insulinrezeptoren und daher wichtig bei der Behandlung von Diabetes mellitus. Einnahme vorzugsweise als Magnesiumorotat oder Magnesiumcitrat.

Dosierung: 300 bis 500 mg täglich oral. Lokale Anwendung auf die Haut: Bei akuten Schmerzen 15 bis 20 Sprühstöße Magnesiumöl täglich auf die Haut aufbringen und mit kreisenden Bewegungen einreiben.
Einnahme: unabhängig von den Mahlzeiten, vorzugsweise am Abend
Wechselwirkung: es gibt Hinweise, dass Zink und Magnesium miteinander konkurrieren, wenn sie gleichzeitig eingenommen werden. Mit bestimmten Arzneimitteln gibt es Interaktionen, beispielsweise Herzglykosiden, Diuretika, MTX, Antazida
Nebenwirkungen: Magen-Darm-Beschwerden wie weiche Stühle, insbesondere bei Überdosierung
Gegenanzeigen: schwere Niereninsuffizienz
Hinweis: Magnesium wird intrazellulär gespeichert. Normale Serumkonzentrationen schließen einen Magnesiummangel nicht aus.
Handelspräparate: Dr. Böhm® Magnesium 50 plus Dragees, magnesium-Loges vario 100 (Dr. Loges), Siebensalz Magnesium Komplex (Biogena), Magnesiumcitrat (Pure Encapsulations)

OMEGA-3-FETTSÄUREN

Omega-3-Fettsäure ist der Oberbegriff für drei langkettige Fettsäuren: Eicosapentaensäure (EPA), Docosahexaensäure (DHA) sowie Alpha-Linolensäure (ALA). Der Körper kann diese nicht selbst herstellen, weshalb wir sie über die Nahrung zuführen müssen. Die zahlreichen positiven Wirkungen auf den menschlichen Körper sind mittlerweile durch wissenschaftliche Studien belegt.

Zwar ist bereits seit Jahrzehnten bekannt, dass wir auf Dauer ohne diese Fettsäuren krank werden, dennoch nehmen wir durchschnittlich zu wenig dieser wertvollen Fettsäuren zu uns. Das Mengenverhältnis von Omega-6-

(enthalten in Paranuss, Pinien- und Sonnenblumenkernen sowie Schweinefett) zu Omega-3-Fettsäuren sollte bei etwa 5:1 bis 1:1 liegen, fällt aber in der heutigen westlichen Ernährung in der Regel deutlich ungünstiger aus (10:1 bis 20:1 oder mehr).

DHA und EPA sind z.B. in fetten Fischen wie Lachs, Sardine, Makrele, Hering sowie in Mikroalgen, die ALA in Leinsamen, Hanfsamen, Avocado, Nüssen, Portulak und Speiseölen (Lein-, Raps-, Walnussöl). Durch einen Stoffwechselprozess im Körper kann pflanzliche ALA (wenn auch nur begrenzt) zu EPA umgewandelt werden.

Den Empfehlungen der DGE zufolge erreichen wir den Tagesbedarf durch 1 TL Leinöl, 1,5 EL Rapsöl oder 300 g Makrele. Wer den Bedarf nicht über die Nahrung decken kann, kann zu Omega-3-Präparaten greifen.

ERGEBNISSE AUS STUDIEN UND ERFAHRUNGSBERICHTEN

- Erhöhter Bedarf besteht im **Alter** und bei Sportbelastung. Für die gesunde Funktion jeder einzelnen Zelle ist eine ausgeglichene Fettsäurezusammensetzung ein wichtiger Faktor. Studien deuten darauf hin, dass Omega-3-Fettsäuren den Alterungsprozess verlangsamen und das Risiko für verschiedene Krankheiten reduzieren können.
- Omega-3-Fettsäuren werden zur Unterstützung aller entzündlichen Prozesse gebraucht, da sie die Bildung entzündungsfördernder Eicosanoide reduzieren und deshalb bei Krankheiten wie **Arthrose, rheumatoider Arthritis**, Allergien, Multipler Sklerose oder Bronchitis und COVID-19 hilfreich sind.
- Bei **Krampfadern** entstehen Entzündungsprozesse, die Omega-3-Fettsäuren hemmen. Es gibt Hinweise, dass Omega-3-Fettsäuren Blutgerinnseln und Thrombosen vorbeugen können.
- Autoimmunologische Prozesse (wie bei Hashimoto-Thyreoiditis oder chronisch entzündlichen Darmerkrankungen) kann die Omega-3-Fettsäure vermutlich nicht umkehren, aber den Entzündungsprozess und damit weitere Schäden möglicherweise verzögern.
- Bei chronisch degenerativen Erkrankungen (Diabetes mellitus vom Typ 1 und Typ 2, **Fettleber,** Makuladegeneration) sowie bei Krebserkrankungen sollte das Verhältnis von Omega-6- zu Omega-3-Fettsäuren optimiert werden.

- Auch auf die psychische Gesundheit, insbesondere bei **Depressionen**, Demenz, Alzheimer, Morbus Parkinson und Aufmerksamkeitsdefizit-/Hyperaktivitätsstörung (ADHS), können Omega-3-Fettsäuren positiv wirken, da sie die Entwicklung von Gehirn und Nervenzellen sowie die Bildung von Neurotransmittern wie Dopamin und Serotonin fördern.
- Bei **Fettstoffwechselstörungen** führen Omega-3-Fettsäuren zu einer Senkung der Triglyzeride im Blut, gleichzeitig erhöhen sie moderat das HDL, also das »gute« Cholesterin. Omega-3-Fettsäuren bremsen die Cholesterinherstellung eher.
- Beim **Abnehmen** und bei **Übergewicht** können Omega-3-Fettsäuren eine unterstützende Rolle spielen. Sie können den Stoffwechsel beschleunigen sowie die Fettverbrennung und das Sättigungsgefühl fördern.
- In Zeiten hormoneller Veränderungen wie in den **Wechseljahren** sorgen Omega-3-Fettsäuren ganz allgemein für Wohlbefinden.
- Omega-3-Fettsäuren gelten als besonders gesund für das Herz und den Kreislauf und können zur besseren Kontrolle des **Blutdrucks** bei **Arteriosklerose**, **Altersherz**, Arrhythmien, **KHK** oder Nachsorge nach einem Herzinfarkt beitragen, da sie unter anderem Gefäßablagerungen verlangsamen. Dabei ist der blutdrucksenkende Effekt bei Omega-3-Fettsäuren aus Fischen stärker ausgeprägt als bei jenen aus Pflanzen (beispielsweise Leinöl).
- Bei Hauterkrankungen wie Akne, Schuppenflechte und Neurodermitis stärken Omega-3-Fettsäuren die Hautbarriere und können damit die Symptome dieser Erkrankungen reduzieren.

Dosierung: 0,5–1 g EPA/DHA täglich

Einnahme: vorzugsweise zu den Mahlzeiten

Wechselwirkungen: bei hoch dosierter Einnahme mit Vitamin-K-Antagonisten. Bei der Einnahme von Kortison ist es wichtig, Rücksprache mit der Ärztin oder dem Arzt zu halten, da es Wechselwirkungen geben kann.

Nebenwirkungen: Bei Einnahme von Kapseln sind Aufstoßen und Fischgeschmack im Mund möglich.

Gegenanzeigen: akute Pankreatitis, Leberzirrhose, akute Gerinnungsstörungen

Hinweis: Hoch dosierte Omega-3-Produkte können ab einer Dosierung von mehr als 2 g die Wirkung von Blutverdünnern beeinflussen. Informiere deshalb deinen Arzt beziehungsweise deine Ärztin über die Einnahme. Vor geplanten Operationen sollten keine hoch dosierten Präparate mit Omega-3-Fettsäuren eingenommen werden.

Fertigpräparate: Omega3-loges (Dr. Loges), Omega 3 Komplex EPA 400 mg + DHA 225 mg aus Algen (Sunday Natural), Nature Love Omega 3 Fischöl (Tauron Ventures)

RESVERATROL UND OLIGOMERE PROANTHOCYANIDINE

Ausgelöst durch das sogenannte französische Paradoxon stehen Resveratrol und oligomere Proanthocyanidine (OPC) seit rund drei Jahrzehnten im Fokus der Wissenschaft. Das französische Paradoxon beschreibt den Umstand, dass trotz der als fettreich geltenden französischen Küche und vergleichsweise hohem Alkoholkonsum die Menschen in Frankreich seltener an Herz-Kreislauf-Erkrankungen leiden als beispielsweise in Deutschland, Großbritannien oder Amerika.

OPC und Resveratrol sind sekundäre Pflanzenstoffe – genauer gesagt Polyphenole. Die gesunden Pflanzenstoffe kommen unter anderem in roten Trauben in hoher Konzentration vor. OPC findet man vor allem in den Kernen der Trauben oder im Grünen Tee. Es zählt zu den stärksten Antioxidanzien und hat einen stark hemmenden Einfluss auf die Entstehung freier Sauerstoffradikale. Resveratrol findet man dagegen in der Schale von roten Trauben (am reichhaltigsten sind Cabernet Sauvignon und Pinot noir), in Beeren und Erdnüssen. Es hat eine ausgeprägte antientzündliche Wirkung.

Da bei der Herstellung von Rotwein die Trauben mitsamt der Schale vergoren werden, ist Rotwein ein guter Lieferant für diese sekundären Pflanzenstoffe. Höher als 0,1 l täglich bei Frauen und 0,2 l bei Männern sollte der Konsum von Rotwein jedoch nicht ausfallen.

ERGEBNISSE AUS STUDIEN UND ERFAHRUNGSBERICHTEN

- Resveratrol hat eine ausgeprägte antioxidative, antientzündliche und herzschützende Wirkung. OPC und Resveratrol verhindern Ablagerungen in den Arterien, dadurch lagert sich weniger Cholesterin an den Innenwänden der Blutgefäße ab, zudem haben sie einen gefäßweitenden Effekt und hemmen die Verklumpung von Blutplättchen. Dies dient dem Schutz des Herz-Kreislauf-Systems. Vorgebeugt wird insbesondere der Entstehung von **Arteriosklerose** und **Fettstoffwechselstörungen** sowie der oxidativen Zersetzung von Fetten durch freie Radikale. Dieser Prozess kann zu Zellschäden führen.
- Zur Prävention und Therapie von **Bluthochdruck** und den damit verbundenen Erkrankungen sind ebenfalls sowohl Resveratrol als auch OPC relevant.
- Studien geben Hinweise, dass OPC und Resveratrol bei der Prävention und Therapie von **Übergewicht**, Augenerkrankungen (Glaukom), Diabetes mellitus, Krebserkrankungen und neurodegenerativen Erkrankungen (Alzheimer) einen hohen Stellenwert haben.
- OPC wird auch als Kosmetik von innen bezeichnet, weil es die Kollagen- und Elastinproduktion der Haut steigert. Viele Studien deuten darauf hin, dass OPC eine lichtbedingte Hautalterung (Falten, trockene Haut), Pigmentstörungen (Überpigmentierung, Sommersprossen) und Hautschädigungen durch Sonnenbrand und UV-Licht reduzieren kann.

Dosierung: Resveratrol: 50–500 mg, OPC: 150–300 mg täglich

Einnahme: idealerweise zu einer Mahlzeit, vorzugsweise morgens oder mit der größten Mahlzeit des Tages

Wechselwirkungen: keine bekannt

Nebenwirkungen: Bei Einnahme von Gerinnungshemmern sollte die Anwendung aufgrund der blutverdünnenden Eigenschaften mit dem Arzt oder der Ärztin besprochen werden.

Hinweise: Bei Überdosierung können Magen-Darm-Beschwerden wie Durchfälle und Bauchschmerzen auftreten. Deshalb können Zubereitungen aus der Küche eine geeignetere Option sein.

Fertigpräparat: OPC Resveratrol Formula (Biogena)

SELEN

Selen (von griech. »selene« = Mond) wird nur in Spuren benötigt, ist aber unerlässlich für zahlreiche biologische Prozesse im Körper. In vielen Teilen Europas sind die Böden selenarm und entsprechend auch die Pflanzen, die darauf wachsen. Aus diesem Grund wird in der Europäischen Union seit vielen Jahren das Tierfutter mit Selen angereichert.

Steinpilze und Kokosnüsse können Selen besonders gut speichern und sind neben Paranüssen die Spitzenreiter natürlicher Selenquellen. Eine Paranuss enthält rund 70–90 Mikrogramm Selen – damit decken zwei Paranüsse den täglichen Selenbedarf eines Erwachsenen. Da Paranüsse von Natur aus höhere Mengen an radioaktiven Stoffen (insbesondere Radium) enthalten, warnt das Bundesamt für Strahlenschutz vor übermäßigem Verzehr. Die Tagesdosis von zwei Paranüssen zur Deckung des Selenbedarfs gilt aber als unbedenklich.

Knoblauch, Vollkorngetreide, Haferflocken, Hülsenfrüchte und Nüsse und Samen (Senfsaat) sind ebenfalls gute Selenlieferanten. Tierische Lebensmittel gelten aufgrund der Selenanreicherung des Tierfutters als zuverlässige Selenquellen.

ERGEBNISSE AUS STUDIEN UND ERFAHRUNGSBERICHTEN

- Für die Funktion und Gesundheit der **Schilddrüse** ist Selen von zentraler Bedeutung. Es ist Bestandteil vieler Enzyme, welche die Schilddrüsenhormone Thyroxin (T_4) und Trijodthyronin (T_3) aktivieren oder deaktivieren. Bei Menschen über dem 50. Lebensjahr nimmt die Schilddrüsenfunktion häufig ab.
- **Haare** und Nägel gelten als Spiegel unserer Gesundheit und sind für viele Menschen wichtige Schönheitsmerkmale. Selen sorgt zusammen mit anderen Elementen wie Zink und Biotin für deren Gesunderhaltung.
- Bei Selenmangel können Immun- und Entzündungsreaktionen aus dem Ruder laufen: Ein gut funktionierendes **Immunsystem** ist also von Selen abhängig. Zu wenig Selen kann die Aktivität der T-Helfer-Zellen und natürlichen Killerzellen negativ beeinflussen.

- Als Radikalfänger und Antioxidans trägt das Spurenelement zum Schutz vor Schäden durch Sauerstoffradikale und somit vor **oxidativem Stress** bei.
- Selen ist in der Lage, den Körper vor schädigenden Schwermetallen wie Blei, Cadmium und Quecksilber zu schützen. Selen geht mit den Schwermetallen einen schwerlöslichen, biologisch inaktiven Selenid-Eiweiß-Komplex ein und macht Schwermetalle so unschädlich.
- Bei Frauen in den **Wechseljahren** kann ein Selenmangel die typischen Wechseljahressymptome verstärken.
- Insgesamt fördert Selen die Fruchtbarkeit und sorgt als Antioxidans für eine gute Durchblutung, was bei **nachlassender Libido** der Frau und beim Mann bei **Potenzstörungen** und **gutartiger Prostatavergrößerung** hilfreich sein kann.
- Mehrbedarf besteht bei Grunderkrankungen wie **rheumatoider Arthritis**, Asthma bronchiale, **Arteriosklerose**, **Altersherz**, Hashimoto-Thyreoiditis, chronisch entzündlichen Darmerkrankungen, Krebserkrankungen sowie nach Herzinfarkt.
- Risikogruppen, die zu einer Selenunterversorgung neigen, sind strenge Veganer und Vegetarierinnen, Sportler, Menschen in Belastungssituationen (Stress) und mit chronischen Verdauungsstörungen, starken Durchfällen oder Nierenerkrankungen.

Dosierung: D-A-CH-Referenzwerte: 60 µg (Frauen), 70 µg (Männer) täglich. Eine tägliche Zufuhr von bis zu 300 µg Selen für Erwachsene gilt laut der Europäischen Behörde für Lebensmittelsicherheit (EFSA) als sicher.

Einnahme: zu jeder Tageszeit, vorzugsweise zusammen mit einer Mahlzeit

Wechselwirkungen: Protonenpumpenhemmer, Zytostatika, Diuretika, Kortikoide sowie Zink führen zu einem Abfall oder einer Verschlechterung der Aufnahme von Selen.

Nebenwirkungen: Bei Einnahme entsprechend den Dosierungsempfehlungen sind keine unerwünschten Wirkungen bekannt.

Hinweis: Die gleichzeitige Einnahme von Selen und Vitamin C sollte vermieden werden, da hierdurch die optimale Verfügbarkeit beeinträchtigt werden kann.

Fertigpräparate: Cefasel 100/200 µg (Cefak), selen-Loges 50/100/200 µg (Dr. Loges), hypo-A Selen plus Acerola (hypo-A)

VITAMIN-B-KOMPLEX

Manchmal brauchen wir echte Teamplayer. Acht B-Vitamine bilden eine Gruppe von wasserlöslichen Vitaminen – den Vitamin-B-Komplex. Dieser setzt sich aus folgenden Vitaminen zusammen: Vitamin B_1 (Thiamin), Vitamin B_2 (Riboflavin), Vitamin B_3 (Niacin), Vitamin B_5 (Pantothensäure), Vitamin B_6 (Pyridoxin), Vitamin B_7 (Biotin), Vitamin B_9 (Folsäure) und Vitamin B_{12} (Cobalamin). Zwar sind sie chemisch unterschiedlich zusammengesetzt, sie wirken aber zusammen im Verbund und sind aufeinander angewiesen, weshalb die Einnahme eines Vitamin-B-Komplexes statt der einzelnen B-Vitamine sinnvoll sein kann.

Für uns Menschen sind B-Vitamine lebensnotwendige Stoffe, denn eine gesunde menschliche Darmflora kann nur Spuren von B-Vitaminen produzieren, die den täglichen Bedarf längst nicht decken. Obendrein können wir die meisten B-Vitamine nicht speichern.

Als Bestandteil von Nahrungsmitteln kommen die einzelnen B-Vitamine überwiegend gemeinsam vor. Fleisch, Fisch, Eier, Milch, Hülsenfrüchte, Vollkornprodukte und grünes Blattgemüse sind gute natürliche Quellen für B-Vitamine. Menschen, die sich rein pflanzlich ernähren, riskieren eine Unterversorgung mit Vitamin B_{12}, da nur tierische Produkte eine zuverlässige Vitamin-B_{12}-Quelle darstellen.

ERGEBNISSE AUS STUDIEN UND ERFAHRUNGSBERICHTEN

- Die Vitamine der B-Gruppe sind für alle Körperfunktionen unerlässlich, aber insbesondere sind sie ein körperlicher und geistiger Wachmacher. Bereits ab einem **Alter** von 50 Jahren verschlechtert sich die Aufnahme einiger B-Vitamine; einen erhöhten Bedarf haben auch sportlich Aktive oder Personen auf Diät.
- B-Vitamine sind für die Regeneration und das Wachstum der Nerven unerlässlich. Sie beeinflussen die kognitive Leistung, die Stimmung und das Gedächtnis. Ein Mangel kann daher zu einem geschwächten Nervenkostüm, **Konzentrations- und Gedächtnisschwäche** führen.
- Alle B-Vitamine haben mit der Energieversorgung des Körpers zu tun, das heißt mit der Gewinnung von »Brennstoffen«. Sie erfüllen

wichtige Aufgaben im Eiweiß-, Kohlenhydrat- und Fettstoffwechsel, sind essenziell für die Blutbildung und die Energiegewinnung und wirken an der Produktion von Hormonen und anderen wichtigen Botenstoffen im Körper mit. Ein Mangel an B-Vitaminen führt immer zu Leistungsabfall, Energielosigkeit und Müdigkeit.

- Gerade bei Belastung und **Stress** brauchen wir gute Nerven und Energie. B-Vitamine haben dabei wie beschrieben einen besonderen Stellenwert, was beispielsweise beim **Altersherz** bedeutsam ist.
- B-Vitaminen, insbesondere den Vitaminen B_6 und B_{12}, kommt eine wichtige Funktion bei der Produktion von Neurotransmittern zu, welche die Stimmung und Gehirnfunktionen beeinflussen. Ein Mangel an diesen Vitaminen kann mit **depressiven Verstimmungen** und **Stimmungsschwankungen** in Verbindung stehen.
- Insbesondere Vitamin B_6, Folsäure und Vitamin B_{12} haben Einfluss auf die sexuelle Gesundheit, da sie sowohl die Blutzirkulation als auch die Hormonproduktion beeinflussen. **Wechseljahresbeschwerden, Erektionsstörungen** oder **verminderte Libido** können daher in Zusammenhang mit einem Mangel an B-Vitaminen stehen.
- Insbesondere Vitamin B_6, Folsäure (Vitamin B_9) und Vitamin B_{12} werden für den Abbau von Homocystein benötigt. Erhöhte Werte im Blut sind ein Risikofaktor für **Arteriosklerose, Bluthochdruck** und damit verbundene Herz-Kreislauf-Erkrankungen wie Herzinfarkt und Schlaganfall. Auch Menschen mit **Krampfadern** sollten daher auf eine gute Versorgung mit B-Vitaminen achten.
- B-Vitamine können insbesondere bei neuropathischen Schmerzen – also Schmerzen, die durch Schädigung oder Fehlfunktion des Nervensystems, wie sie bei Diabetes mellitus oder Gürtelrose vorkommen – unterstützend wirken. Diese zeigen sich als Brennen, Taubheitsgefühle, Kribbeln, starke Empfindlichkeit gegenüber Berührung, Kälte oder Ameisenlaufen. Außerdem helfen B-Vitamine bei der Regeneration geschädigter Nervenfasern.
- B-Vitamine, insbesondere Biotin (Vitamin B_7), Pantothensäure (Vitamin B_5), Folsäure (Vitamin B_9) und Vitamin B_{12}, können bei **Haarausfall** helfen.

Dosierung: nach Packungsbeilage

Einnahme: Da B-Vitamine leicht anregend auf den Körper wirken, empfiehlt sich eine Einnahme am Morgen.

Wechselwirkungen: Es sind keine Wechselwirkungen bekannt, auch nicht bei Langzeitanwendung.

Nebenwirkungen: B-Vitamine sind wasserlöslich, was bedeutet, dass der Körper überschüssige B-Vitamine über den Urin ausscheidet. Somit ist es sehr unwahrscheinlich, dass eine Überdosierung entstehen kann.

Hinweise: Flavin, enthalten in Vitamin B_2, wird als orange-gelber Farbstoff über den Urin wieder ausgeschieden, sodass sich der Urin entsprechend verfärben kann.

Fertigpräparate: Vitamin B-Loges komplett (Dr. Loges), Vitamin B_2 Riboflavin 100 mg KAL Tabletten (Supplementa), Homocystein Komplex Bioaktiv (Sunday Natural)

VITAMIN C

Vitamin C, ein wasserlösliches Vitamin, gilt als Booster für das Immunsystem und Allroundgenie unter den Vitaminen. Chemisch gesehen handelt es sich beim Vitamin C um L-Ascorbinsäure. Der Name wurde abgeleitet von dem Ausdruck »Anti-Skorbut-Säure«. Unser Körper kann die L-Ascorbinsäure als Vitamin C nutzen. Für Vitamin C gibt es keine nennenswerten Speicher. Nach 2–6 Wochen ohne Vitamin C sind die körpereigenen Reserven aufgebraucht.

In roter Paprika, Brokkoli, Rotkraut, Papayas, Kiwis und (Wild-)Früchten (Acerola-Kirsche, Schwarzer Johannisbeere, Sanddorn, Hagebutten) steckt jede Menge Vitamin C. Wer will, kann natürlich auch einen Vitamin-C-Smoothie aus verschiedenen Obst- und Gemüsesorten selbst zusammenmixen. Unser Körper freut sich über eine Extraportion Vitamin C in der täglichen Ernährung, die vorbeugend gegen eine Vielzahl von Erkrankungen hilft.

Wer den Bedarf nicht über die Nahrung decken kann, sollte auf Supplemente zurückgreifen. Es gibt sie in verschiedenen Formen, etwa als Tabletten, Kapseln oder Pulver. Beispielsweise wird liposomales Vitamin C besonders gut aufgenommen, gepuffertes Vitamin C ist magenschonend, und natürliche Quellen wie Acerola- oder Hagebuttenpulver punkten durch weitere Vitalstoffe.

ERGEBNISSE AUS STUDIEN UND ERFAHRUNGSBERICHTEN

- Eine gute Versorgung mit Vitamin C ist ein wichtiger Baustein für ein funktionierendes **Immunsystem**. Das Vitamin führt zu einer gesteigerten Bildung von Antikörpern und aktiviert Immunzellen wie die Leukozyten (weiße Blutkörperchen). Diese sind maßgeblich an der Abwehr von Viren und Bakterien beteiligt.
- Auch chronische Entzündungsreaktionen können durch Vitamin C gebremst werden. Durch eine Zufuhr von 500 mg Vitamin C täglich kann der CRP-Wert im Blut um rund 25 % gesenkt werden.
- Indem es als Antioxidans freie Radikale bindet, schützt Vitamin C die Haut vor UV-Schäden und damit vor vorzeitigem Altern, Hyperpigmentierung und dunklen Flecken. Es spielt eine Rolle beim Aufbau von Kollagen, das für die Festigkeit und Elastizität der Haut verantwortlich ist, und verbessert die Hautstruktur, was zu einem glatteren und ebenmäßigeren Hautbild beitragen kann.
- Die Gehirnleistung, ein gutes **Gedächtnis** und die **Konzentration** sind vom Vitamin C abhängig, denn es ist als Co-Faktor an der Bildung von Neurotransmittern (Adrenalin, Noradrenalin, Serotonin) beteiligt, die dabei helfen, Nervenimpulse zu übertragen.
- Vitamin C und **Stress** stehen im Zusammenhang. Insbesondere bei länger anhaltendem Stress werden hohe Mengen Kortisol freigesetzt. Vitamin C unterstützt indirekt (als Co-Faktor) die körpereigene Regulation der Stresshormone. Ein Vitamin-C-Mangel kann die Stressresistenz reduzieren und zu schnellerer Erschöpfung führen.
- Gelenke, Bindegewebe und Muskeln sind auf eine ausreichende Vitamin-C-Versorgung angewiesen, das für die Kollagenbildung, Struktur und Elastizität dieser Gewebe unerlässlich ist. Bei **Arthrose**, Problemen mit Gefäßwänden oder **Krampfadern** kann Vitamin C entsprechend unterstützend wirken.
- Bei Histaminintoleranz kann Vitamin C helfen, indem es den Histaminabbau unterstützt. Dadurch reguliert es Entzündungsprozesse und andere Entzündungsmarker.
- Allergikerinnen und Allergiker können davon profitieren, Vitamin C bereits einige Zeit vor dem Beginn der Allergiesaison zu sich zu nehmen. Das bereitet den Körper auf den Ansturm der Symptome vor, bevor es richtig losgeht.

- Bei Eisenmangel erhöht Vitamin C die Aufnahme von Eisen im Körper. Aufgrund von Blutverlusten durch starke Menstruation oder aufgrund von Blutspenden kann der Eisenbedarf erhöht sein.
- Vitamin C kann indirekt den **Cholesterinspiegel** beeinflussen, indem es die Gallensäureproduktion fördert, die für den Abbau von Cholesterin wichtig ist.
- Das Schutzvitamin trägt auch wesentlich zur **Entgiftung** der Leber sowie zum Ausscheiden von Medikamenten, Chemikalien und Umweltgiften bei.
- Mehrbedarf haben auch Raucher, Leistungssportlerinnen, chronisch Kranke mit **rheumatoider Arthritis**, **Arthrose**, Herz-Kreislauf-Erkrankungen (**Altersherz**, Arteriosklerose), **Bluthochdruck**, Diabetes mellitus, Osteoporose oder Krebserkrankung. Denn Vitamin C schützt als Antioxidans vor freien Radikalen.
- Vitamin C kann sich positiv auf die **Blasengesundheit** auswirken, insbesondere bei einer Reizblase und der Vorbeugung und Behandlung von **Blasenentzündungen**. Es stärkt das Immunsystem und kann dazu beitragen, schädliche Bakterien in der Blase abzuwehren. Allerdings kann hoch dosiertes Vitamin C bei manchen Menschen Harndrang oder Reizungen auslösen. Antioxidanzien wie Vitamin C sind zudem wichtig bei **gutartiger Prostatavergrößerung**.
- Hoch dosiertes Vitamin C (1000–2000 mg) kann in einigen Fällen durch punktuelle Gaben bei **Verstopfung** unterstützend wirken, vor allem wenn ein Vitamin-C-Mangel vorliegt oder der Stuhl durch eine ausreichende Zufuhr von Vitamin C weicher werden soll.
- Schon länger weiß man, dass die Vitamin-C-Spiegel im Blut von Menschen mit **Übergewicht** niedriger ausfallen als bei Normalgewichtigen. Grundsätzlich steigt der Vitamin-C-Bedarf mit zunehmender Körpermasse an. Ein Mensch, der 80 Kilogramm wiegt, braucht mehr Vitamin C als jemand, der nur 50 Kilogramm wiegt.

Dosierung: Die D-A-CH-Referenzwerte liegen bei rund 100 mg täglich, Raucherinnen und Raucher haben einen höheren Bedarf von rund 150 mg täglich. Viele Expertinnen und Experten raten bei vorliegenden Grunderkrankungen zu Dosierungen bis zu 1000 mg.

Einnahme: Für die Einnahme von Vitamin C gibt es keine zeitliche Empfehlung. Am besten sollte es zu einer Mahlzeit eingenommen werden, da die Einnahme mit Nahrung Magen-Darm-Beschwerden vorbeugt.

Wer abends nach der Vitamin C-Zufuhr einen belebenden Effekt verspürt, der kann die Einnahme auf eine frühere Tageszeit verlegen.

Wechselwirkungen: Vitamin C stört die Aufnahme von Selen; die Einnahme von Vitamin E erhöht den Vitamin-C-Bedarf.

Nebenwirkungen: In hoher Dosierung (ab etwa 3–4 g) kann reine Ascorbinsäure den Magen-Darm-Trakt reizen.

Hinweise: Zu hohe Anreicherungen im Gewebe sind aufgrund der raschen Ausscheidung über die Nieren und der kurzen Halbwertszeit kaum möglich.

Fertigpräparate: Bio Acerola Pulver (Terra Elements), Hagebuttenpulver bio (vom Achterhof), Pure Encapsulations Vitamin C 400 gepuffert (pro medico), Cetebe Vitamin C Retard 500 (Stada Consumer Health)

VITAMIN D_3

Vitamin D ist der Oberbegriff für eine Gruppe fettlöslicher Vitamine, die auch Calciferole genannt werden. Die fettlösliche Substanz ist kein Vitamin im eigentlichen Sinne, sondern seine Wirkweise entspricht der eines hormonellen Botenstoffs, weshalb es auch als Hormonvorstufe bezeichnet wird.

Die wichtigste Form ist Vitamin D_3, das Cholecalciferol. Vitamin D_3 wird in der Haut durch Sonnenlicht (UV-Strahlung) gebildet und über Leber und Nieren in die aktive Form gebracht. Unter sehr guten Bedingungen können bis zu 20000 IE (Internationale Einheiten) täglich in der Haut produziert werden. Bei sehr hoher Sonneinstrahlung findet eine Regulierung der Synthese statt, weshalb eine Sonnenexposition im Gegensatz zu Nahrungsergänzungsmitteln nicht zu einer Vitamin-D-Überdosierung führen kann. Aber nur moderates, gleichmäßiges Sonnen ist empfehlenswert, denn ein Übermaß an UV-Strahlen kann das Hautkrebsrisiko erhöhen.

Nur ein kleiner Teil an Vitamin D_3 kann über die Nahrung aufgenommen werden. Als gute Quellen dienen fette Fische (Hering, Makrele, Lachs), Eier, Leber und einige Speisepilze (Pfifferlinge, Steinpilze).

In den Monaten von Oktober bis März ist die Sonneneinstrahlung in unseren Breiten nicht intensiv genug, sodass der Körper auf Reserven aus den letzten Sommermonaten zurückgreift. Die Folge: Der angesammelte

Vitamin-D-Spiegel sinkt und leert sich nach und nach. Eine tägliche Vitamin-D-Gabe in moderater Dosierung ist wirksamer und in der Regel verträglicher als beispielsweise hohe Gaben einmal pro Woche.

ERGEBNISSE AUS STUDIEN UND ERFAHRUNGSBERICHTEN

- Vitamin D_3 ist wichtig für den Knochenstoffwechsel und die Aufnahme von Kalzium. Eine Kombination von Vitamin D_3, Vitamin K_2 (siehe Seite 186) und Magnesium (siehe Seite 167) unterstützt die Knochengesundheit und schützt vor Osteoporose. Vor allem Menschen ab dem 50. Lebensjahr sind gefährdet, einen Vitamin-D_3-Mangel zu entwickeln, da mit zunehmendem Alter die Bildung der Hormonvorstufe abnimmt.
- Ein Vitamin-D-Mangel kann sich auf die psychische Gesundheit auswirken und zu **Stimmungsschwankungen** und **depressiven Verstimmungen** beitragen. Laut aktuellen Studien verdoppelt sich das Risiko, an einer Depression zu erkranken, bei niedrigem Vitamin-D-Spiegel.
- Vitamin D_3 reguliert das **Immunsystem**, indem es die angeborene Immunität stärkt, gleichzeitig entzündliche Immunreaktionen verringert und die Abwehr von Autoimmunerkrankungen unterstützt. Langzeitstudien bestätigen den Nutzen bei **rheumatoider Arthritis**, Arthrose, Diabetes mellitus vom Typ 1 und Typ 2, Morbus Crohn, Asthma bronchiale und weiteren Atemwegserkrankungen, Übergewicht, Nebenschilddrüsenerkrankungen sowie zur Vorbeugung von Krebserkrankungen.
- Vitamin D_3 stärkt das Herz-Kreislauf-System (z.B. bei **Altersherz, Arteriosklerose)**, reduziert hohe **Blutdruckwerte** über einen Regelkreis aus Hormonen und Enzymen (Renin-Angiotensin-Aldosteron-System), hilft vorbeugend gegen Thrombosen und reduziert Blutfettwerte (Triglyzeride).
- Das Sonnenvitamin hat Einfluss auf die Sexualhormone und kann die Produktion von Testosteron und Östrogen beeinflussen. **Potenzstörungen**, eine **gutartige Prostatavergrößerung** sowie **mangelnde Libido** können mit niedrigen Vitamin-D-Spiegeln in Zusammenhang stehen. Insbesondere in den **Wechseljahren** ist daher ein gut aufgefüllter Vitamin-D-Spiegel wichtig.

- Vitamin-D-Mangel wird insbesondere bei Frauen nach den Wechseljahren mit einem schwachen Bindegewebe und dem Auftreten einer **Reizblase** in Verbindung gebracht.
- Indem Vitamin D ein Gleichgewicht verschiedener Darmbakterien schafft, sorgt es für eine funktionierende **Verdauung**, kann den Stoffwechsel ankurbeln und so auch einen Beitrag beim **Abnehmen** leisten. Besteht ein Vitamin-D-Mangel, kann dies zu **Verstopfungen** und Verdauungsproblemen führen.
- Ein Vitamin-D-Mangel kann **Haarausfall** verstärken, da Vitamin D Einfluss auf die Funktion der Haarfollikel hat. Hinzu kommt, dass Vitamin D an der Bildung von Keratin beteiligt ist, einem wichtigen Protein für die Bildung von Haaren, Nägeln und der äußeren Hautschicht (Epidermis).
- In den Nebennieren lenkt Vitamin D ein Enzym, das die Produktion von Adrenalin und Noradrenalin regelt. Diese beeinflussen die Stimmung, die Vitalität und die Fähigkeit zum **Stressmanagement**. Ein Vitamin-D-Mangel kann zu anhaltender Erschöpfung und chronischer Müdigkeit führen.

Dosierung: Je nach ermitteltem Vitamin-D_3-Status bis zu 4000 IE täglich
Einnahme: Idealerweise sollte die Einnahme zu einer Mahlzeit und mit Fett erfolgen, da dadurch die Aufnahme erleichtert wird.
Wechselwirkungen: Verschiedene Medikamente, insbesondere Kortikoide, Diuretika, Cholesterinsenker (Statine), Antiepileptika, beeinflussen den Vitamin-D_3-Stoffwechsel und/oder die Kalziumregulation.
Nebenwirkungen: Nebenwirkungen wie Hypervitaminose, Hyperkalzämie, Magen-Darm-Beschwerden und Überempfindlichkeitsreaktionen der Haut treten nur bei lang andauernder und sehr hoher Dosierung auf.
Gegenanzeigen: Folgende Gegenanzeigen gelten insbesondere für hohe Einmalgaben pro Woche: erhöhte Kalziumwerte, Nierensteine, Kalkablagerungen in der Niere, schwere Nierenfunktionsstörungen
Fertigpräparate: Debora plus K2 (Köhler Pharma), Cefavit D3 K2 Mg (Cefak), Vitamin D3 + K2 MK7 Tropfen 2500 IE + 100 µg (Sunday Natural)

VITAMIN E

Vitamin E bezeichnet eine Gruppe von fettlöslichen Vitaminen mit einer ähnlichen chemischen Struktur. Die wirksamste Vitamin-E-Form ist das Alpha-Tocopherol. Neben natürlichem Vitamin E gibt es synthetisches Vitamin E. Zu erkennen ist dieses an dem Zusatz »DL«, beispielsweise DL-alpha-Tocopherol.

Vitamin E ist hitzebeständig (wenngleich du es nicht mehrmals auf über 200 °C erhitzen solltest), reagiert aber empfindlich auf Licht und Sauerstoff. Der Körper nimmt Vitamin E für gewöhnlich über das Nahrungsfett auf. Vor allem pflanzliche Öle enthalten viel Vitamin E. In konzentrierter Form ist Vitamin E insbesondere im Weizenkeimöl, aber auch in Raps-, Sonnenblumen- oder Maiskeimöl enthalten. Zu den Vitamin-C-reichen Lebensmitteln zählen außerdem Samen und Nüsse wie Kürbiskerne, Pinienkerne und Haselnüsse, aber auch Sprossen, Olivenöl und Avocados.

ERGEBNISSE AUS STUDIEN UND ERFAHRUNGSBERICHTEN

- Das Schutzvitamin E gilt als starkes Antioxidans. Dessen fettähnliche Struktur schützt Zellmembranen und Hormone vor zellschädigenden freien Radikalen. Außerdem stimuliert es die Immunantwort und regt die Produktion von Antikörpern an.
- Vermutlich unterdrücken die Stoffe auch entzündungshemmende Signale im Körper. Ist zu wenig Vitamin E im Körper vorhanden, werden die Zellen durch den oxidativen Stress angegriffen und geschädigt. Langfristig werden dadurch verschiedene Organe und insbesondere das Nervensystem geschädigt. Eine Vitamin-E-Substitution wird daher bei Morbus Parkinson, Multipler Sklerose oder bei Alzheimer-Erkrankung empfohlen.
- Vitamin E kann dazu beitragen, dass es zu weniger Ablagerungen in den Gefäßwänden kommt, und es kann die Bildung von Blutgerinnseln verhindern, was wichtig für die Herzgesundheit **(Altersherz)** ist. Untersuchungen haben gezeigt, dass Menschen mit einem niedrigen Vitamin-E-Spiegel ein viermal höheres Risiko haben, an den Folgen einer KHK zu sterben, als diejenigen mit ausreichend hohem Vitamin-E-Spiegel. Aufgrund seiner gerinnungshemmenden Eigen-

schaften kann es auch bei der Behandlung von **Krampfadern** hilfreich sein.

- Latente Mangelerscheinungen kommen bei einigen Grunderkrankungen vor, z.B. bei **Arteriosklerose, Infektanfälligkeit** bei älteren Menschen, Diabetes mellitus, **Arthrose, rheumatoider Arthritis,** Katarakten, Makuladegeneration, Schlaganfall, Krebserkrankungen, Schilddrüsenüberfunktion und ganz allgemein bei fortschreitendem Alter und bei Sportlerinnen und Sportlern.
- Vitamin E wird oft mit Fruchtbarkeit, Potenz und Libido in Verbindung gebracht. In Kombination mit anderen Vitalstoffen wirkt Vitamin E durchblutungsfördernd, antioxidativ und hat daher positive Effekte bei **mangelnder Libido und Erektionsfähigkeit**, aber auch bei **gutartiger Prostatavergrößerung**.
- Vitamin E wird oft in Hautpflegeprodukten verwendet, da es die Haut vor Schäden durch UV-Strahlung schützt. Auch trockene Haut und Schleimhäute im Intimbereich, die in den Wechseljahren häufiger vorkommen, können mit Vitamin E gepflegt werden.
- Auch das **Kopfhaar** wird so vor den Folgen der Sonneneinstrahlung bewahrt und es wächst gesund und kräftig. Vitamin E unterstützt das gesunde Haarwachstum, indem es freie Radikale neutralisiert, die Kopfhautzellen schädigen können und möglicherweise zu Haarausfall führen.

Dosierung: Um den empfohlenen Tagesbedarf zu erreichen, genügt es, täglich 1–2 EL Pflanzenöl zu sich zu nehmen. Das entspricht etwa 100–200 IE.

Einnahme: Sie erfolgt am besten zu einer Mahlzeit. Bei langfristiger Anwendung sollte Vitamin E immer mit Vitamin C und Selen kombiniert werden, wobei Vitamin C und Selen zeitlich versetzt einzunehmen sind.

Wechselwirkungen: Diese sind mit Antiepileptika, Abführmitteln, Zytostatika, Levodopa, Virostatika sowie bei Strahlentherapie und Alkoholkonsum möglich.

Nebenwirkungen: Bei längerer Einnahme von Dosierungen über 600 mg Alpha-Tocopherol kann es zu einer Senkung des Schilddrüsenhormonspiegels im Blut kommen.

Hinweise: Bei Blutgerinnungsstörungen oder Einnahme blutverdünnender Medikamente ist vor Anwendung von Vitamin-E-Präparaten ärztlicher Rat einzuholen.

Fertigpräparat: Vitamin E Hevert 200 IE (Hevert-Arzneimittel)

VITAMIN K

Vitamin K ist ein fettlösliche und zugleich bedingt lebensnotwendige Substanzgruppe, bestehend aus rund 100 verschiedenen Vitameren, die eine wichtige Rolle bei der Blutgerinnung und im Knochenstoffwechsel spielt. Die wichtigsten Formen von Vitamin K sind Vitamin K_1 (Phyllochinon), Vitamin K_2 (Menachinon) und das synthetisch hergestellte Vitamin K_3 (Menadion).

Vitamin K_1 findet sich hauptsächlich in grünen Pflanzen, etwa in Grünkohl (100 g enthalten rund 800 µg und decken damit den Tagesbedarf um ein Vielfaches), Rosenkohl, Spinat, Brokkoli sowie grünen Wildpflanzen wie etwa Löwenzahn, Brennnessel oder Brunnenkresse. Vitamin K_2 kommt nur in tierischen und fermentierten Lebensmitteln vor. Joghurt, bestimmte Käsesorten, Sauerkraut, Kimchi, fermentierte Sojabohnen kommen hier infrage. Der gesunde menschliche Darm kann kleine Mengen an Vitamin K selbst produzieren.

ERGEBNISSE AUS STUDIEN UND ERFAHRUNGSBERICHTEN

- Ohne Vitamin K können wir kein Osteokalzin bilden. Das ist die stützende Struktur innerhalb unserer Knochen, an die sich das Kalzium bindet. Daher kommt Vitamin K eine wichtige Rolle im Knochenstoffwechsel bei der Knochenbildung und der Knochenerhaltung zu. Wirkverstärkende Effekte gibt es mit Vitamin D (siehe Seite 181). Laut einer australischen Studie kann eine gesunde Ernährung mit reichlich Vitamin K_1 bei Frauen über dem 70. Lebensjahr das Risiko für Knochenbrüche und Hüftfrakturen deutlich reduzieren.
- Indem es die Knochengesundheit unterstützt und zudem entzündungshemmend wirkt, kann Vitamin K_2 bei **Arthrose** zur Stabilität der Gelenke beitragen.
- Vitamin K ist an der Herstellung von Gerinnungsfaktoren in der Leber beteiligt, die für die Blutgerinnung unerlässlich sind. Es ermöglicht die Bildung eines Blutgerinnsels, das eine Blutung stoppt. Heftig blutende Wunden und blaue Flecken, die schon durch leichten Druck entstehen, können auf einen Vitamin-K-Mangel hindeuten.

- Es wird auch eine Rolle von Vitamin K beim Zellwachstum, bei der Vorbeugung und Reduzierung altersbedingter **Arteriosklerose** und beim Erhalt von sauberen und glatten Gefäßwänden diskutiert.
- Vitamin K_2 und die von ihm aktivierten Proteine können nach neueren Erkenntnissen die Insulinsensitivität verbessern. Damit hat Vitamin K_2 einen Nutzen bei Patientinnen und Patienten mit Diabetes mellitus vom Typ 2.
- Erhöhter Bedarf besteht bei Personen mit chronischem Durchfall (chronisch entzündliche Darmerkrankungen), Morbus Parkinson, bei Essstörungen oder geringem Konsum von grünem Gemüse.

Dosierung: D-A-CH Referenzwerte: 60–80 µg; amerikanische Institute empfehlen eine Zufuhr von 90 bis 120 µg täglich.

Einnahme: vorzugsweise zu einer fetthaltigen Mahlzeit

Wechselwirkungen: Vitamin K_1 hat keine Wechselwirkung mit Gerinnungshemmern, Vitamin K_2 kann bereits ab 30 µg täglich die Einstellung der Blutgerinnung stören. Daneben stören einige Arzneistoffe den Vitamin-K-Stoffwechsel (Salizylate, Antibiotika, Antiepileptika., Vitamin-K-Antagonisten wie Warfarin).

Hinweis: Nach heutigem Kenntnisstand nimmt man an, dass eine Vitamin K-reiche Ernährung keinen nennenswerten Einfluss auf die Blutgerinnung hat. Personen, die blutverdünnende Mittel einnehmen, sollten vor Einnahme von Vitamin-K_2-Präparaten ärztlichen Rat einholen.

Fertigpräparate: Vitamin K2 Hevert 100 µg (Hevert-Arzneimittel), Vitamin K2 50 µg/100 µg/200 µg MK-7 all-trans vegan Tropfen (Sunday Natural)

ZINK

Zink ist ein lebensnotwendiges Spurenelement und an mehr als 300 biologischen Prozessen beteiligt. Es ist Bestandteil und Partner vieler Enzyme, die chemische Reaktionen im Körper beschleunigen.

Der Körper kann Zink nicht selbst produzieren und nur in geringer Menge (etwa zwei Gramm) speichern. Zink kommt zwar in der Nahrung vor, um echte Zinkdefizite zu behandeln, reichen Nahrungsmittel aber zumeist nicht aus.

Austern und Garnelen stehen vermutlich nicht so oft auf dem Speiseplan – das wären die besten Zinklieferanten. Rindfleisch, Leber und Fisch liegen ebenfalls noch relativ weit vorne. Die relativ hohen Zinkvorkommen in Hülsenfrüchten (Soja, Erbsen, Linsen), Nüssen, Saaten (Kürbis- und Sonnenblumenkerne) und Getreiden können vom Körper nicht optimal aufgenommen werden, da die enthaltene Phytinsäure die Verwertung beeinträchtigt.

ERGEBNISSE AUS STUDIEN UND ERFAHRUNGSBERICHTEN

- Vor allem bei **Infektanfälligkeit**, Erkältungskrankheiten, Halsentzündung, Influenza, Nebenhöhlenentzündungen sowie viralen Erkrankungen wie Herpes simplex können sich Zinkgaben positiv auswirken. Zink hilft dabei, die Immunantwort zu regulieren. Wer gleich zu Beginn der Erkältung Zink einnimmt, kann die Krankheitsdauer verkürzen.
- Zink ist Teil des antioxidativen Schutzsystems, z.B. als Bestandteil antioxidativer Enzyme, und wirkt zugleich entzündungshemmend. Bei rheumatischen Erkrankungen wie Arthritis oder im Zusammenhang mit Herz-Kreislauf-Erkrankungen **(Arteriosklerose)** hat Zink eine schützende Rolle.
- Wenn man bedenkt, dass hohe Zinkvorkommen im Körper in den Hoden, der Prostata, den Eierstöcken oder der Bauchspeicheldrüse vorkommen, wird klar, dass die hormonelle Funktion und insbesondere die Bildung von Sexual-, aber auch Schilddrüsenhormonen von Zink abhängig ist. Beim Mann kann Zink bei **nachlassender Potenz** und **gutartiger Prostatavergrößerung** helfen, da es eine Rolle bei der Testosteronproduktion spielt. Bei der Frau hat Zink eine wichtige Funktion für die weibliche Fruchtbarkeit und kann insbesondere während und nach den **Wechseljahren** positive Auswirkungen bei **mangelnder Libido** haben.
- Ohne Zink können wir schlechter riechen und schmecken. Bereits ab dem 50. Lebensjahr beginnen sowohl das Geruchsempfinden als auch der Geschmackssinn nachzulassen. Die Nasenschleimhaut wird physiologisch dünner und trockener, daneben nimmt die Zahl der Geschmacksknospen im Alter ab.

- Haut, **Haare** und Nägel werden über den Blutkreislauf mit wichtigen Nährstoffen versorgt. Für ein gesundes Wachstum ist Zink unerlässlich. Bei Haarausfall kann es hilfreich sein, bis zu 25 mg Zinkorotat über einen Zeitraum von 6 Monaten einzunehmen.
- Regenerationsprozesse wie die Wundheilung der Haut und die Kollagensynthese sind ebenfalls auf Zink angewiesen, das die Bildung von neuen Zellen und das gesunde Wachstum von Gewebe unterstützt. Die Anwendung erfolgt äußerlich als Zinksalbe.
- Zink kann helfen, die Schleimhaut der Blase zu regenerieren und das Immunsystem zu stärken, was wiederum die Widerstandsfähigkeit der Blase gegen Infektionen und eine **Reizblasensymptomatik** verbessern kann.
- Erhöhter Bedarf besteht bei Sportlerinnen und Sportlern, **Stress**, **Übergewicht**, vegetarischer Ernährung (Phytinsäure in Hülsenfrüchten, Vollkornprodukten und Ölsaaten kann die Aufnahme von Zink beeinträchtigen), einseitigen Diäten und Konsum von Fastfood.
- Der Bedarf ist ebenfalls erhöht bei Grunderkrankungen wie Diabetes mellitus vom Typ 1 und Typ 2 (Einnahme von 15–25 mg als Zinkorotat), Tinnitus, Allergien, chronisch entzündlichen Darmerkrankungen, Osteoporose, **Arthrose und rheumatoider Arthritis**.

Dosierung: Die Dosierung, die bei Erwachsenen als tolerierbar gilt, ohne Schäden zu befürchten, liegt bei 25 mg Zink pro Tag. Empfohlen werden laut D-A-CH-Referenzwerten lediglich zwischen 7 und 16 mg täglich.

Einnahme: Die Einnahmedauer sollte mehrere Wochen betragen, im Einzelfall länger.

Wechselwirkungen: Verschiedene Arzneimittel und Mineralstoffe verschlechtern die Zinkaufnahme oder erhöhen die Zinkausscheidung, etwa Antibiotika, Diuretika, Methotrexat (MTX), Säureblocker, Statine sowie Kalzium, Eisen, Kupfer oder Selen. Diese sollten zeitversetzt im Abstand von 3 bis 4 h eingenommen werden.

Nebenwirkungen: bei Überdosierung Metallgeschmack, Kopfschmerzen, Müdigkeit, Übelkeit

Gegenanzeigen: schwere Nierenfunktionsstörungen

Hinweise: Ein Zinkmangel kann nur schwer diagnostiziert werden, da der Großteil des Zinkvorkommens in den Zellen gespeichert wird und nur etwa 0,8 % davon im Blut vorkommen. Die Serumkonzentration von Zink kann deshalb selbst bei Mangelzuständen noch im Normbereich liegen, weshalb diese zur Bestimmung des Zinkstatus nur bedingt geeignet ist. Durch die Mobilisierung von Zink aus den Knochen bleibt der Spiegel lange Zeit konstant und täuscht deshalb Normwerte vor.

Fertigpräparate: Zinkorot 25 mg (Wörwag Pharma), Zink Verla C purKaps (Verla-Pharm Arzneimittel) – ein Kombinationspräparat mit Zink und Acerola, hypo-A Zink (hypo-A), Cefazink 20 mg (Cefak), Bioturm Naturkosmetik Zink Salbe (Bioturm)

TYPISCHE BESCHWERDEN BEHANDELN

Nun wenden wir uns Hintergründen und naturheilkundlichen Behandlungsansätzen typischer Beschwerden der Altersgruppe 50+ zu.

Ob aus der Apotheke, dem Reformhaus, von Onlineversendern oder ganz traditionell selbst gemacht: Mit den richtigen pflanzlichen Mitteln und Anwendungen und durch Änderungen des Lebensstils lassen sich manche Zipperlein, manifeste Erkrankungen und vielleicht sogar das Schicksalsrad oft nochmals wenden. Mir selbst ist in den letzten Monaten beim Schreiben an diesem Buch aufgefallen, wie mir Kohlenhydrate mehr und mehr Energie rauben, als sie kurzfristig bringen (daher werden sie gerade recht konsequent aus dem Speiseplan gestrichen), und wie mein kleiner Selbstversorgergarten mit Heilkräutern, Obst und Gemüse immer mehr zur Oase der Regeneration und Ressource für Heilmittel wird.

Dieser Ratgeber will dir naturheilkundliche Wege zum Gesundwerden und -bleiben aufzeigen. Dabei hast du die Wahl, welcher Weg für dich der richtige und am besten umsetzbare ist. Nutze auch deine Intuition, um herauszufinden, mit welchen Therapieoptionen du in Resonanz gehst und welche dich am meisten ansprechen. So aktivierst du die Selbstheilungskräfte und erzielst einen nachhaltigeren Heilerfolg.

ARTERIOSKLEROSE

DEFINITION Arterien transportieren sauerstoffreiches Blut vom Herzen weg, während Venen sauerstoffarmes Blut zurück zum Herzen leiten. Wenn Arterien verengt oder gar verstopft sind, hat das weitreichende Folgen, denn sie versorgen jede Zelle mit Sauerstoff und Nährstoffen. Arteriosklerose, umgangssprachlich auch »Arterienverkalkung« genannt, ist eine häufige Gefäßerkrankung bei Menschen über 50 Jahren. Der Begriff kommt aus dem Griechischen und bedeutet wörtlich übersetzt »Verhärtung der Ader«. Eine krankhaft ablaufende Veränderung der Innenschicht von mittelgroßen bis großen Arterien mit Plaquebildung führt zur Arteriosklerose. Die Arterienwände verlieren ihre Elastizität und verdicken sich.

SYMPTOME UND VERLAUF Mitunter bleibt die Arteriosklerose über Jahre unentdeckt, da zunächst keine Beschwerden entstehen. Im späteren Verlauf kommt es vor allem bei körperlicher Anstrengung zu einer Mangeldurchblutung der Herzmuskulatur. Betroffene klagen über Herzbeschwerden unter Belastung und verminderter Leistungsfähigkeit, Schwäche, Schwindel, Kopfschmerzen, schlecht heilenden Wunden, Erektionsstörungen oder Gedächtnisproblemen, denn es findet eine Unterversorgung der Organe und umliegenden Gewebe statt.

Schwere Krankheitsverläufe können zu stark verengten oder verschlossenen Hals- oder Hirngefäßen und zu Schlaganfall führen. Verengte Herzkranzgefäße führen zu einer KHK, also einer Angina pectoris, oder schlimmstenfalls zu einem Herzinfarkt mit Herzinsuffizienz. Bei verengten Beinarterien kann eine periphere arterielle Verschlusskrankheit (Gangrän) entstehen. Auch Nieren oder Augen können Schaden nehmen.

URSACHEN Die Arteriosklerose wird von einer Vielzahl an Faktoren bestimmt, die auf verschiedene Weise in den Entstehungsprozess eingreifen. Rund um das vierte Lebensjahrzehnt herum geht es bei vielen los: In den Schlagadern (Arterien) können Blutbestandteile wie Kalk (Kalzium), Fett (Cholesterin) oder Bindegewebe sogenannte Plaques bilden. Der Prozess hat nicht unbedingt einen Krankheitswert, da jeder Mensch mit zunehmendem Alter Veränderungen an den Gefäßen erfährt. Entwickeln sich die Veränderungen schneller und über das übliche Maß hinaus, entsteht ein deutliches Gesundheitsrisiko. Der Blutkreislauf wird beeinträchtigt, das Blut fließt nicht mehr ungehindert und die Gefäße verengen sich und verlieren an Elastizität.

Rauchen, Diabetes mellitus, Übergewicht (insbesondere mit Fettansammlung im Bauchbereich) und schlechte Blutfettwerte wie ein hoher LDL-Cholesterin-Wert, aber auch kleinste Entzündungen der Gefäßwände – beispielsweise als Folge einer Grippe- oder Coronavireninfektion sind wesentliche Risikofaktoren. Bluthochdruck und Arteriosklerose bilden einen »Teufelskreis«, da sie sich gegenseitig negativ beeinflussen. Bluthochdruck schädigt die Gefäßwände, was Ablagerungen begünstigt, und diese Ablagerungen wiederum führen zu einer Verengung und Verhärtung der Arterien, was den Blutdruck weiter erhöht. Manchmal liegt auch eine erblich bedingte Veranlagung vor.

WER IST GEFÄHRDET? Ab dem 40. Lebensjahr nimmt das Risiko der Arteriosklerose fortlaufend zu. In jüngeren Jahren sind Männer häufiger von der Erkrankung betroffen als Frauen. Nach der Menopause sind Frauen durch das Sinken des Geschlechtshormons Östrogen weniger gut vor Arteriosklerose geschützt. Wenn sie danach eine Gefäßverkalkung entwickeln, haben sie ein höheres Risiko für einen Herzinfarkt als Männer.

DIAGNOSE Der Arzt beziehungsweise die Ärztin wird zunächst eine Anamnese erheben. Wichtige Laborwerte sind Blutfette (Triglyzeride, LDL- und HDL-Cholesterin, Blutzucker, HbA1c-Wert, Homocystein) und eine apparative Untersuchung (beispielsweise Ultraschall, Knöchel-Arm-Index, Sauerstoffsättigung, Magnetresonanzangiografie, Elektrokardiografie). Es gibt bislang noch kein Medikament, das Gefäßablagerungen auflöst und damit die Arteriosklerose zum Verschwinden bringt. Medikamente zur »Blutverdünnung« (z. B. ASS) und zur Behandlung der Risikoerkrankungen (Fettstoffwechselstörungen, Bluthochdruck oder Diabetes mellitus) können die Arteriosklerose aber oft langfristig günstig beeinflussen.

WIE KANN ICH SELBST AKTIV WERDEN?

LEBENSSTIL Gewichtsreduktion, Ernährungsumstellung, Nikotinverzicht und körperliches Training können den weiteren Verlauf der Arteriosklerose erheblich beeinflussen.

GEFÄSSGESUNDE ERNÄHRUNG Knoblauch ist die wichtigste Pflanze zur Prophylaxe einer Arteriosklerose (siehe unten). Küchenzwiebeln enthalten ähnliche Stoffe wie Knoblauch, allerdings in geringerer Konzentration. Die schwefelhaltigen Verbindungen können vorbeugend und unterstützend bei Arteriosklerose helfen.

Die mediterrane Ernährung fördert nicht nur die Gewichtsabnahme, sondern schützt auch die Gefäße. Sie enthält traditionell viel frisches Obst und buntes Gemüse (lycopinhaltige Tomaten, Fenchel, Zucchini, Paprika,

Auberginen) sowie Küchenkräuter (Basilikum, Oregano), ist reich an Hülsenfrüchten und Mandeln, setzt eher auf Fisch aus dem Meer als auf Fleisch und verwendet wertvolle pflanzliche Öle (hochwertiges kalt gepresstes Olivenöl, 1–2 EL täglich). Ab und an ist auch ein Schlückchen Rotwein (150 ml) empfehlenswert.

Auch basische Ernährungswochen (Verzicht auf Fleisch, Fisch, Milchprodukte, Getreide, Zucker und Kaffee) haben einen guten Effekt bei Arteriosklerose, da Übersäuerung eine wichtige Komponente bei der Entstehung ist.

BEWEGUNG Maßvoller Sport verbessert die Durchblutung und verlangsamt die Entstehung von Plaques. Geeignete Bewegungsformen sind Radfahren, Nordic Walking, Tanzen oder Wassergymnastik in Kombination mit leichtem Krafttraining. Mindestens dreimal pro Woche solltest du dich zwischen 30 und 60 Minuten bewegen.

Das Training hilft auch, um Übergewicht abzubauen. Besonders gefährlich ist der Speckgürtel um die Taille. Bei Frauen sollte der Taillenumfang unter 88 Zentimetern liegen, bei Männern unter 102 Zentimetern.

HILFE AUS DER NATURHEILPRAXIS

Knoblauchtinktur – zum Schutz der Gefäße

1 Handvoll Knoblauch schälen, klein hacken und in einem sauberen Schraubglas mit 50%igem Alkohol übergießen. Den Ansatz möglichst 2 Wochen an einem warmen Ort ruhen lassen. Dann den Knoblauch absieben und die Tinktur in Braunglasflaschen umfüllen. Davon 3-mal täglich 20–25 Tropfen einnehmen.

Knoblauchbrot – schmeckt und hält die Gefäße jung

Da sowohl das Erhitzen als auch Knoblauchpräparate weniger wirksam sind als frischer Knoblauch, ist die therapeutische Anwendung hier zugleich Genussmittel. Nur darf man ihn nicht zu sparsam verwenden. 3–4 g rohe Knoblauchzehen täglich sollten es schon sein. 2 Scheiben Vollkorntoast rösten und mit Butter bestreichen. Die Brotscheiben mit zerdrückten Knoblauchzehen belegen. Etwas gehackte Petersilie mit Olivenöl mischen und über das Brot träufeln. Das schmeckt und mindert etwas den Knoblauchgeruch.

Gefäßgesunde Tinkturen

30 ml Artschockenblätter-Fluidextrakt
20 ml Löwenzahnwurzelextrakt

In der Apotheke mischen lassen. 3-mal täglich 20–30 Tropfen in etwas Wasser einnehmen.

Benifuuki Grüntee

Benifuuki Grüntees haben den höchsten EGCG-Gehalt aller Teesorten und einen schützenden Effekt auf das Herz-Kreislauf-System. 2–3 Tassen täglich sind eine vorbeugende und therapiebegleitende Maßnahme.

Frischpflanzensaft aus Artischockenblättern

Die Blätter lassen sich nur in einem leistungsstarken Entsafter selbst entsaften, allerdings kann auf Presssäfte im Handel zurückgegriffen werden.

3-mal täglich 10 ml eigenen oder Schoenenberger Naturreiner Heilpflanzensaft Artischocke (Salus Pharma) einnehmen.

Bärlauchpesto – schmeckt und ist wirksam gegen Arteriosklerose

3 Handvoll frischen Bärlauch
50 g Pinienkerne
50 g frisch geriebenen Parmesan
Salz aus der Mühle oder grobes Meersalz
einige Spritzer Zitronensaft
500 ml Pflanzenöl (Raps, Oliven)

Zunächst die Pinienkerne ohne Öl in einer Pfanne bei mittlerer Hitze anrösten. Die Bärlauchblätter von den Stielen befreien, waschen und trocken schleudern (Wasser im Pesto verkürzt die Haltbarkeit). Das Wildgemüse grob hacken, mit Salz, Öl und den Pinienkernen in einen hohen Messbecher geben und je nach gewünschter Konsistenz pürieren. Zum Schluss Zitronensaft und geriebenen Parmesan unterrühren und abschmecken. Das Pesto in saubere Gläser füllen und mit einer Schicht Öl bedecken. Das Pesto zu Kartoffeln, auf dem Brot oder einfach pur genießen.

VITALSTOFFE Resveratrol und OPC (siehe Seite 172), Omega-3-Fettsäuren (siehe Seite 169), Vitamin-B-Komplex (insbesondere die Vitamine B_6, B_{12}, Folsäure, siehe Seite 176), Vitamin C (siehe Seite 178), Vitamin D (siehe Seite 181), Vitamin E (siehe Seite 184), L-Carnitin (siehe Seite 165), Magnesium (siehe Seite 167), Selen (siehe Seite 174), Zink (siehe Seite 187) und Coenzym Q10 (insbesondere bei einer Therapie mit Statinen, siehe Seite 159)

FERTIGPRÄPARATE Bärlauch Frischblatt Granulat (Dr. Pandalis), KnobiVital ohne Zuckerzusatz Bio (KnobiVital Naturheilmittel), Arterin Cholesterin Tabletten (Perrigo Deutschland)

HOHE HOMOCYSTEINWERTE VERMEIDEN

Homocystein ist eine natürlich im Körper vorkommende Aminosäure, die für die Neubildung von Eiweiß und Kreatinin äußerst wichtig ist. Es entsteht bei der Verstoffwechselung der Aminosäure Methionin. Wie so oft bei biologischen Prozessen gibt es hier eine Kehrseite, denn Homocystein ist auch ein schädliches Stoffwechselzwischenprodukt und Zellgift, das mithilfe von B-Vitaminen entsorgt werden muss. Geschieht dies nicht hinreichend gut und schnell, kann das negative Auswirkungen haben.

Ein Zuviel an Homocystein kann die Gefäßwände angreifen oder eine verstärkte Blutgerinnung zur Folge haben. Deshalb erhöht sich dadurch das Risiko für **Arteriosklerose** und **Herz-Kreislauf-Erkrankungen** wie Bluthochdruck, Herzinfarkt oder Schlaganfall und begünstigt Erkrankungen wie Parkinson, Demenz und Depression. Im Gehirn bewirken erhöhte Homocysteinspiegel **Konzentrationsstörungen**, in Bezug auf den Knochenstoffwechsel regen diese die Produktion von knochenabbauenden Stoffen an und erhöhen somit das Risiko für Knochenbrüche.

Als Risikofaktoren für erhöhte Homocysteinspiegel gelten Nierenerkrankungen, chronische Magen-Darm-Erkrankungen, Diabetes mellitus, Schilddrüsenunterfunktion, Alkoholabusus, Rauchen, Medikamente (Pille, Antiepileptika, MTX). Eine methioninreiche Ernährung mit viel Fleisch, Wurst, Käse oder hohem Kaffeekonsum kann den Homocysteinspiegel anheben.

Deshalb ist auf die Ernährung zu achten: Wenig Fleisch und Wurst und viel frisches Obst und Gemüse sind vorteilhaft. Besonders gut sind folsäurereiche Lebensmittel wie Kohl, Blattsalate, Apfelsinen, Erdbeeren, Honigmelone, Kirschen. Vollkornprodukte verfügen ebenfalls über einen hohen Folsäureanteil. Fisch ist eine ausgezeichnete Quelle für die Vitamine B_6 und B_{12}. Wer ein- bis zweimal pro Woche Fisch isst, macht es richtig. Sehr empfehlenswert sind Weichkäse, Camembert und Brie, da diese folatreich sind.

Der Homocysteinwert kann im Labor bestimmt werden. Ein Wert von < 10 µmol/l ist optimal. Die Kombination von Vitamin B_6, Folsäure, Vitamin B_{12} und L-Arginin hat sich als wirksame Formel zur Reduzierung erhöhter Homocysteinwerte bewährt.

Fertigpräparat: vasoLoges S Homocystein (Dr. Loges)

ARTHRITIS, RHEUMATOIDE

DEFINITION Der Begriff »Rheuma« stammt aus dem Griechischen und bedeutet so viel wie »Fluss« oder »Strömung«, was sich auf fließende, ziehende oder reißende Schmerzen bezieht. Wenn in der Medizin von Rheuma die Rede ist, ist damit in der Regel die rheumatoide Arthritis (chronische Polyarthritis) gemeint. Hauptmerkmal ist die Entzündung der Gelenke. Durch einen ständigen Entzündungsprozess in der Gelenkinnenhaut kommt es zur Schädigung von Knorpel, Knochen und Bändern. Neben verschiedenen Gelenken sind manchmal auch innere Organe, das Nervensystem, die Blutgefäße und die Haut mitbeteiligt.

Vom Kiefer bis zur kleinen Zehe kann jedes Gelenk entzündet sein. Am häufigsten sind das Fingergrund-, Fingermittel-, Hand- und/oder Zehengrundgelenk jeweils symmetrisch betroffen. Die Fingerendgelenke sind bei einer rheumatoiden Arthritis in der Regel nicht betroffen.

SYMPTOME UND VERLAUF Im frühen Verlauf der Erkrankung können bereits unspezifische Beschwerden auftreten. Erschöpfung, Schwitzen in der Nacht, Leistungsschwäche, aber auch Appetitlosigkeit gehören zu den ersten Symptomen. Die schmerzenden Bereiche zeigen alle Zeichen der Entzündung: Rötung, Schwellung, Schmerz, Überwärmung, steife Gelenke und eine abnehmende Kraft beim Greifen sind die Leitsymptome. Die Gelenkschmerzen nehmen oft nachts zu und sind am Morgen nach dem Aufwachen am stärksten. Sie steigern sich durch Druck, Beugung oder Streckung.

Der Verlauf kann sehr individuell und sowohl langsam schleichend als auch plötzlich und schubartig sein. Häufiger verläuft die Erkrankung in Schüben über Wochen und Monate und klingt zwischenzeitlich wieder ab.

URSACHEN Die Ursache der rheumatoiden Arthritis ist bis heute nicht vollständig klar. Vieles spricht dafür, dass es sich um eine Autoimmunerkrankung handelt. Dabei greift das Immunsystem körpereigenes Gewebe und Bindegewebe an. Außerdem besteht eine genetische Veranlagung. Dementsprechend tritt die Erkrankung bei Geschwistern und Kindern von Betroffenen deutlich gehäuft auf. Auch Umwelteinflüsse, Rauchen, Übergewicht, Viren und bestimmte Bakterien (insbesondere Plaque-bildende Zahnbeläge) und Stoffwechselerkrankungen sind begünstigende Faktoren für die Entstehung dieser Erkrankung.

WER IST BETROFFEN? Die rheumatoide Arthritis ist die häufigste entzündliche Gelenkerkrankung. In Deutschland ist einer von 100 Erwachsenen an dieser Rheumaform erkrankt. Frauen sind dreimal häufiger als Männer betroffen. Die Krankheit kann in jedem Alter auftreten, manifestiert sich aber meistens nach dem 50. Lebensjahr.

DIAGNOSE Bei anhaltenden Gelenkschmerzen und -schwellungen solltest du eine Ärztin oder einen Rheumatologen aufsuchen. Die Diagnose wird durch eine körperliche Untersuchung, Laboruntersuchungen (Entzündungswerte, spezifische Antikörper) und bildgebende Verfahren wie Röntgen, Ultraschall oder Magnetresonanztomografie gestellt.

WIE KANN ICH SELBST AKTIV WERDEN?

ANTIENTZÜNDLICHE ERNÄHRUNG Die Basis der Ernährung sollte aus viel basenreichem Gemüse, hochwertigem **Eiweiß** (Nüssen und Hülsenfrüchten), Haferflocken, Vollkornprodukten und kalt gepressten pflanzlichen Ölen (Weizenkeimöl, Olivenöl extra vergine) sowie zuckerarmen Obstsorten wie Beerenfrüchten und Kirschen (die darin enthaltenen Anthocyane wirken nicht nur antioxidativ, sondern auch entzündungshemmend; daher empfiehlt es sich, bis zu 20 Kirschen täglich zu essen) bestehen. Antioxidanzien in pflanzlicher Nahrung, insbesondere in essbaren Wildkräutern (Brennnessel, Löwenzahn, Schafgarbe, Giersch, Vogelmiere), können die Aktivität der entzündlichen Schübe mindern. Entzündungshemmend wirken außerdem die **Omega-3-Fettsäuren** ALA, EPA und DHA. ALA findet man insbesondere in Leinöl (wichtig ist eine schonende Verarbeitung: Omega-Safe-Verfahren; die anderen Omega-3-Fettsäuren sind in fettem Seefisch wie Lachs, Hering und Makrele sowie in Algen- und Krillöl enthalten).

Gleichzeitig solltest du den Konsum von rotem Fleisch (insbesondere Schweinefleisch!), Wurst und Eiern reduzieren. Knochenbrühe kann bei Arthritis nützlich sein, da sie eine gute Quelle für Kollagen, Proteine und Mineralien ist, die für die Gesundheit von Knochen und Gelenken wichtig sind.

Ausreichend zu **trinken** (1,5–2,5 Liter am Tag) ist besonders wichtig, um die wasserlöslichen Abfallprodukte aus dem Körper zu spülen. Geeignete Getränke sind Wasser, Grüner Tee, Kräutertee (Birkenblätter, Goldrutenkraut; siehe unten). Zuckergesüßte und alkoholische Getränke sind nicht empfehlenswert.

BEWEGUNG Das Motto lautet: so viel Bewegung wie möglich, aber im akuten Schub das Gelenk schonen. Grundsätzlich kommen bei Rheuma alle Aktivitäten infrage, welche die Gelenke nicht übermäßig belasten.

HILFE AUS DER NATURHEILPRAXIS

Durchspülungstherapie mit Birke, Brennnessel, Goldrute

40 g Brennnesselblätter
30 g Birkenblätter
30 g Goldrutenkraut

1 TL der Teemischung zwischen den Fingern zerbröseln, mit 1 Tasse kochendem Wasser übergießen, 5–10 min ziehen lassen, danach abseihen. 3–4 Tassen täglich kurmäßig über 4 Wochen trinken.

»Blutreinigungstee« bei rheumatischen Beschwerden

30 g Brennnesselkraut
20 g Birkenblätter
20 g Holunderblüten
20 g Mädesüßblüten
10 g Weidenrinde

1 TL der Teemischung mit 250 ml kochendem Wasser übergießen, 15 min ziehen lassen. Kurmäßig 2–3 Tassen täglich davon trinken.

Anmerkung: Bei einer Unverträglichkeit gegen Salizylate Mädesüßblüten und Weidenrinde nicht mit in die Teemischung geben.

Brennnesselsamen – natürlicher Energiebooster

Von den weiblichen Brennnesseln (deren Samen/Früchte unterscheiden sich von den männlichen durch ihre graugrüne Farbe und wachsen hängend) die Samenstränge abschneiden. Der beste Erntezeitpunkt ist zwischen August und Oktober. Die Fruchtstände zu Hause mindestens 2 Tage trocknen, dann durch ein feinmaschiges Sieb geben. Die trockenen Samen im Schraubglas an einem dunklen Ort aufbewahren. 1 TL der Brennnesselsamen als Topping auf Salaten oder Kräuterquark ist ein natürlicher Energiebooster.

Schmerzstillende Tinktur zum Einreiben

50 ml Brennnesseltinktur
30 ml Arnikatinktur

In der Apotheke mischen lassen. Die schmerzenden Gelenke mehrmals täglich mit 8–10 Tropfen der Mischung einreiben.

Anmerkung: Nicht auf offene Wunden auftragen!

Goldene Milch – unterstützend bei Beschwerden des Bewegungsapparats

1 TL Kurkumapulver (wahlweise mit ½ TL Zimt, ½ TL Ingwer, je einer Prise Pfeffer, Muskat und Kardamom) in 250 ml heiße Vollmilch einrühren, etwa 5 min ziehen und auf Körpertemperatur abkühlen lassen. Davon 1- bis 2-mal täglich 1 große Tasse trinken.

Anwendungen mit Teufelskralle (siehe Seite 143)

Heilfasten

Heilfasten nach Otto Buchinger kann manchmal Wunder bewirken, aber kurzfristig auch einen Entzündungsschub auslösen. Bei rheumatoider Arthritis oder ganz allgemein bei Erkrankungen des rheumatischen Formenkreises solltest du eine geplante Fastenkur mit deiner Ärztin oder deinem Arzt besprechen. Es besteht auch die Möglichkeit, in speziellen Kliniken zu fasten.

Wasseranwendungen

Geeignet sind Wassertreten, Wechselbäder und spezielle Bäder (z. B. Kneipp Rheumabad spezial, WALA Rheuma-Badeöl).

Lokale Anwendungen

Für die lokale Anwendung eignen sich Präparate wie z. B. Retterspitz äußerlich (Retterspitz), Fichtennadelöl oder Cayennepfeffer (Capsicum) in Fertigsalben (z. B. rheumamed Schmerzsalbe). Im akuten Schub helfen kalte Wickel mit Quark oder Heilerde.

VITALSTOFFE Antioxidanzien helfen den oxidativen Stress zu reduzieren, der bei Entzündungen und Gewebeschäden eine Rolle spielen. Insbesondere sind dies hoch dosiertes Vitamin C (siehe Seite 178), Vitamin D (siehe Seite 181), Vitamin E (siehe Seite 184) sowie die Spurenelemente Selen (siehe Seite 174), Zink (siehe Seite 187), Omega-3-Fettsäuren (siehe Seite 169) und Coenzym Q10 (siehe Seite 159). Proteolytische Enzyme unterstützen, indem sie Entzündungen reduzieren, Schmerzen lindern und die Beweglichkeit verbessern. Insbesondere sind dies Bromelain, Papain und Protease (Fertigpräparate: z. B. Wobenzym immun, Gelencium Enzym Complex).

FERTIGPRÄPARATE Natulind 600 mg (Rodisma-Med Pharma), Rheuma-Hek forte 600 mg (Strathmann), Schoenenberger Naturreiner Heilpflanzensaft Brennnessel (Salus Pharma), Teufelskralle Madaus (Viatris Healthcare)

ARTHROSE

DEFINITION Der Gelenkverschleiß – medizinisch Arthrose – ist eine häufige Erkrankung jenseits des 50. Lebensjahrs. Dabei kommt es zu einem langsamen, aber stetig fortschreitenden Abbau von Gelenkknorpel. Die abbauenden Abläufe im Knorpelstoffwechsel überwiegen gegenüber den knorpelregenerierenden Prozessen. Im Laufe der Zeit wird deshalb die stoßdämpfende Knorpelschicht zwischen den Gelenkflächen geringer. Am häufigsten ist das Kniegelenk von Arthrose (Gonarthrose) betroffen, gefolgt vom Hüft-, Sprung-, Schulter-, Ellenbogen-, Hand- und Fingergelenk. Im Gegensatz zur Arthritis ist eine Arthrose keine primär entzündliche Erkrankung. Dennoch kommt es im Krankheitsverlauf häufiger zu Schwellungen und Entzündungen als bisher angenommen.

URSACHEN Arthrosen entstehen in erster Linie altersbedingt durch verschiedene Abbauprozesse. Wesentlich begünstigende Faktoren sind Fehlstellungen der Gelenke, Überlastung durch Sport oder Beruf, Übergewicht, Grunderkrankungen wie Diabetes mellitus oder Gicht, Bewegungsmangel (siehe unten) und Spätfolgen von Unfällen und Verletzungen im Sport (Meniskus- oder Bänderverletzungen). Es gibt auch ein familiär gehäuftes Auftreten, was auf eine genetische Veranlagung hindeutet.

SYMPTOME UND VERLAUF Die Gelenke sind quasi die Scharniere und Stoßdämpfer unseres Körpers. Sie ermöglichen Bewegungen und verteilen Druckstöße, Zug- und Scherkräfte. Da die Knorpelschicht selbst keine sensiblen Nervenendigungen zur Schmerzwahrnehmung enthält, nehmen Betroffene die Schäden am Gelenk erst wahr, wenn die außen anliegende und sehr druckempfindliche Knochenhaut (Periost) auf die Gelenkbewegungen reagiert.

Die Beschwerden beschränken sich auf den betroffenen Gelenkbereich. Typisch sind Schmerzen, Schwellungen, Knochenwucherungen sowie Steifheit und Anlaufschmerzen nach dem Aufstehen oder längerer Inaktivität, die zumeist nach spätestens 30 Minuten abklingen, vor allem wenn das Gelenk bewegt wird. Viele müssen also erst »in die Gänge kommen«, ehe sich die Beschwerden bessern oder lösen. Nach Belastungssituationen, beispielsweise nach Tennis- oder Fußballspielen, verstärken sich die Beschwerden in der Regel.

Der Verlauf ist individuell sehr verschieden. Wirklich heilbar ist die Erkrankung nicht, und die Reparaturprozesse dauern vergleichsweise lange. Folgen einer langjährigen Arthrose können Bewegungseinschränkungen, Gelenkfehlstellungen, eine Dauerverkürzung der Muskeln und in schweren Fällen eine Versteifung des Gelenks sein.

WER IST BETROFFEN? Die Arthrose betrifft sowohl Männer als auch Frauen, insbesondere nach dem 50. Lebensjahr, mehrheitlich aber im Alter über 65 Jahre. Während im Alter von 40 bis 70 Jahren Arthrose bei Frauen (die Hormonumstellung in der Menopause verstärkt die Knorpelabnutzung) häufiger vorkommt als bei Männern, ist die Erkrankung ab dem 70. Lebensjahr bei beiden Geschlechtern etwa gleich stark vertreten.

DIAGNOSE Eine orthopädische Praxis ist die richtige Anlaufstelle in Sachen Arthrose. Nach einer körperlichen Untersuchung folgen bei Verdacht auf Arthrose bildgebende Verfahren (Röntgen, Ultraschall, Magnetresonanztomografie, Computertomografie, Arthroskopie oder Knochenszintigrafie). Die Bestimmung von Harnsäure- und Entzündungswerten im Blut erlaubt eine Abgrenzung zu Gicht und Arthritis.

WIE KANN ICH SELBST AKTIV WERDEN?

ERNÄHRUNG FÜR STARKE GELENKE Als Faustregel gilt: Je mehr frische und naturbelassene Nahrungsmittel verzehrt werden, desto gesünder ist dies für die Gelenke. Frisches Gemüse und Obst mit entzündungshemmenden Eigenschaften wie Kohl (Brokkoli, Weißkohl, Pak Choi, Blumenkohl), Lauchgemüse (enthält Diallylsulfid mit knorpelschützender Wirkung), Karotten, Gurken, Fenchel, Kartoffeln, Beerenobst, Wild- und Küchenkräuter (insbesondere Kurkuma und Ingwer), Ballaststoffe (Haferflocken, Dinkel, Hirse, Naturreis), Kaltwasserfische (Lachs, Makrele, Hering), Omega-3-Fettsäuren in Oliven-, Raps-, Walnuss- oder Leinöl, fettarmer Joghurt und Quark sollten regelmäßig auf dem Speiseplan stehen. Hühnchen, Pute, Kalb und Wild können in Maßen konsumiert werden, ebenso Eier und Käse.

Tierisches Eiweiß und zuckerreiche Nahrung sollten möglichst vom Speiseplan gestrichen werden. Sie halten entzündliche Prozesse am Laufen. Butter, Sahne, Schmalz und insbesondere Schweinefleisch und Wurstwaren vom Schwein (enthalten Arachidonsäure) sowie Süßigkeiten, zuckerreiche Lebensmittel und Fertigprodukte sollten gemieden werden.

Bei **Getränken** gilt ebenfalls: Je weniger Zucker und Säuren enthalten sind, desto besser. Morgens entgiftet unser Organismus besonders gut. Empfehlenswert sind Wasser und Basentees (Brennnessel, Goldrute, Fenchel, Salbei, Melisse, Hagebutte, Schafgarbe).

Auf **Nikotin** und **Alkohol** solltest du möglichst komplett verzichten, da diese Entzündungen begünstigen können und der Körper und somit auch der Knorpel durch deren Konsum schlechter mit Sauerstoff versorgt werden.

GELENKSCHONENDE BEWEGUNG Viele machen jetzt den Fehler und schonen sich beziehungsweise das betroffene Gelenk. Meist ist das der falsche Weg: Wenn wir uns bewegen, wird die Gelenkschmiere flüssiger. Gelenkschonende Sportarten wie Radfahren, Schwimmen oder Bewegungsbäder, zwei bis drei Stunden wöchentlich, können den Verlauf positiv beeinflussen.

ÜBERGEWICHT REDUZIEREN Abnehmen wirkt sich bei Knie- oder Hüftbeschwerden besonders positiv aus. Ein Gewichtsverlust von fünf Kilogramm kann die Gelenke deutlich entlasten, die Schmerzen im Knie, der Hüfte oder im Knöchel merklich bessern und die Beweglichkeit erhöhen.

HILFE AUS DER NATURHEILPRAXIS

Anwendungen mit Teufelskralle (siehe Seite 143)

Brennnessel-Zitronen-Mus – lindert die Gelenksteifigkeit, besonders hilfreich im akuten Schub

1 kleine Bio-Zitrone
2 TL flüssiger Waldhonig
2 Handvoll Brennnesselkraut (Triebspitzen, Blätter)

Die Zitrone waschen, schälen und in kleine Stücke schneiden. Zusammen mit den verlesenen Brennnesselblättern pürieren. Anschließend den Honig unterrühren. In ein sauberes Glas umfüllen und täglich davon 1–2 TL einnehmen. Im Kühlschrank gelagert ist das Mus mehrere Tage haltbar.

Hagebuttenpulver selbst gemacht – verbessert die Gelenkmobilität

Hagebutten verlesen, waschen, mit einem Tuch abreiben (um die juckenden Härchen zu entfernen), Blüten- und Stielansatz abschneiden, der Länge nach aufschneiden, die Kerne nicht entfernen. Dann die Fruchtschalen auf einem Tuch ausbreiten und für 48 h antrocknen lassen oder bei niedriger Temperatur (unter 45 °C) in den Dörrautomaten geben (dann für 10–12 h).

Die angetrockneten Hagebutten mit einem leistungsstarken Mixer zerkleinern. Erneut ausbreiten, komplett durchtrocknen lassen und erst dann in Schraubglaser füllen. Wenn das Pulver gut getrocknet ist, bleibt es bis zur nächsten Ernte haltbar.

Das Pulver übers Musli streuen oder in Getränke und Smoothies einrühren. Wenn möglich nicht erhitzen, da sonst hitzeempfindliche Inhaltsstoffe verloren gehen.

Löwenzahntee aus Blättern und Wurzeln – unterstützt den Entgiftungsprozess

Je 1 TL getrocknete Löwenzahnblätter und -wurzeln mit 300 ml kaltem Wasser übergießen. Das Ganze zum Kochen bringen und den Aufguss 10 min durchziehen lassen. Den Tee abseihen und schluckweise trinken. Davon 3–4 Tassen über einen Zeitraum von 4–6 Wochen trinken.

Rosmarin-Wacholder-Öl – zur äußerlichen Anwendung bei akutentzündlichen Prozessen

1 Handvoll frische Rosmarinnadeln und 1 Handvoll frisch gemörserte Wacholderbeeren in ein Schraubglas füllen. Mit 500 ml kalt gepresstem Olivenöl übergießen. Den Ansatz mindestens 2 Wochen an einem hellen Ort ausziehen lassen, das Gefäß dabei täglich wenden. Dann abseihen. Der Ölauszug ist etwa 1 Jahr haltbar, solange er kühl und dunkel gelagert wird. Etwa ½ TL auf den Handflächen verteilen und 1- bis 2-mal täglich im Bereich schmerzender Gelenke einmassieren.

Lokale Anwendungen. Für die lokale Anwendung eignen sich Senfmehlauflagen, Salben mit Cayennepfeffer (Capsicum), ein Heublumenvollbad, Beinwellumschläge, warme Wickel mit Heilerde sowie Kohlwickel.

Ingweröleinreibung/-bad – lindert die Arthrose

3–5 Tropfen ätherisches Öl mit 20 Tropfen Trägeröl (Weizenkeim- oder Mandelöl) mischen und das Gemisch auf die Haut auftragen. Für das Aromabad etwa 10 Tropfen ätherisches Ingweröl mit 2–3 EL Sahne mischen und das Gemisch zum warmen Vollbad geben.

PHYTODOLOR

Die Mischung aus Echtem Goldrutenkraut, Zitterpappelrinde und -blättern und Eschenrinde ist eine echte Alternative zu Schmerzmitteln aus der Apotheke. Das pflanzliche Präparat hat sich seit Jahrzehnten wegen seiner guten Wirkung und Verträglichkeit bewährt.

VITALSTOFFE Glucosaminsulfat (1500–2000 mg), Kollagen (Kollagenhydrosylat) 10 g, Condroitinsulfat (800–1200 mg), Methylsulfonylmethan – MSM (200–800 mg), Vitamin C (siehe Seite 178), Vitamin D + K_2 (siehe Seite 181 und Seite 186), Vitamin E (siehe Seite 184), Omega-3-Fettsäuren (siehe Seite 169), Zink (siehe Seite 187), Selen (siehe Seite 174), Magnesium (siehe Seite 167), Vitamin-B-Komplex (siehe Seite 176), evtl. Kupfer und Mangan; Enzyme bei aktivierter Arthrose: Bromelain (Anwendung 8–10 Tage)

FERTIGPRÄPARATE teufelskralle-Loges (Dr. Loges), Phytodolor (Bayer Vital); Retterspitz äußerlich und Retterspitz Muskelcreme (Retterspitz), Kytta Schmerzsalbe (Wick Pharma)

BLASENENTZÜNDUNG

DEFINITION Wenn wir ständig zur Toilette müssen und ein unangenehmes Brennen oder Schmerzen beim Wasserlassen bemerken, ist das wahrscheinlich auf eine entzündete Blase zurückzuführen. In der Medizin spricht man von einer Zystitis, wenn die Blasenschleimhaut oder die gesamte Blasenwand entzündet ist.

Eine unkomplizierte Blasenentzündung beschränkt sich auf den unteren Harntrakt. Naturheilkundige setzen dann zur Behandlung auf pflanzliche Mittel, denn Antibiotika sind hier meist nicht erforderlich. Bei einer komplizierten Blasenentzündung solltest du aber unbedingt eine Ärztin oder einen Arzt aufsuchen.

Bei häufiger als zweimal im Halbjahr oder dreimal im Jahr auftretenden Infektionen spricht man von rezidivierenden Blasenentzündungen.

URSACHEN UND VERLAUF In den meisten Fällen gelangen Escherichia-coli-Bakterien, die Teil der natürlichen Darmflora sind, oder andere bakterielle Erreger wie Klebsiellen und Staphylokokken durch die Harnröhre in die Blase. Dort angekommen setzen sich die Bakterien an der Blasenwand fest und vermehren sich. Manche Bakterien produzieren Ammoniak aus Harnstoff, wodurch sich der pH-Wert in der Blase erhöht und ein Milieu entsteht, das krankmachende Bakterien bevorzugen. Viren, insbesondere Adenoviren, Hefepilze oder Fremdkörper wie ein Blasenkatheter können weitere auslösende Faktoren sein.

Begünstigt wird die Entstehung von Blasenentzündungen durch funktionelle Einschränkungen wie Nierenfunktionsstörungen, Blasenentleerungsstörungen, Fehlbildungen oder eine Immunschwäche, Vor- beziehungsweise Begleiterkrankungen, ein hohes Lebensalter und das Auftreten von Fieber. Daneben können verschiedene Risikofaktoren zur Entstehung einer Harnblasenentzündung beitragen. Hierzu gehören vor allem die Unterkühlung, z.B. durch nasse Badekleidung, eine geschwächte Immunabwehr, Diabetes mellitus, häufige Antibiotikatherapien, zu wenig Trinken oder Blasensteine. Bei Frauen sind falsche Gewohnheiten der Intimhygiene, hormonelle Veränderungen (Schwangerschaft, Wechseljahre), eine gestörte Vaginalflora oder Scheidenentzündungen weitere begünstigende Faktoren, während bei Männern ursächlich eher eine vergrößerte Prostata, abnorme Verengungen der Harnröhre sowie Vorhautverengungen infrage kommen.

SYMPTOME Häufiger Harndrang bei geringer Harnmenge, verbunden mit Schmerzen im Unterleib und ein brennendes Gefühl beim Wasserlassen, sind die Leitsymptome für eine Blasenentzündung. Auch Probleme, den Harn zu halten, und krampfartige Schmerzen im Unterbauch sind für die Blasenentzündung typisch. Der Urin kann trüb verfärbt sein und auffällig riechen, manchmal ist auch Blut zu sehen. Gelegentlich fallen die Symptome aber auch gering aus oder fehlen, sodass die Bakterien erst bei einem Urintest nachgewiesen werden.

WER IST BETROFFEN? Eine entzündete Blase kann theoretisch jeden treffen, Frauen sind aber aufgrund ihrer Anatomie und ihres Hormonhaushalts sehr viel häufiger betroffen als Männer. Im Vergleich zu Männern haben Frauen eine deutlich kürzere Harnröhre, die zudem näher am Darmausgang liegt, sodass die im Darm befindlichen Bakterien leichter in die Harnröhre und weiter in die Blase gelangen können. In und nach den

Wechseljahren nimmt das Risiko einer Blasenentzündung bei Frauen leicht zu, da durch den Abfall des Östrogenspiegels die Schleimhäute in Harnröhre und Blase dünner werden.

Die Blasenentzündung kommt beim Mann zwar deutlich seltener vor als bei der Frau, tritt sie jedoch auf, ist sie meist hartnäckiger. Hier sind vor allem Harnabflussstörungen (z. B. durch eine vergrößerte Prostata) oder urologische Erkrankungen der Grund für eine bakterielle Besiedlung.

DIAGNOSE Falls die Infekte häufiger oder anhaltend auftreten, der Urin einen unangenehmen Geruch hat, Blutbeimengungen sichtbar sind, es zu Fieber und Schmerzen in der Flankengegend kommt, solltet du umgehend eine Arztpraxis aufsuchen. Dann liegt wahrscheinlich eine schwere Blasen- oder sogar eine Nierenbeckenentzündung vor, die Komplikationen nach sich ziehen kann. Bei einem Lebensalter über 60 Jahren oder Grunderkrankungen solltest du auch bei schwächeren Symptomen einen Arzt oder eine Ärztin konsultieren.

WIE KANN ICH SELBST AKTIV WERDEN?

LEBENSSTIL Wichtig ist eine **ausreichende Flüssigkeitsaufnahme** von mindestens 2,5 Litern am Tag. Als guter Richtwert gelten 35 Milliliter pro Kilogramm Körpergewicht. Ideale Getränke sind stilles Wasser oder ungesüßte Tees (siehe unten). Flüssigkeit ist wichtig, damit Keime besser ausgespült werden können. Menschen, die sich aufgrund einer Herz- oder Niereninsuffizienz an eine ärztlich verordnete Trinkmenge halten müssen, sollten diese jedoch nicht überschreiten. Zu meiden sind für die Harnwege reizende und zuckerhaltige Getränke, insbesondere Alkohol, Kaffee und Softdrinks.

Eine antientzündliche und darmgesunde Ernährung kann das Beschwerdebild positiv beeinflussen. Gemüse, Obst, Gewürze in Bio-Qualität, gute Öle, aber auch fetter Seefisch wie etwa Lachs, Makrele oder Hering sollten auf dem Speiseplan stehen. Meide Zucker und Fertigprodukte, da einige Zusatzstoffe im Verdacht stehen, Entzündungen der Schleimhäute im Körper zu fördern.

WÄRMEANWENDUNGEN UND WARME KLEIDUNG Wärme in Form einer Wärmflasche oder eines angewärmten Körnerkissens auf den Unterbauch lindert Schmerzen und entspannt die verkrampfte Blasenmuskulatur. Warme Kleidung ist besonders bei kaltem Wetter oder in feuchter Umgebung wichtig. Wäsche aus Biobaumwolle vereint hautfreundliche Fasern und nimmt Schweiß und Feuchtigkeit deutlich besser auf als synthetische Stoffe. Auf diese Weise wird Blasenentzündungen vorgebeugt.

INTIMHYGIENE Die richtige Wischtechnik (von vorne nach hinten) und eine Reinigung mit lauwarmem Wasser und sanften Waschlotionen (z.B. sebamed Intim Waschlotion pH 6,8 für die Frau ab 50) sorgen für ein gesundes Milieu im Intimbereich und schützen vor Blasenentzündungen.

APFELESSIG TRINKEN Verwende am besten naturtrüben, ungefilterten Apfelessig in Bio-Qualität. 1 EL Apfelessig in ein Glas lauwarmes Wasser einrühren. Bei akuten Beschwerden 3-mal täglich 1 Glas dieses Apfelessiggemischs trinken. Das stärkt das Immunsystem und unterstützt die reinigende Funktion der Nieren.

D-MANNOSE D-Mannose ist ein natürlicher Einfachzucker zur Behandlung von Blasenentzündungen. Er wird aus Mais, Birkenrinde oder Milch gewonnen und gelangt als Trinkgranulat unverändert in die Blase. Dort lagert sich D-Mannose an die Härchen der entzündungsverursachenden Escherichia-coli-Bakterien an und ummantelt sie auf diese Weise, sodass die Erreger nicht mehr an die Blasenschleimhaut andocken können. Es entsteht eine stabile Verbindung von Bakterien und D-Mannose, die über den Urin aus der Blase ausgeschwemmt wird. Nach der Einnahme von D-Mannose sollte 1 h nichts getrunken werden, damit der Zucker ausreichend lange in der Blase verbleibt und wirken kann. Anschließend solltest du viel trinken, um die Urinausscheidung zu fördern.

Fertigpräparate: z.B. Femannose N Portionsbeutel (MCM Klosterfrau), Cranberry Mannose Complex Portionsbeutel (Iceberg.de Vitalmedizin)

MILCHSÄUREKUR Diese kann vorbeugend und begleitend bei wiederkehrenden Harnwegsinfekten (mit oder ohne Scheidenentzündung) sehr hilfreich sein, um den veränderten pH-Wert wieder in einen normal sauren Bereich zu bringen.

Fertigpräparate: z.B. KadeFlora Milchsäurekur Vaginalgel (Dr. Kade Pharmazeutische Fabrik), OMNi-BiOTiC WOMAN Portionsbeutel zur oralen Anwendung (Institut Allergosan)

Sitzbäder mit entzündungshemmenden und schleimhautschützenden Zusätzen

Warme Sitzbäder mit Kamillenzusatz (Kamillin extern Robugen Bad) oder Schachtelhalmkraut (100 g Zinnkraut mit 1 Liter Wasser über Nacht ansetzen, am nächsten Tag zum Kochen bringen, dem Badewasser zugeben) lindern die Symptome. Dauer: 20 min bei Körpertemperatur.

Selbst gemachter Preiselbeersaft – zur Nachbehandlung und als Schutz vor Reinfektionen der Harnblase

2,5 kg Preiselbeeren – wenn möglich aus Wildsammlung

Beeren verlesen, waschen. Etwa 500 ml Wasser in einen Topf geben, die Preiselbeeren zugeben. Deckel aufsetzen, das Wasser mit den Beeren langsam auf kleiner Flamme erhitzen, dabei nicht rühren, sondern die Beeren simmern lassen. Nach etwa 15–20 min haben sie eine matschige Konsistenz. Ein großes Sieb auf einen weiteren Topf aufsetzen, die gekochten Beeren in das Sieb umfüllen und den Saft mehrere Stunden abtropfen lassen. Wenn du trüben Saft mit Fruchtfleisch bevorzugst, dann die Fruchtmasse nochmals mit einem Kochlöffel gut ausdrücken, falls nicht, kannst du sie anderweitig verwenden. Den Saft in ausgekochte Fläschchen abfüllen und verschließen. Nochmals für 20 min bei 90 °C nachpasteurisieren, dann ist der Saft auch mehrere Monate haltbar.

2- bis 3-mal täglich über den Tag verteilt 100 ml naturreinen Preiselbeersaft trinken, der zuvor mit Wasser auf 250 ml verdünnt wurde. Die Anwendung kann kurmäßig über maximal 4 Wochen erfolgen.

PFLANZLICHE »ANTIBIOTIKA«

Sowohl Meerrettich als auch Kapuzinerkresse enthalten Senföle, die bei Harnwegsinfekten hilfreich sein können und zugleich antiviral und entzündungshemmend wirken. Die Kombination dieser Pflanzen eignet sich bei akuten Entzündungen sowie zur Rezidivprophylaxe.

Fertigpräparat: z.B. Angocin Anti-Infekt N (Repha)

Semmelkren – ein mildes pflanzliches Antibiotikum

2 trockene Brötchen klein schneiden und mit heißer Rinderbrühe (oder Gemüsebrühe bei vegetarischer Ernährung) zu einem sämigen Brei verrühren. 20 g frisch geriebenen Meerrettich unterrühren und mit etwas Salz, Pfeffer und Sahne abschmecken.

Brunnenkresse

Auch die Brunnenkresse enthält Senföle, aber auch viel Vitamin C. Öfter einmal eine Handvoll Brunnenkresse im Salat kann krankmachenden Keimen den Garaus machen.

Pflanzliche »Durchspülungstherapie«

40 g Birkenblätter
40 g Goldrutenkraut
15 g Wacholderbeeren, frisch angequetscht

1 TL der Mischung mit 1 Tasse kochendem Wasser übergießen, 15 min ziehen lassen. 2–3 Tassen täglich trinken. Die Anwendung erfolgt maximal für 3 Wochen.

WACHOLDER – JUNIPERUS COMMUNIS

Wacholderbeeren wirken mild harntreibend, ohne den Elektrolythaushalt zu beeinträchtigen, hemmen Entzündungen, entkrampfen die glatte Muskulatur der Harnwegsorgane und sind ein antibakterielles Würz- und Heilmittel. Die Anwendungen sollten auf wenige Wochen begrenzt werden, da Nierenreizungen möglich sind. Zudem sollten Wacholderzubereitungen in der Schwangerschaft und Stillzeit gemieden werden.

Feuchtwarme Blasenkompresse oder -einreibung – bei akuten und chronischen Infekten

10 ml Johanniskrautöl, angewärmt
1 Tropfen Lavendelöl
1 Tropfen Thymianöl
1 Tropfen Teebaumöl

Angewärmtes Johanniskrautöl mit den ätherischen Ölen mischen. Wenige Tropfen auf ein kleines Baumwolltuch (Taschentuch) auftragen und so warm wie möglich auf die Blasengegend auflegen und mit einem warmen Außentuch, das den Beckenbereich umschließt, abdecken. Etwa 1 h liegen lassen und dann 30 min nachruhen.

Alternativ: Einige Tropfen der Ölmischung auf den Handflächen verteilen und auf den Bereich zwischen Bauchnabel und Intimbehaarung auftragen. Anschließend mit einer Wärmflasche abdecken.

Die Kompresse nicht in den ersten Menstruationstagen, bei Schwangerschaft, einer Unverträglichkeit gegen die ätherischen Öle oder bei nässenden und entzündlichen Hauterkrankungen in der Blasengegend auflegen.

Bärentraubenblättertee – bei bakteriellen Erkrankungen der ableitenden Harnwege

1 TL Bärentraubenblätter mit 1 Tasse kaltem Wasser ansetzen, über Nacht ziehen lassen, am Morgen erhitzen, abseihen und trinken. Nicht mehr als 3–4 Tassen täglich trinken. Wichtig: Den Tee maximal 8 Tage und nicht häufiger als 5-mal im Jahr trinken. Nicht für Kinder unter 12 Jahren, in der Schwangerschaft oder Stillzeit geeignet.

ECHTE BÄRENTRAUBE – ARCTOSTAPHYLOS UVA-URSI

Das Heidekrautgewächs wächst nur auf sauren Böden in Mooren, auf Heiden und in Nadelwäldern. Die Pflanze ist in Deutschland und in der Schweiz geschützt. Für die gute Wirksamkeit bei bakteriellen Erkrankungen sorgt Arbutin, hinzu kommen Flavonoide, reichlich Gerbstoffe und organische Säuren. Arbutin wirkt gut gegen verschiedene Enterobakterien wie Escherichia coli, Staphylokokken, Klebsiella, Proteus und Pseudomonas sowie Enterobacter. Bärentraubenblätter gibt es in der Apotheke oder als Fertigpräparate (z. B. Arctuvan Bärentraubenblätter Filmtabletten von Klinge Pharma).

VITALSTOFFE Vitamin C (siehe Seite 178), Vitamin D (siehe Seite 181), Selen (siehe Seite 174) und Zink (siehe Seite 187)

FERTIGPRÄPARATE Solidagoren liquid (Dr. Gustav Klein), Harntee Steiner (Aristo Pharma)

BLUTHOCHDRUCK/ ARTERIELLE HYPERTONIE

DEFINITION Aufgabe des Blutdrucks ist es, die Blutzirkulation im gesamten Körper sicherzustellen, um ihn ausreichend mit Sauerstoff und Nährstoffen zu versorgen. Ebenso erfolgt der Abtransport von Abfallprodukten über das Blut. Sowohl ein zu niedriger als auch ein zu hoher Blutdruck können uns gesundheitliche Probleme bereiten.

Bluthochdruck (Hypertonie) ist ein dauerhaft hoher Druck in den Arterien. Bis in die 1980er-Jahre galt ein Blutdruck von 100 plus Lebensalter noch als normal, heute werden weitaus niedrigere Werte angestrebt, um Schäden der Gefäße und des Herzens vorzubeugen. Werte ≥ 140/90 mmHg werden als Grenzwerthypertonie bezeichnet. Diese Form von Bluthochdruck kann optimal mit Heilpflanzenanwendungen behandelt werden. Zielwerte liegen bei etwa 120/80 mmHg.

SYMPTOME UND VERLAUF Die meisten Menschen mit Bluthochdruck bemerken keine oder lediglich unspezifische Symptome, für die auch andere Erkrankungen zugrunde liegen können. Dazu gehören unter anderem Herzrasen, Herzrhythmusstörungen, Kopfschmerzen, Kurzatmigkeit, Seh- und Schlafstörungen, Schweißausbrüche, Schwindel, Ohrensausen, Nervosität, Reizbarkeit, Nasenbluten, roter Kopf, Erektionsstörungen beim Mann bis hin zu Übelkeit und Erbrechen.

Dauerhaft erhöhter Blutdruck kann zu schweren Organschäden führen. Der permanente Druck in den Blutgefäßen begünstigt die Entstehung einer Arteriosklerose (siehe auch Seite 191), kann die Leistung des Herzens überfordern und zu Herzinsuffizienz, KHK, Angina pectoris bis hin zu Herzinfarkt, Schlaganfall, nachlassender Sehleistung oder auch zu Nierenschäden führen.

Das gemeinsame Auftreten von Bluthochdruck, Diabetes mellitus und hohen Blutfettwerten ist dabei besonders fatal. Sie werden auch als »stille Killer« bezeichnet, da sie zunächst keine Beschwerden verursachen, aber eine nicht zu unterschätzende Gefahr für das Herz-Kreislauf-System darstellen.

URSACHEN Bei mehr als 90% der von Bluthochdruck Betroffenen liegt keine erkennbare Ursache zugrunde; man spricht auch von primärem oder essenziellen Hochdruck. Diese Form des Hochdrucks entwickelt sich oft schleichend über Jahre hinweg.

Bekannt sind mehrere Faktoren, welche die Entstehung begünstigen. Nicht alle, aber viele dieser Faktoren lassen sich gut beeinflussen. Dazu gehören die genetische Veranlagung (nicht beeinflussbar), Übergewicht, hoher Salzkonsum, wenig Bewegung und Sport, hoher Alkoholkonsum, Grunderkrankungen wie Diabetes mellitus und Fettstoffwechselstörungen, dauerhafter Stress, Wut, Trauer, Frust, mangelnde Anerkennung oder Umgebungsbelastungen wie Lärm und extreme Kälte. Hier ist Bluthochdruck eine Anpassungsreaktion auf zu hohe Anforderungen körperlicher, geistiger oder seelischer Art.

Der sekundäre Bluthochdruck wird durch andere Erkrankungen oder Faktoren ausgelöst. In erster Linie gehören chronische Nierenerkrankungen, Tumoren der Nebennieren, Medikamente (Rheuma-, Krebsmedikamente, hohe Kortisongaben, hormonelle Verhütungsmittel) sowie das Schlafapnoesyndrom dazu.

WER IST BETROFFEN? Die Häufigkeit von Hypertonie steigt mit dem Lebensalter. Man geht davon aus, dass ungefähr jeder dritte Europäer ab 45 Jahren von Bluthochdruck betroffen ist. Auch das Geschlecht führt zu einem unterschiedlichen Risikoprofil: In jungen Jahren sind deutlich mehr Männer als Frauen betroffen, doch in mittleren Lebensjahren hohlen die Frauen auf. Nach den Wechseljahren sind in etwa gleich viele Frauen wie Männer von Bluthochdruck betroffen, was die Vermutung nahelegt, dass die Hormone hier eine entscheidende Rolle spielen.

DIAGNOSE Blutdruckmessungen gehören zu den ärztlichen Routineuntersuchungen. Mit einem Blutdruckmessgerät kann aber auch jeder den eigenen Blutdruck zu Hause messen. Die Diagnose erfolgt anhand von drei Blutdruckmessungen an zwei verschiedenen Tagen. Im Idealfall liegt der Blutdruck bei 120/80 mmHg. Wer diesen Wert erreicht, hat gute Chancen, alt zu werden. Bei einem Wert ab 140/90 mmHg beginnt der Bluthochdruck, Werte von 160–179/100–109 mmHg werden als mittelschwere Hypertonie bezeichnet und bei Werten über 180/110 mmHg ist eine schnelle medizinische Unterstützung nötig.

WIE KANN ICH SELBST AKTIV WERDEN?

Blutdruckfreundliche Ernährung. Die mediterrane Ernährung fördert nicht nur die Gewichtsabnahme, sondern schützt auch die Gefäße. Sie enthält traditionell viel frisches Obst und Gemüse, ist reich an Hülsenfrüchten, setzt eher auf Fisch (Omega-3-Fettsäurequelle) als auf Fleisch und verwendet wertvolle pflanzliche Öle wie Olivenöl.

Etwa 60% der Personen mit Bluthochdruck reagieren sensibel auf Kochsalz (Natriumchlorid). Eine strenge Einschränkung der Aufnahme von Natrium auf 1–1,5 g (das entspricht etwa 2,5–3,75 g Natriumchlorid) täglich führt aber nahezu immer zu einem Abfall der Blutdruckwerte.

Empfehlenswert ist es daher, statt Salz Kräuter zum Würzen zu verwenden und statt gehärteter Fette hochwertiges Olivenöl zu bevorzugen.

BEWEGUNG Ausdauersport fördert die Durchblutung und Herz-Kreislauf-Kapazität, verlangsamt die Entstehung von Ablagerungen in den Gefäßen (Plaques) und verbessert die Blutdruckregulation. Ob entspanntes Radfahren, Nordic Walking, Tanzen oder Wassergymnastik: Übungseinheiten von 30 bis 60 Minuten 3-mal pro Wochen sind ideal. Achtung: Kraftsportarten führen zu einem Blutdruckanstieg und sind deshalb keine geeignete Therapieform.

Das Training hilft auch, Übergewicht abzubauen. Besonders gefährlich ist der Speckgürtel um die Taille. Er kann das Risiko für Bluthochdruck erhöhen, da er oft mit vermehrtem Bauchfett (Viszeralfett) verbunden ist, das Stoffwechselprozesse ungünstig beeinflusst. Ein erhöhter Taillenumfang bei Männern von mehr als 102 Zentimetern beziehungsweise bei Frauen von mehr als 88 Zentimetern gilt als Risikobereich.

WASSERANWENDUNGEN Geeignet sind kalte und wechselwarme Arm- und Fußbäder, Wassertreten, Tautreten oder Schneelaufen. Keine heißen Bäder anwenden!

ENTSPANNUNGSÜBUNGEN Ob allein oder in der Gruppe: Autogenes Training, Qigong und Yoga sind ein erholsames Erlebnis. Meditationen zur Stressreduktion findest du im Internet.

HILFE AUS DER NATURHEILPRAXIS

Knoblauchpaste ohne Salz

2 Knollen Knoblauch
50 ml Pflanzenöl
30 g frische oder getrocknete Kräuter (Petersilie, Schnittlauch, Minze)

Knoblauch schälen und die Zehen mit den grob zerkleinerten Kräutern in einen Mixer geben. Gut pürieren, bis eine sämige Masse entsteht. Das Öl hinzugeben und nochmals gut durchmixen. Die Paste in kleine Schraubgläser füllen und mit 1 TL Olivenöl bedecken. Nicht gleich verwendete Gläser einfrieren, da durch das fehlende Salz die Haltbarkeit begrenzt ist. Die Knoblauchpaste ist gut geeignet für Knoblauchbrot, Knoblauchbutter oder Aioli.

Weitere Knoblauchanwendungen: frisch als Küchengewürz, als Dragees, Kapseln, Heilpflanzensaft, Sirup, Knoblauchtinktur

Bärlauchquark – erfrischend, zu Pellkartoffeln oder knackigem Gemüse

250 g Magerquark
1 kleiner Bund Bärlauch, fein geschnitten
etwas Milch oder Sahne
Kräutersalz, frischer Pfeffer
1 TL Zitronensaft
optional: ½ frische Gurke

Den Quark mit dem Bärlauch und den Gewürzen mischen, mit etwas Sahne oder Milch glattrühren. Damit der Quark noch frischer schmeckt, kannst du noch ein paar Gurkenraspeln dazugeben. Während der Bärlauchzeit den Quark möglichst häufig und nicht zu knapp genießen.

Weißdorntee – weitet die Blutgefäße, verbessert die Durchblutung

1 TL Weißdornblüten und -blätter mit 1 Tasse kochendem Wasser überbrühen, zugedeckt 15 min ziehen lassen, danach abseihen. 2- bis 3-mal 1 Tasse täglich trinken.

Weitere Weißdornanwendungen: als Tinktur, Heilpflanzensaft, Elixier, Medizinalwein, Tabletten

Harntreibender Tee – unterstützt die Therapie bei leichtem bis mittelschwerem Bluthochdruck

30 g Birkenblätter
30 g Brennnesselblätter
20 g Goldrutenkraut
20 g Schachtelhalm

In der Apotheke mischen lassen. 1 TL der Teemischung mit 1 Tasse siedendem Wasser überbrühen, etwa 15 min ziehen lassen und täglich 2–3 Tassen trinken (jedoch nicht abends).

Anmerkung: Harntreibende Medikamente (Diuretika) gehören zur Standardtherapie bei Bluthochdruck.

Blutdruck-Teemischung – wenn eine seelische Belastung zugrunde liegt

Lavendel-, Melissen- und Passionsblumenkraut zu gleichen Teilen in der Apotheke mischen lassen. 1 TL der Mischung mit 250 ml siedendem Wasser überbrühen und nach etwa 8 min abseihen. 2–3 Tassen täglich, in kleinen Schlucken getrunken, sorgen für Entspannung.

Teemischung bei Hypertonie und Schlaflosigkeit

30 g Weißdornblüten und -blätter
30 g Lavendelblüten
40 g Baldrianwurzel

In der Apotheke mischen lassen. Von dieser Mischung 1 TL mit 250 ml kochendem Wasser übergießen und 7–8 min ziehen lassen. 2–3 Tassen täglich trinken, die letzte Tasse etwa 30 min vor dem Schlafengehen genießen.

VITALSTOFFE Wichtig sind die B-Vitamine (siehe Seite 176), insbesondere Vitamin B_6, B_9 und B_{12}, Vitamin C (siehe Seite 178), Vitamin D (siehe Seite 181) sowie Resveratrol und OPC (siehe Seite 172). Eine ausreichende Magnesiumversorgung (siehe Seite 167) weitet die Blutgefäße, und Omega-3-Fettsäuren (siehe Seite 169) verbessern den Blutfluss und hemmen Entzündungen in den Gefäßen.

FERTIGPRÄPARATE Homviotensin (Homviora Arzneimittel Dr. Hagedorn), Dr. Jacob's Blutdruck-Tabletten (Dr. Jacob's Medical), Blutdruck Formula Gold (Biogena), Olivysat novo Bürger Dragees (Johannes Bürger Ysatfabrik), Bärlauch Bio vegan Kapseln (Dr. Pandalis), KMW Knoblauch-Mistel-Weißdorn-Kapseln (Kräuterhaus Sanct Bernhard)

DEPRESSIVE VERSTIMMUNGEN, STIMMUNGSSCHWANKUNGEN

DEFINITION Nicht jede gedrückte Stimmung ist gleich behandlungsbedürftig. Fast jede und jeder kennt schwierige Lebensphasen mit depressiven Momenten, und etwa 20 % leiden in ihrem Leben einmal unter einer Depression. Dafür braucht sich keiner zu schämen und sollte sich auch nicht selbst die Schuld dafür geben.

DEPRESSIVE VERSTIMMUNG ODER DEPRESSION?

Wenn depressive Zustände länger als zwei Wochen anhalten, Freudlosigkeit, Kraftlosigkeit und Selbstzweifel überwiegen, es zum sozialen Rückzug kommt, Ängste oder Zwangsgedanken hinzukommen, liegt eine behandlungsbedürftige Erkrankung vor. Je früher die Depression erkannt wird, desto besser sind die Heilungschancen.

Unter Stimmungsschwankungen ganz allgemein versteht man den Wechsel zwischen verschiedenen Gefühlszuständen. Dabei kann die Stimmung schnell zwischen allen möglichen Zuständen schwanken.

URSACHEN Depressive Momente und Stimmungsschwankungen werden nicht nur durch traumatische Erlebnisse, Verluste (Tod, Scheidung) oder Demütigungen verursacht. Auch Reizüberflutung, Stress, Schlafmangel, Erkrankungen (bipolare Störung, Multiple Sklerose, Parkinson), Medikamente (hormonelle Verhütungsmittel, Blutdruck- und Herzmedikamente) und/oder ein Mangel an Progesteron, Hypophysen-, Nebennieren- (besonders Kortisol) und Schilddrüsenhormonen kommen ursächlich infrage. Auch ein niedriger Blutdruck kann mit depressiven Verstimmungen einhergehen.

SYMPTOME Eine vorübergehend gedrückte Stimmung wird als depressive Verstimmung bezeichnet. Bedrückende Gefühle, Antriebslosigkeit, Gemütsschwankungen, Interessenverlust und allgemeine Niedergeschlagenheit sind hier vordergründig. Stimmungsschwankungen äußern sich durch einen raschen Wechsel verschiedener Emotionen wie Reizbarkeit, Wut, Freude, Angst oder innere Unruhe.

WER IST BETROFFEN? Die Achterbahn der Gefühle kann jeden treffen, sie kommen besonders häufig in der Pubertät, in den Wechseljahren, bei anhaltendem Stress und Schlafmangel oder bei bestimmten Erkrankungen vor. Frauen fühlen sich generell emotional stärker belastet und weinen mehr als Männer. In den Wechseljahren verstärken sich diese Phasen oftmals durch die Hormonschwankungen.

DIAGNOSE Sollten depressive Phasen häufiger und länger als 2 Wochen auftreten, ist in jedem Fall medizinische oder psychotherapeutische Hilfe zu suchen. Ein Fragenkatalog und Fragen nach Medikamenteneinnahme oder Grunderkrankungen können die Ursache eingrenzen.

WIE KANN ICH SELBST AKTIV WERDEN?

Akzeptiere deine Stimmung und suche dir **Hilfe von außen** – sei es privat oder von professioneller Seite. Sprich offen mit Personen in deinem Umfeld über deine Stimmung. Vor allem Menschen aus dem nahen Umfeld können dich entlasten, indem sie dir Arbeiten abnehmen, Verständnis zeigen oder dich einfach nur umarmen und signalisieren, dass sie für dich da sind.

BEWEGUNG Bewegung und Sport tun gut. Auch wenn du dich antriebslos und müde fühlst, wird durch körperliche Aktivität das Gehirn besser durchblutet und es werden mehr Dopamin und Serotonin ausgeschüttet. Diese Botenstoffe heben die Stimmung. Idealerweise solltest du dich dafür draußen aufhalten. Denn Sonnenlicht und die damit verbundene D_3-Produktion (siehe Seite 181) heben die Stimmung ebenfalls.

ERNÄHRUNG Ernähre dich frisch und hochwertig. In Fertigprodukten verbergen sich oft Inhalts- und Zusatzstoffe, die schlechte Laune machen: Zucker, Weißmehl, Aspartam, Glutamat und Transfette gehören dazu. Greife lieber zu hochwertigen und frischen Lebensmitteln.

HILFE AUS DER NATURHEILPRAXIS

Stimmungsaufhellender und nervenstärkender Tee

60 g Johanniskraut
20 g Passionsblumenkraut
20 g Lavendelblüten

2 TL mit 250 ml heißem Wasser übergießen, 10 min ziehen lassen. 2–3 Tassen über den Tag verteilt trinken.

Anmerkung: Die stimmungsaufhellende Wirkung von Johanniskraut stellt sich erst nach 2–4 Wochen Anwendungsdauer ein. Hoch dosierte Johanniskrautpräparate (z. B. Laif 900) wirken deutlich schneller.

Tee bei depressiven Verstimmungen und niedrigem Blutdruck

60 g Johanniskraut
20 g Weißdornblätter und -blüten
20 g Rosmarinkraut

1–2 TL mit 250 ml heißem Wasser übergießen, 10 min ziehen lassen. 2–3 Tassen über den Tag verteilt trinken.

Nervenstärkende und reizabschirmende Teezubereitung

60 g Johanniskraut
25 g Melissenblätter
15 g Ginsengwurzel

2 TL mit 250 ml heißem Wasser übergießen, 10 min ziehen lassen. 2–3 Tassen über den Tag verteilt trinken.

Selbst gemachte Lavendeltinktur – bei Neigung zur Melancholie

1 Handvoll Lavendelblüten ernten, die braunen Blüten aussortieren und 1 Tag lang antrocknen lassen. Danach in ein Schraubglas füllen und mit hochprozentigem Alkohol (Wodka, Doppelkorn) übergießen, bis die Blüten vollständig bedeckt sind. Das Glas schließen und täglich wenden. Etwa 2 Wochen an der sonnigen Fensterbank ausziehen lassen. Danach die Blüten mittels einer Filtertüte abfiltrieren. Die Tinktur in Braunglasflaschen füllen, beschriften und dunkel lagern. Dosierung: 1- bis 3-mal täglich 5–25 Tropfen gelöst in Wasser.

VITALSTOFFE Magnesium (siehe Seite 167), Vitamin-B-Komplex (siehe Seite 176), Vitamin D (siehe Seite 181)

FERTIGPRÄPARATE Neurapas Balance (Pascoe pharmazeutische Präparate), Aurum/Apis regina comp. Globuli (WALA), Mood Balance (Sunday Natural), Laif 900 (Bayer Vital)

ERFKTIONSSTÖRUNGEN, EREKTILE DYSFUNKTION

DEFINITION Erektionsstörungen, auch bekannt als erektile Dysfunktion, sind ein Zustand, bei dem ein Mann bei sexuellen Begegnungen keine ausreichende Erektion bekommt oder diese nicht aufrechterhalten kann. Behandlungsbedürftigkeit besteht aus medizinischer Sicht erst, wenn dieser Zustand länger als sechs Monate anhält.

SYMPTOME Gelegentliche Erektionsprobleme sind durchaus normal. Die Schwierigkeiten können sich darin äußern, dass sich der Penis nicht ausreichend versteift oder bei Erektion vorzeitig erschlafft.

URSACHEN Erektionsstörungen können Vorboten einer ernsten Erkrankung sein. Durchblutungsstörungen wie Arteriosklerose (siehe Seite 191), Bluthochdruck (siehe Seite 214) oder Nervenschäden durch Diabetes mellitus können Probleme bei der körperlichen Liebe machen. Verletzungen (insbesondere der Nerven), Erkrankungen des Urogenitaltrakts oder Medikamentennebenwirkungen (Psychopharmaka, Blutdrucksenker, Mittel gegen Prostatavergrößerung oder Blasenschwäche), übermäßiger Alkohol- und Nikotinkonsum sowie starkes Übergewicht sind mitunter ebenfalls Ursache für Erektionsstörungen.

Natürlich spielen noch die Hormone mit hinein – allen voran Testosteronmangel. Aber auch Kortisol, Schilddrüsenhormone oder ein Prolaktinüberschuss können die Erektionsfähigkeit beeinträchtigen.

Viele Männer sind allerdings schlicht und einfach ausgepowert. Die nötigen Nervenimpulse für eine Erektion werden in erster Linie durch den Parasympathikus gesteuert, jenen Teil des Nervensystems, der vor allem für Entspannung zuständig ist. Deshalb haben psychische Faktoren wie Stress, Müdigkeit, Überlastung im Beruf, depressive Zustände, Angst, Unsicherheit und viele weitere Lebenslagen und negative Gefühle einen starken Einfluss auf die sexuelle Funktion des Mannes.

WER IST BETROFFEN? Männer jeden Alters können betroffen sein. Besonders häufig trifft es aber ältere Männer. Jeder fünfte Mann über 50 Jahre und rund ein Drittel der Männer über 60 Jahre ist von Erektionsstörungen betroffen. Insgesamt ist die Dunkelziffer recht hoch.

DIAGNOSE Oft wird das Problem vor Therapeutinnen und Ärzten verschwiegen. Dabei können die Anamnese sowie körperliche Untersuchungen auf Auffälligkeiten an Genitalorganen, Blutdruckmessungen, Hormontests sowie die Ultraschalluntersuchung auf zugrunde liegende Erkrankungen hinweisen.

WIE KANN ICH SELBST AKTIV WERDEN?

RUHE, ENTSPANNUNG, BEWEGUNG Oft helfen schon etwas Ruhe und Entspannung, ein schöner Abend zu zweit oder etwas Abstand zu belastenden Alltagsproblemen. Ausreichend Schlaf, Entspannungstechniken (Tai-Chi, Qigong, Yoga), Spaziergänge oder Ausdauersport können ein gesunder Ausgleich bei hoher Arbeitsbelastung sein.

GESUNDE LEBENSFÜHRUNG Wie bei so vielen gesundheitlichen Problemen sind eine gesunde Ernährung, der Verzicht auf Nikotin, Alkohol und Drogen sowie eine Stärkung der mentalen Gesundheit – also ein guter Umgang mit Stress (siehe Seite 268) – hilfreich.

HILFE AUS DER NATURHEILPRAXIS

Knoblauchwein – bei gefäßbedingter Impotenz des Mannes

1 Handvoll Knoblauchzehen schälen und klein schneiden. Mit 1 l trockenem Rotwein übergießen und den Ansatz an einem kühlen Ort 10 Tage durchziehen lassen. Das Gemisch abseihen und in eine saubere Flasche füllen. Davon täglich 1 Likörglas trinken. Der Knoblauchwein fördert die Durchblutung des gesamten Organismus und schützt die Gefäße vor Verkalkung.

Seine aphrodisierende Wirkung entfaltet Knoblauch auch, wenn er roh unter das Essen gemischt wird. Vermutlich kommt aber nur dann eine romantische Stimmung auf, wenn beide Partner das Gericht verspeisen.

Brennnesselsamen – heimisches Aphrodisiakum

Die Samen in Müsli, Frischkäse, Smoothie oder Joghurt einrühren oder über den Salat streuen. Sie geben den Gerichten eine besondere geschmackliche Note und werten sie nährstoffmäßig auf. In Bezug auf die Dosierung darf es 1 EL täglich sein.

Damianablättertee – potentes Mittel zur Steigerung der Lust

2 TL Damianablätter pro Tasse mit kochend heißem Wasser überbrühen, 5–8 min ziehen lassen, abseihen. Im trinkwarmen Zustand mit etwas Bio-Imkerhonig süßen und bei Bedarf 2–3 Tassen täglich trinken.

Noch wirksamer sind Extrakte aus Damianablättern.

Rosmarinwein – Liebestrunk und Körperwärmer

Einige Zweige Rosmarin (insgesamt nicht mehr als 50 g) in 1 l Rotwein geben. Gut verschlossen auf die sonnige Fensterbank stellen und mindestens 1 Woche, besser 2 Wochen durchziehen lassen. Gelegentlich vorsichtig umschütteln. Danach das Weingemisch durch ein Leinentuch abgießen, abfüllen und kühl aufbewahren. 1–2 Likörgläser bei Bedarf trinken. Der Wein hält sich mehrere Wochen.

Als aphrodisierend gilt auch ein Rosmarinbad. Entspannend und erfrischend zugleich steigert es die Sensibilität und Hautdurchblutung.

Lokale Anwendung

Wenn es schnell gehen muss, kann Kupfer Salbe rot (WALA) in den unteren Bauch eingerieben kurzfristig Abhilfe schaffen.

VITALSTOFFE Vitamin D (siehe Seite 181), Vitamin E (siehe Seite 184), Vitamin-B-Komplex (siehe Seite 176), Selen (siehe Seite 174), Zink (siehe Seite 187), L-Carnitin (siehe Seite 165), ergänzend L-Arginin

PRÄPARATE: Andro Erekt Formula Kapseln (Lebenskraftpur), Tensio-Loges (Dr. Loges); Libo Hevert Complex (Hevert-Arzneimittel), homöopathisches Komplexmittel für Männer und Frauen

FETTSTOFFWECHSELSTÖRUNGEN, FETTLEBER

DEFINITION Sowohl Fettstoffwechselstörungen als auch eine Fettleber sind Warnzeichen des Körpers. Der Körper sagt damit, dass er förmlich in überschüssigem Fett »ertrinkt« und überall dort, wo es möglich ist, Fett ablagert.

Dabei sind die im Blut zirkulierenden Fette (Lipide) lebensnotwendig, denn sie erfüllen in unserem Körper zahlreiche Aufgaben. Der Fettstoffwechsel bezeichnet die Aufnahme und Verwertung von Nahrungsfetten, Cholesterin und anderen Fetten.

»Fettstoffwechselstörung« ist ein Sammelbegriff und fasst Beschwerdebilder zusammen, die mit einer zu hohen Konzentration der Blutfettwerte einhergehen. Die medizinischen Begriffe dafür sind »Dyslipidämie« oder auch »Hyperlipoproteinämie«. Die häufigsten Merkmale einer Fettstoffwechselstörung sind Hypercholesterinämie (ein zu hoher Anteil an LDL-Cholesterin im Blut), Hypertriglyzeridämie (zu viele Triglyzeride im Blut) oder eine Kombination beider.

Eng im Zusammenhang mit erhöhten Blutfettwerten steht die Leberfunktion. Sie ist das Entgiftungsorgan Nummer 1 und hat eine zentrale Rolle im Fettstoffwechsel, indem sie Fette produziert, speichert und transportiert. Eine Fettstoffwechselstörung kann die Leberfunktion beeinträchtigen, und umgekehrt können Lebererkrankungen zu erhöhten Blutfettwerten führen.

SYMPTOME UND VERLAUF Sowohl erhöhte Cholesterin- und/oder Triglyzeridwerte im Blut als auch eine Fettleber verursachen zunächst keine Beschwerden. Mögliche hinweisende Zeichen auf ein fortgeschrittenes Stadium sind ein gelb-weißlicher Ring um die Hornhaut (Arcus lipoides senilis oder Greisenbogen) oder gelbliche Fettablagerungen unter der Haut am Augenlid (Xanthelasmen).

Eine Fettstoffwechselstörung fördert die Bildung gefährlicher Ablagerungen in den Blutgefäßen, sogenannter Plaques. Damit führt eine Fettstoffwechselstörung über kurz oder lang zu einer Verengung der Blutgefäße und einem erhöhten Risiko für Herzinfarkt und Schlaganfall.

Erst wenn sich die Leber vergrößert und schwerer wird, können Symptome wie Druckgefühl im rechten Oberbauch, Müdigkeit, Konzentrationsstörungen, Appetitlosigkeit oder Völlegefühl und Übelkeit auftreten, im Endstadium auch Bauchwasser (Aszites) und Bewusstseinsstörungen.

URSACHEN Der Lebensstil entscheidet maßgeblich über die Entwicklung einer Fettstoffwechselstörung und einer Fettleber. Eine ungesunde Ernährung mit viel Fett (Transfetten, gesättigten Fettsäuren), Übergewicht, Insulinresistenz und Diabetes mellitus, Schilddrüsenunterfunktion, Nierenerkrankungen, häufiger Alkoholkonsum und bestimmte Medikamente (Diuretika, orale Kontrazeptiva, Kortikosteroide, Betablocker, bestimmte Antidepressiva, Anabolika, antivirale Medikamente) begünstigen eine Fettleber und Fettstoffwechselstörungen. Hinzu kommt eine genetische Veranlagung.

Störungen der Darmflora und die Bildung sogenannter Fuselalkohole sowie Entzündungsbotenstoffe (Histamin und Prostaglandine) verstärken das Problem oftmals.

WAS IST CHOLESTERIN UND WAS SIND TRIGLYZERIDE?

Cholesterin ist eine fettähnliche Substanz, die größtenteils in der Leber hergestellt und außerdem über die Nahrung aufgenommen wird. Cholesterin ist wichtiger Bestandteil jeder Zelle, erhöht die Elastizität der Zellen, hilft Signalstoffe in die Zelle einzuschleusen und wieder hinauszubefördern und ist eine Vorstufe für den Bau von Hormonen und Gallensäuren. Den Löwenanteil des Cholesterins produziert der Körper selbst, vermutlich weil er es für verschiedene, teils »falsch« programmierte Stoffwechselvorgänge benötigt.

Bei einer Fettstoffwechselstörung ist das Verhältnis von »gutem« HDL- zu »schlechtem« LDL-Cholesterin im Blut von Bedeutung. Ein gesundes Verhältnis ist wichtig für die Herzgesundheit. Ein hoher LDL-Spiegel gilt als Risikofaktor, während ein hoher HDL-Spiegel eher schützend wirkt.

Triglyzeride sind eine Form von Fett, die dem Körper als Energiereserve dient. Sie werden hauptsächlich aus Kohlenhydraten und

Alkohol hergestellt, transportieren Fettsäuren im Blut, werden im Fettgewebe und in den Leberzellen angesammelt und in Hungerzeiten als Energiequelle genutzt.

WER IST BETROFFEN? In den Industrieländern haben etwa die Hälfte der Menschen über 40 Jahren erhöhte Blutfettwerte, und die mit Abstand am häufigsten diagnostizierte Erkrankung der Leber ist die sogenannte nichtalkoholische Fettleber. Bei Erwachsenen ist das mittlere Lebensalter mit einem Anstieg der Fettlebererkrankung verbunden. Frauen sind insbesondere nach der Menopause betroffen.

Ebenso steigt das Risiko für Fettstoffwechselstörungen mit zunehmendem Alter. Hiervon sind Männer und Frauen in etwa gleichermaßen betroffen.

DIAGNOSE Hierbei steht neben der Anamnese insbesondere die Erhebung von Blutwerten im Vordergrund: Gesamt- und LDL-Cholesterin, Leberwerte wie Alanin-Aminotransferase (ALT; vormals: Glutamat-Pyruvat-Transaminase [GPT]), Aspartat-Aminotransferase (AST; vormals: Glutamat-Oxalacetat-Transaminase [GOT]) und Gamma-Glutamyltransferase (Gamma-GT oder GGT), Blutzuckerwerte. Außerdem werden der Body-Mass-Index (BMI) und Taillenumfang bestimmt. Die weitere Diagnostik kann eine Ultraschalluntersuchung und gegebenenfalls eine Leberbiopsie umfassen.

WIE KANN ICH SELBST AKTIV WERDEN?

ALLGEMEINES Erhöhte Cholesterin- und Leberwerte sind Warnzeichen, die uns anzeigen, dass im Stoffwechsel etwas nicht in Ordnung ist. Wir können an diesem Stoffwechselungleichgewicht selbst viel ändern, indem wir Stress vermeiden, Übergewicht reduzieren, möglichst wenig oder besser noch keinen Alkohol konsumieren, auf Nikotin und andere Drogen verzichten, auf die Schlafhygiene achten und natürlich die Ernährung optimieren.

ERNÄHRUNG Schon kleine Veränderungen der Essgewohnheiten können Großes bewirken. Zu einer geeigneten Ernährung bei Fettstoffwechselstörungen gehören Nahrungsmittel mit einem hohen Bitteranteil (Rucola,

Endivien, Löwenzahn, Chicorée) sowie Flavonoide, wie sie in Äpfeln, Holunderbeeren, Weintrauben, Sanddorn, grünem Tee oder Mate-Tee vorkommen.

Tierische Fettquellen wie Butter, Eier und Fleisch sollten vorzugsweise aus biologischer Haltung oder auch aus Wildfang stammen. Diese enthalten in der Regel ein deutlich besseres Verhältnis von Omega-3- zu Omega-6-Fettsäuren.

Transfette, auch TSF oder Transfettsäuren genannt, sind eine negative Einflussgröße bei Fettstoffwechselstörungen. Sie entstehen meist bei industrieller Härtung von Fetten und kommen überwiegend in Lebensmitteln wie Fast Food, Fertiggerichten, Frittiertem, aber auch in gehärteten Fetten wie Margarine vor.

Auch der landläufig hohe Verzehr von Getreide ist ein Risikofaktor für Fettstoffwechselentgleisungen. Brot, Backwaren, Nudeln und geschälter Reis sollten teils durch Gemüse und Obst ersetzt werden.

Wenn du zusätzlich (Wild-)Kräuter, Leinöl und Walnussöl bei der Zubereitung der Speisen verwendest und auf dein Körpergewicht achtest, hast du schon viel erreicht.

MODERATE BEWEGUNG Tatsächlich führt regelmäßige moderate Bewegung zu einer deutlichen Verbesserung des Fettprofils. Wer regelmäßig rund 40 Minuten Spazieren oder Joggen geht und dabei eine Herzfrequenz von rund 135 Schlägen pro Minute erreicht, baut dabei nicht nur Stress ab und wirkt erhöhten Blutzucker- und Blutdruckwerten entgegen, sondern verbessert auch die Blutfettwerte und die Fließeigenschaften des Blutes.

HILFE AUS DER NATURHEILPRAXIS

Bittere Tinktur bei erhöhten Blutfettwerten und Arteriosklerose

40 ml Knoblauchtinktur
30 ml Ingwertinktur
20 ml Wegwartentinktur
10 ml Wermuttinktur (alternativ Beifußtinktur)

Die Einzelkomponenten in ein 100-ml-Fläschchen umfüllen und verschütteln. Davon bis zu 3-mal täglich 25–30 Tropfen mit etwas Wasser einnehmen. Die Tinktur maximal 3–4 Wochen anwenden.

Tinktur bei Fettstoffwechselstörungen

50 ml Löwenzahnwurzeltinktur
25 ml Knoblauchtinktur
25 ml Artischockenblätter-Fluidextrakt

In der Apotheke mischen lassen. 3-mal täglich 25–40 Tropfen in etwas Wasser einnehmen.

Mariendistel – die Kardinalheilpflanze bei Lebererkrankungen

Als Tee haben die Früchte eine schwache Wirkung, bei diagnostizierter Fettleber sind Fertigpräparate (z. B. silymarin-Loges) das Mittel der Wahl. In Kombination mit weiteren »Leberheilpflanzen« kann jedoch auch ein Tee gut wirksam sein.

Leberwirksamer Tee

50 g Mariendistelfrüchte
20 g Löwenzahnwurzel mit -kraut
20 g Schafgarbenkraut
10 g Fenchelfrüchte, frisch angequetscht

1–2 gehäufte TL mit 250 ml heißem Wasser übergießen, 10–15 min ziehen lassen. 1 Tasse vor dem Essen trinken.

Ingwer – sorgt für eine bessere Fettverdauung

Die Powerknolle kannst du als Ingwer-Shot, Ingwertee, Ingwertinktur oder im Essen (Hähnchen-Ingwer-Pfanne, Kürbis-Ingwer-Suppe) genießen.

Leberwickel mit Löwenzahn – der Universalentgiftungspflanze

Ein feucht-warmer Leberwickel, Löwenzahnblätter im Salat, ein aus Blättern und/oder Wurzel zubereiteter Tee sowie ein Frischsaft helfen der Leber bei ihren vielfältigen Aufgaben.

Kurkuma – schützt die Gefäße und die Leber

Ab nun dürfen die Speisen kräftig mit Kurkuma gewürzt werden. Als Zwischenmahlzeit kann man einen Vitaldrink mit Kurkuma herstellen: In ein kleines Glas mit milchsauer vergorenem Gemüsesaft 1 TL Olivenöl geben, durchrühren und mit einer kräftigen Prise Kurkuma abschmecken.

Bittere Früchtchen

Bitterorangen, Pomelo, Kumquat und Grapefruit sind nicht nur eine gute Vitamin-C-Quelle. Sie enthalten in großer Menge das Flavonoid Naringin. Der Bitterstoff macht Appetit und wirkt cholesterinsenkend. Allerdings bestehen Wechselwirkungen mit einigen Medikamenten wie Cholesterin- und Blutdrucksenkern sowie Immunsuppressiva.

VITALSTOFFE Eine ausgewogene Mikronährstoffmischung kann vor weiteren Schädigungen schützen, wobei dies vorzugsweise über die Ernährung erfolgen sollte. Einige Mikronährstoffe erhöhen sogar das HDL-Cholesterin, während sie gleichzeitig das LDL-Cholesterin und hohe Homocysteinwerte (siehe Seite 196) senken. Für den Fettstoffwechsel wichtig sind Omega-3-Fettsäuren (siehe Seite 169), Vitamin C (siehe Seite 178), B-Vitamine (siehe Seite 176), Vitamin D (siehe Seite 181), Chrom (siehe Seite 158), Coenzym Q10 (siehe Seite 159), L-Carnitin (siehe Seite 165), Resveratrol und OPC (siehe Seite 172), gegebenenfalls auch Kupfer und Chrom und sekundäre Pflanzenstoffe aus Grünem Tee (siehe Seite 45) und Kurkuma (siehe Seite 75).

FERTIGPRÄPARATE Hepar-SL 320 mg (MCM Klosterfrau), Schoenenberger Naturreiner Heilpflanzensaft Artischocke (Salus Pharma), Arterin Cholesterin (Perrigo Deutschland), Hepar Hevert Lebertabletten (Hevert-Arzneimittel)

HAARAUSFALL

DEFINITION Gepflegtes, seidiges und fülliges Haar ist ein Zeichen von Gesundheit. Auf Ernährungsfehler, Hormonstörungen, Übersäuerung und Vitalstoffmangel reagiert das Haar empfindlich und kann vorzeitig ausfallen.

Das Haar hat nur eine bestimmte Lebensdauer. Der natürliche Lebenszyklus eines Haares dauert ungefähr 7 Jahre. Daher ist es normal, dass täglich Haare ausfallen. Bis zu einem Verlust von 60 bis 100 Haaren pro Tag besteht kein Grund zur Sorge.

Per definitionem wird erst dann von Haarausfall gesprochen, wenn täglich mehr als 100 Haare ausfallen, wenn es einen deutlichen Unterschied zwischen der Zahl der abgestoßenen und nachwachsenden Haare gibt oder sich sogar kahle Stellen bilden. Im Alter schreitet der Haarausfall tendenziell fort. Als Faustformel gilt: Pro Jahr beträgt der Haarverlust rund 1 %.

SYMPTOME UND VERLAUF Typische Anzeichen für Haarausfall sind eine Zunahme von Haaren in der Bürste, auf dem Kopfkissen oder im Abfluss nach dem Duschen. Ein breiter werdender Scheitel, eine stärker sichtbare Kopfhaut oder Haarausfall in Büscheln sind weitere Hinweise.

HAARE VERÄNDERN SICH IM LAUF DER ZEIT

Unsere Haare durchlaufen Phasen und verändern sich dabei. Diese Veränderungen betreffen sowohl die Haarfarbe als auch die Haarstruktur. Haare können also heller oder dunkler, lockiger oder glatter, dicker und im Alter eher dünner werden.

Kreisrunder Haarausfall (Alopecia areata) zeigt sich durch kahle, runde Flecken auf der Kopfhaut. Bei einem erblich bedingten Haarausfall (androgenetische Alopezie) treten bei Männern Geheimratsecken und eine Ausdünnung am Oberkopf auf, die sich später nach hinten ausdehnt. Das nächste Stadium ist oft eine Stirnglatze und/oder eine Tonsur (kahle Stelle am Hinterkopf), während Frauen eher eine Ausdünnung am Scheitel zeigen. Die weibliche Form der Alopecia androgenetica – so der Fachbegriff für hormonell bedingten Haarausfall – endet nur selten mit komplettem Haarverlust. Zu hohe Testosteronwerte können bei Frauen zur Vermännlichung

(Virilisierung) mit Haarausfall, Damenbart und der Entwicklung von Bart- oder Brusthaaren führen.

Vitaminmangelzustände führen in der Regel zu diffusem Haarausfall.

URSACHEN Wachstum, Struktur und Beschaffenheit der Haare werden durch mehrere Faktoren bestimmt. Hormone, die genetische Veranlagung, Vitalstoffmängel und chronische Übersäuerung haben hier großen Einfluss.

Ein erblich bedingter Haarausfall kommt häufiger bei Männern als bei Frauen vor. Ein hoher Testosteronspiegel ist nicht direkt für Haarausfall bei Männern verantwortlich, obwohl dies oft angenommen wird. Es ist vielmehr das Abbauprodukt von Testosteron, das sogenannte Dihydrotestosteron, das eine Rolle bei der androgenetischen Alopezie spielt. Dihydrotestosteron kann bei genetisch entsprechend veranlagten Personen zu einer Überempfindlichkeit der Haarwurzeln führen, was den Haarausfall begünstigt. Bei Frauen in den Wechseljahren kommt häufiger ein Ungleichgewicht von Progesteron zu Östrogen als Ursache für den Haarausfall infrage.

Nebenwirkungen von Medikamenten, Stoffwechselstörungen (Schilddrüsenfehlfunktionen, Diabetes mellitus) oder Eisenmangel sind bei beiden Geschlechtern begünstigende Auslöser für Haarausfall.

WER IST BETROFFEN? Bis zu zwei Drittel aller Frauen sind in der letzten Phase der Wechseljahre von dünnem Haar und diffusem Haarausfall betroffen. Ab dem 50. Lebensjahr sind rund 50 % der Männer von erblich bedingtem oder androgenetischem Haarausfall betroffen.

DIAGNOSE Im Blut erfolgt die Bestimmung von Sexual- (Testosteron, Östradiol, Progesteron) und Schilddrüsenhormonen (TSH, fT_3, fT_4), Entzündungswerten (CRP), Eisen und eventuell weiteren Vitalstoffen.

WIE KANN ICH SELBST AKTIV WERDEN?

ÜBERSÄUERUNG ABBAUEN Führen wir zu viele säurebildende Lebensmittel wie Fleisch, Wurst, Alkohol, Käse oder Süßigkeiten zu, übersäuert der Körper stark. Wenn gleichzeitig zu wenig Mineralstoffe auf dem Speiseplan stehen, werden die körpereigenen Mineralstoffdepots angegriffen.

Unbehandeltes und schonend gegartes Obst (Heidelbeeren, Erdbeeren, Bananen, Datteln, Äpfel) und so gut wie jede Art von Gemüse, Küchen- und Wildkräutern (allen voran die Brennnessel) sollten vermehrt auf dem Speiseplan stehen.

HAARPFLEGE Durch tägliches Waschen und Föhnen, Dauerwelle, Haarsprays, Aufhellen, Tönen oder Färben stressen wir unser Haar – und das kann irgendwann seinen Tribut fordern. Das Haar dankt gesunde Haarpflegeroutinen. 2- bis 3-mal wöchentliches Waschen, Kopfhautmassagen mit Öl, den Verzicht auf übermäßige Styling- und Haarpflegeprodukte und sanftes Kämmen mit Kämmen aus Holz oder Horn, die sich nicht statisch aufladen, sind natürliche Pflegemaßnahmen.

HILFE AUS DER NATURHEILPRAXIS

Haarwuchsmittel für Frauen in der Menopause

1 frisches Eigelb
1 Tasse dunkles Bier, gehopft
1 Tropfen ätherisches Salbeiöl

Alle Zutaten gut vermischen und in ein Fläschchen abfüllen. Kühl gelagert, ist die Mischung 1 Woche haltbar. Die Mischung wird 2-mal täglich in den Haarboden eingerieben und eingeklopft. Bis zu 1 h einwirken lassen, dann gut mit lauwarmem Wasser ausspülen.

Haarwasser bei kreisrundem Haarausfall

100 g Kressesaft
1 ml Lavendelessenz
5 g Glyzerin
10 ml Rosmarintinktur

Die Zutaten vermengen und in ein Fläschchen abfüllen. 2-mal täglich auf die betroffenen Stellen auftragen und einmassieren.

Haarpflege für trockenes, brüchiges Haar

1 frisches Eigelb
2 EL Olivenöl
1 EL Zitronensaft

Alle Zutaten vermischen, im Haar verteilen und 30–60 min einwirken lassen. Danach gründlich ausspülen.

Brennnesselsud – bei Schuppenbildung und Haarausfall

250 g Brennnesselwurzeln und -blätter in 1 l Wasser und ½ l Weinessig kochen. Bei Schuppenbildung und Haarausfall den Sud in den Haarboden einmassieren.

VITALSTOFFE Vitamin-B-Komplex (siehe Seite 176), Vitamin C (es sorgt dafür, dass Eisen gut aufgenommen wird), Vitamin D (siehe Seite 181), Vitamin E (siehe Seite 184), Eisen (siehe Seite 161), Selen (siehe Seite 174) und Zink (siehe Seite 187) können Haarausfall günstig beeinflussen.

FERTIGPRÄPARATE Orthomol Hair Intense (Orthomol), Criniton Anti Schuppen (Kanzlsperger), wirkt auch bei Haarausfall, aminoplus haarkomplex (Kyberg Vital), Naturweisheit Meine Haare, Wimpern & Nägel (Weleda)

HERZGESUNDHEIT, ALTERSHERZ, KORONARE HERZKRANKHEIT

DEFINITION Die Herzgesundheit ist wichtig für ein langes und gesundes Leben. Gut geschützt liegt das Herz hinter dem Brustbein, eingebettet zwischen beiden Lungenflügeln und umgeben von einem schützenden Beutel, dem Perikard. Rund 60- bis 80-mal pro Minute schlägt es vom Mutterleib bis zum letzten Atemzug, also rund 100 000-mal am Tag, mehr als 36 Millionen Mal im Jahr, und ist dabei mit 300 g ein echtes Leichtgewicht.

In der zweiten Lebenshälfte kann die funktionelle Leistungsfähigkeit des Herzens nachlassen. Ein Rückgang der Füllungsgeschwindigkeit der linken Herzkammer durch nachlassende Elastizität ist in gewissem Ausmaß ein normaler Alterungsprozess. In der Kardiologie wurde dafür der Name »diastolische Herzinsuffizienz« geprägt.

Altersherz und **KHK** stehen oft im Zusammenhang, sind aber nicht dasselbe. Während ein Altersherz eine Folge des natürlichen Alterungsprozesses ist, ist eine KHK eine Erkrankung, die durch verschiedene Faktoren, z.B. Arteriosklerose (siehe Seite 191), begünstigt wird. Im Alter nimmt das Risiko für eine KHK zu, und sie ist eine der häufigsten Todesursachen in westlichen Ländern.

Mehrere Risikofaktoren begünstigen eine KHK. Hierzu gehören Bluthochdruck (9 von 10 Betroffenen haben auch Bluthochdruck), erhöhte Cholesterinwerte, verengte Herzkranzgefäße, Vorhofflimmern, Diabetes mellitus (die Stoffwechselerkrankung verschlechtert die Prognose erheblich), starkes Übergewicht, Bewegungsmangel, Nierenschwäche, Rauchen sowie genetische Veranlagung und natürlich das Alter selbst.

NERVÖSE HERZBESCHWERDEN UND HERZNEUROSEN

Nervöse Herzbeschwerden, auch bekannt als Herzneurose, sind Herzbeschwerden, die keine organische Ursache haben, sondern psychosomatisch bedingt sind. Sie werden oft durch Stress, Angst oder andere psychische Faktoren ausgelöst und können sich in verschiedenen Symptomen wie Herzrasen, Herzklopfen, Brustschmerzen, Schwindel oder Atemnot äußern. Weißdorn in Kombination mit Melisse, Baldrian und Herzgespann sind hier die richtigen Heilpflanzen (z.B. enthalten in Oxacant sedativ Liquid von Dr. Gustav Klein).

SYMPTOME UND VERLAUF Lässt die Leistungsfähigkeit des Herzens nach, ist es nicht mehr in der Lage, eine ausreichende Blutversorgung im Körper sicherzustellen. Der daraus resultierende Sauerstoff- und Nährstoffmangel macht sich im Körper durch rasche Ermüdung und Erschöpfung, Luftnot und Kurzatmigkeit bei Belastung und beim Treppensteigen (im fortgeschrittenen Stadium auch in Ruhe) bemerkbar. Der Prozess kann sich schleichend über Monate oder Jahre entwickeln. Häufiger bilden sich Wasseransammlungen (Ödeme) in den Beinen oder an den Knöcheln; durch die

Wassereinlagerungen kann das Gewicht in kurzer Zeit steigen. Zur Abgrenzung: Eine akute Herzinsuffizienz ist dagegen ein medizinischer Notfall.

URSACHEN Knackpunkt der verminderten Füllung der linken Herzkammer ist der Elastizitätsverlust der Herzmuskulatur. Dadurch entsteht eine Vergrößerung des linken Vorhofs mit Blutstau vor der linken Herzkammer. Die Auswurfleistung des Herzens (Systole) bleibt hingegen weitgehend erhalten oder entspricht sogar der eines noch gesunden Herzens.

WER IST BETROFFEN? Bei unter 50-Jährigen liegt der Anteil an Personen mit diastolischer Herzinsuffizienz bei etwa 15 %, während er bei über 70-Jährigen auf etwa 50 % ansteigen kann. Tatsächlich sind mehr Frauen als Männer davon betroffen. Warum das so ist, ist noch unklar.

DIAGNOSE Nach sorgfältiger ärztlicher Anamnese ist eine Ultraschalluntersuchung (Echokardiografie) des Herzens möglich, mit deren Hilfe die Geschwindigkeit der Herzmuskelbewegung in der Diastole erfasst wird und die somit Rückschlüsse über das Füllungsverhalten der Herzkammern und die diastolische Funktion zulässt. Die Schulmedizin teilt die Herzinsuffizienz in vier Stadien ein: Stadium I verursacht noch keine Symptome, während in Stadium IV auch in Ruhe Symptome bestehen.

MEDIKAMENTÖSE THERAPIE Medikamente, welche die Füllung der linken Herzkammer verbessern, gibt es bis heute nicht. Entwässernde Medikamente können Wasseransammlungen (Ödeme) beseitigen und die Atemnot lindern. Eine konsequente Blutdrucksenkung ist ebenfalls hilfreich. Betablocker werden fast allen Patientinnen und Patienten mit »Altersherz« gegeben, um die Herzfrequenz unter Belastung auf 120 Schläge/Minute zu begrenzen, damit mehr Zeit zur Füllung der linken Herzkammer zur Verfügung steht.

WIE KANN ICH SELBST AKTIV WERDEN?

ERNÄHRUNG Eine ausgewogene und herzgesunde Ernährung hat entscheidenden Einfluss auf den Verlauf der Erkrankung. Leicht verdauliche Kost, eine bunte Auswahl an Obst und Gemüse, Nüsse, Seefisch und wenig rotes Fleisch sollten auf den Tisch kommen. Hin und wieder sollte man einen Kartoffel- oder Reistag einlegen. Das entwässert und senkt den Blutdruck ganz natürlich.

Zu achten ist auf den Salzkonsum, da durch Salz mehr Wasser im Körper zurückgehalten wird. Auch die Trinkmenge sollte im Auge behalten werden. Sowohl zu viel als auch zu wenig Wasser schadet. Manchmal verordnet die Ärztin oder der Arzt eine Flüssigkeitsbeschränkung von 1,5–2 Liter am Tag.

Idealerweise sollte das Körpergewicht im Normalbereich liegen und keine großen Schwankungen aufzeigen.

BEWEGUNG Eine der wichtigsten therapeutischen Maßnahmen bei diastolischer Herzinsuffizienz ist ein regelmäßiges aerobes Trainingsprogramm (Ausdauertraining), das die Leistungsfähigkeit und sogar die Füllungsgeschwindigkeit der linken Herzkammer bedeutend verbessern kann. »Viel Bewegung bei vergleichsweise wenig Kraftaufwand« lautet hier das Motto. Geeignet sind also ausgedehnte Spaziergänge, längeres Wandern, Nordic Walking, Radfahren oder Skilanglauf.

HILFE AUS DER NATURHEILPRAXIS

Tee bei Herzmuskelschwäche mit abendlichen Wassereinlagerungen

70 g Weißdornblätter- und -blüten
30 g Goldrutenkraut

1–2 TL der Mischung mit 1 Tasse kochendem Wasser übergießen, 10 min ziehen lassen, abgießen. Kurmäßig 2–3 Tassen trinken.

Tee bei nachlassender Herzleistung und Bluthochdruck

30 g Weißdornblätter und -blüten
25 g Herzgespannkraut
25 g Melissenblätter
20 g Mistelkraut

1–2 TL der Mischung mit 250 ml heißem Wasser übergießen, 10 min ziehen lassen. 3 Tassen über den Tag verteilt trinken.

Herzerquickender Weißdornwein – verbessert die Sauerstoffversorgung des Herzens

2 Teile Weißdornblätter und -blüten mit 2 Teilen Zitronenmelissenblättern mischen und in ein hohes Schraubglas füllen. Das Glas mit 1 l trockenen Rotwein auffüllen und das Gemisch für 2–3 Wochen an einem sonnigen Platz durchziehen lassen. Danach die Feststoffe abseihen, abfüllen und die Flasche beschriften. Von dem Wein maximal 2-mal täglich 1 Likörgläschen trinken.

Herzbelebender Rosmarinwein – insbesondere bei Kreislaufschwäche

50 g frische zerhackte Rosmarinzweige oder 25 getrocknete Nadeln in Weißwein 2–3 Wochen ziehen lassen, filtern und in saubere, verschließbare Flaschen abfüllen. 3-mal täglich 1 EL davon genießen, allerdings nicht direkt vor dem Schlafengehen oder bei Bluthochdruck.

Lavendelauflage auf die Herzgegend – bei allen Formen der Angst

Ein Baumwolltuch mit 10%igem Lavendelöl beträufeln und auf einer Wärmeflasche anwärmen. Die Auflage auf die Herzgegend auflegen. Die Ölkompresse kann öfter benutzt werden, dann täglich einige neue Tropfen dazugeben.

Einreibungen

Hierzu eignet sich z.B. Primula Muskelnähröl (WALA), das in der Herzgegend eingerieben wird. Einreibungen regen bei Muskelschwäche die Stoffwechselprozesse an. 1- bis 3-mal täglich 2–3 ml Öl einreiben.

VITALSTOFFE Vitamin D (siehe Seite 181), Coenzym Q10 (siehe Seite 159), Magnesium (siehe Seite 167), L-Carnitin (siehe Seite 165), Omega-3-Fettsäuren (siehe Seite 169), Vitamin-B-Komplex (siehe Seite 176), Vitamin C (siehe Seite 178), Selen (siehe Seite 174), Vitamin E (siehe Seite 184), Kalium (nur bei nachgewiesenem Kaliummangel)

FERTIGPRÄPARATE Oxacant mono (Dr. Gustav Klein), Schoenenberger Naturreiner Heilpflanzensaft Weißdorn (Salus Pharma), KMW Knoblauch-Mistel-Weißdorn-Kapseln (Kräuterhaus Sanct Bernhard), Crataegutt (Dr. Willmar Schwabe), Natucor 450 mg/600 mg forte (Rodisma-Med Pharma)

Bei einer leichten Form der Herzinsuffizienz, dem so genannten »Altersherz«, kann das homöopathische Komplexmittel Cralonin-Tropfen (Biologische Heilmittel Heel) genauso wirksam sein wie die konventionelle Therapie mit ACE-Hemmern und/oder Diuretika.

INFEKTANFÄLLIGKEIT, STÄRKUNG DES IMMUNSYSTEMS

DEFINITION Unser Immunsystem ist ein komplexes Netzwerk aus Organen, Zelltypen und Botenstoffen, die miteinander verbunden und ständig in Bewegung sind. Es arbeitet rund um die Uhr, wehrt krankmachende Viren und Bakterien ab, beseitigt Bakterien, Fremdsubstanzen, Gifte oder virusinfizierte Zellen, toleriert körpereigene Strukturen, ist aber nicht unfehlbar.

Unterschieden wird zwischen dem angeborenen (unspezifischen) und dem erworbenen (spezifischen) Immunsystem, wobei beide ineinandergreifen und unterschiedliche Aufgaben übernehmen.

Ein geschwächtes Immunsystem ist keine eigenständige Erkrankung, sondern begünstigt aufgrund einer erhöhten Infektanfälligkeit (Immundefizienz) lediglich die Entstehung von Erkrankungen. Die Immundefizienz kann in angeborene (primäre) oder erworbene (sekundäre) Funktionsstörungen des körpereigenen Immunsystems unterteilt werden. Mangelernährung gehört damit zu Letzteren.

SYMPTOME Erhöhte Anfälligkeit für Infekte (Fieber, Erkältungen, Grippe, Magen-Darm-Infekte) und Allergien, verzögerte Wundheilung, Müdigkeit, Abgeschlagenheit, Appetitlosigkeit, lange Erholungszeiten nach Erkrankungen, entzündliche Prozesse im Körper, Herpesinfektionen, Pilzerkrankungen oder Warzen sind Symptome eines geschwächten Immunsystems.

URSACHEN Oft ist die Lebensweise primäre Ursache für Infektanfälligkeit. Zu wenig Schlaf, Stress, Fast Food, Alkohol, Nikotin, mangelnde Bewegung und Abhärtung sind die primären Risikofaktoren. Hinzu kommen die angeborene Immundefizienz oder Nebenwirkungen bestimmter Medikamente (Immunsuppressiva, Kortikosteroide, Schmerzmittel).

WER IST BETROFFEN? Neben Kindern haben insbesondere ältere Menschen (mit zunehmendem Alter verliert das Immunsystem immer mehr an Wirksamkeit) und Personen mit chronischen Grunderkrankungen (Diabetes mellitus, Krebserkrankungen, Autoimmunerkrankungen) oder bestimmten Lebensstilen (Bewegungs- und Schlafmangel, Stress) häufiger ein geschwächtes Immunsystem.

DIAGNOSE Die Diagnose erfolgt anhand von Anamnese, großem Blutbild und bei Bedarf Mikrobiomanalyse (oft sind Heilpraktiker beziehungsweise Heilpraktikerinnen gut ausgebildet).

WIE KANN ICH SELBST AKTIV WERDEN?

LEBENSSTIL Ausreichend schlafen, Stressabbau, vitalstoffreiche Ernährung, ausreichend trinken (zwei Liter am Tag), Verzicht auf Nikotin und Alkohol, mäßige Bewegung sowie Wechselduschen oder Saunagänge sind die Grundpfeiler eines starken Immunsystems.

Reichlich **immunstärkende Wildpflanzen** genießen: Aus Brombeeren, Hagebutten, Haselnüssen, Heidelbeeren, Preiselbeeren, Schwarzer Johannisbeere, Sanddorn oder Schlehe lassen sich einfache Rezepte herstellen. Sie sind gesunde Zutaten für den Obstteller.

Darmgesundheit. Unser Darm ist nicht »nur« ein Verdauungsorgan. Direkt unter der Darmschleimhaut befinden sich bis zu 80 % aller Immunzellen des Menschen. Ein gesunder Darm hilft also kräftig mit, wenn es um die körpereigene Abwehr geht. Nicht zufällig wird der Darm deshalb auch als der Sitz der Gesundheit bezeichnet. Probiotika (Naturjoghurt, Sauerkraut, verschiedene Präparate, z.B. von OMNi-BiOTiC) und Präbiotika (faserreiches Gemüse) unterstützen die Darmgesundheit.

Echinacea-Tinktur – Anwendung bei wiederkehrenden Infekten

Verwendet wird entweder das blühende Sonnenhutkraut (geringere Wirksamkeit, deshalb zur Prophylaxe und in der Rekonvaleszenz geeignet) oder die Wurzel (stärkere Wirkung, deshalb auch bei akuten Infekten geeignet).

Für beide Varianten benötigst du einen Ansatzalkohol mit mindestens 50 Vol.-%, ein gut gesäubertes Schraubglas zum Reifen, Kaffeefilter oder ein feinmaschiges Teesieb, 30- oder 50-ml-Tropfflaschen aus Braunglas mit Pipetten sowie Etiketten zum Beschriften.

1 Teil zerkleinerte Pflanzenteile in das Schraubglas füllen, leicht andrücken und mit 5 Teilen Alkohol auffüllen. 4 Wochen bei Zimmertemperatur ausziehen lassen, das Glas dabei täglich wenden. Danach die Pflanzenteile absieben, die Tinktur mithilfe eines Trichters in die Braunglasflaschen füllen, beschriften und mit Datum versehen. Durch den Alkoholanteil ist die Tinktur etwa 1 Jahr haltbar.

Bis zu 3-mal täglich 60 Tropfen in der Akutphase eines Infekts einnehmen. Prophylaktisch und in der Zeit der Rekonvaleszenz genügen bis zu 3-mal täglich 25 Tropfen.

ÄTHERISCHE ÖLE UND SENFÖLE

Pflanzen, die aromatisch riechen und schmecken, enthalten in der Regel **ätherische Öle**. Die flüchtigen Substanzen befinden sich in Ölbehältern in Blüten, Blättern, Samen, Rinden oder Fruchtschalen und sind oft aus Dutzenden chemischen Verbindungen aufgebaut. Ihre Aufgabe ist es, bestäubende Insekten anzulocken, Schädlinge abzuwehren und insgesamt die Pflanze gegen Krankheiten zu schützen. Bei uns Menschen wirken schon geringe Konzentrationen um die Vermehrung von Bakterien, Viren oder Parasiten zu bremsen, um Schleim in den Bronchien und Nebenhöhlen zu verflüssigen oder ganz allgemein Entzündungen zu hemmen. Heimische Nadelbäume wie die Fichte und so gut wie alle mediterranen Küchenkräuter wie Rosmarin (siehe Seite 115), Salbei (siehe Seite 127), Thymian, Pfefferminze, Lavendel oder Oregano, aber auch die Kamille produzieren ätherisches Öl.

Senföle sind schwefelhaltige und scharf schmeckende Verbindungen in Kreuzblüten- und Zwiebelgewächsen und wirksame Substanzen gegen eine Vielzahl von Erregern. Die Senföle aus Kapuzinerkresse, Meerrettich, Senf, Knoblauch (siehe Seite 68) und Bärlauch (siehe Seite 16) können sich in die Zellmembranen von Mikroorganismen einlagern und deren Energiestoffwechsel hemmen. Dadurch entlasten sie das Immunsystem.

Allerdings werden durch starkes Erhitzen (ab etwa 55 °C) sowohl ätherische Öle als auch Senföle deaktiviert, weshalb Teezubereitungen hier keine Option sind. Banale kalte Zubereitungen aus der Küche wie Salate, Kräuterbutter, Kräuterquark oder auch deutlich stärker wirksame Tinkturen und Frischsäfte bieten sich als Zubereitungsformen an.

Oxymel aus Holunderblüten – das beste Fiebergetränk

2 EL Holunderblüten (frisch oder getrocknet)
2 EL flüssiger Imkerhonig
4 EL Apfelessig

Holunderblüten verlesen und in ein sauberes Schraubglas füllen. Mit Honig und Apfelessig übergießen, anschließend alle Zutaten verrühren. Das Glas verschließen und an einem dunklen Ort 2 Wochen oder länger ziehen lassen. Gelegentlich schütteln, damit sich die Inhaltsstoffe besser lösen. Oxymel ist bei Zimmertemperatur etwa ein Jahr haltbar und sollte dunkel gelagert werden.

Bei Fieber oder zur Erfrischung 2 EL Oxymel mit stillem Wasser mischen und trinken.

Brennnessel-Brombeer-Oxymel – zur Stärkung des Immunsystems

60 g frische Brennnesselblätter
40 g frische Brombeerblätter
200 ml Apfelessig, naturtrüb
500 g Honig

Das Oxymel wie oben beschrieben herstellen, die Blätter sehr fein schneiden. Kurweise 3-mal täglich 1 EL verdünnt mit Wasser einnehmen.

Sonnenhut-Hagebutten-Oxymel – zur Stärkung des Immunsystems

30 g Sonnenhutkraut, fein geschnitten
70 g Hagebuttenschalen, von Kernen befreit und klein geschnitten

Zubereitung wie oben beschrieben. Kurweise 3-mal täglich 1 EL einnehmen.

OXYMEL

Oxymel (griech. »mel« = Honig und »oxox« = Essig) oder Sauerhonig sind Bezeichnungen für eine fast vergessene Medizin. Honig, Essig, Früchte, Gewürze und Kräuter bilden die Zutaten. Schon die großen griechischen Heilkundigen wie Hildegard von Bingen empfahlen das Gebräu zur Heilung und Stärkung. Die Kräfte von Honig, Essig und Kräutern wirken in Synergie. Je nach Zusatz wird Oxymel bei Fieber, Schleim in den Bronchien, bakteriellen oder viralen Infekten und bei Entzündungen gebraucht.

Die Einnahme sollte vorzugsweise vor der ersten Mahlzeit erfolgen; Dauer: 2–6 Wochen, danach 2 Wochen pausieren; Dosierung: 1–2 EL in 1 Glas Quellwasser mischen.

Hagebuttentee – Rezept aus Fruchtschalen, schmeckt fruchtig mild

1 TL (gehäuft) zerkleinerte Hagebuttenschalen mit 250 ml kochendem Wasser übergießen, 10–15 min lang ziehen lassen, abseihen. Mehrere Tassen täglich trinken.

Die Wirkstoffe der Hagebuttenschalen lösen sich auch gut in einem Kaltauszug nach einer Einweichzeit von 10–12 h. Danach den Kaltansatz bis zum Siedepunkt erhitzen und abseihen.

Bärlauchtinktur mit Alkohol – Anwendung zu Beginn einer Infektion

Frische und grob zerkleinerte Bärlauchblätter in ein Schraubglas füllen, mit hochprozentigem Alkohol übergießen, bis alles bedeckt ist, mindestens 2, besser 3 Wochen durchziehen lassen. Den Ansatz abseihen und in dunkle Tropfflaschen füllen. Die Tinktur ist bis zur nächsten Ernte haltbar. Davon bis zu 3-mal täglich 20 Tropfen zwischen den Mahlzeiten einnehmen.

Ingwersirup – hilft bei Halsschmerzen und verstopfter Nase

Etwa 3 TL frischen Ingwer klein hacken, in einen Topf mit 250 ml Wasser geben und köcheln lassen. 100 g Honig hinzugeben und das Ganze eindicken lassen, bis eine sirupartige Konsistenz entsteht. Danach in ein Schraubglas abfüllen. Der Sirup hält im Kühlschrank etwa 3 Monate. Bei Erkältung, Halsschmerzen oder verstopfter Nase davon 1 TL in den Kräutertee geben.

Wild-grünes Brennnessel-Süppchen

Zutaten für 2 Personen
3 Handvoll frische Brennnesseln
1 Stück Zwiebel
1 Knoblauchzehe
1 mittelgroße Kartoffel, mehlig kochend
500 ml Gemüsebrühe (ohne Zusätze, Geschmacksverstärker)
1 EL Crème fraîche
Salz, Pfeffer, Muskatnuss

Brennnesseltriebspitzen verlesen, waschen, grob hacken. Zwiebel klein schneiden und in Olivenöl anschwitzen. Die Kartoffel klein schneiden und beigeben, kurz mit anschwitzen. Mit Wasser oder Gemüsebrühe aufgießen, würzen und 15 min leicht köcheln lassen. Die Brennnesseln dazugeben, weitere 5 min kochen, anschließend alles pürieren. Die Suppe in einer Schüssel anrichten und mit einem Klecks Crème fraîche oder einigen Croutons servieren.

VITALSTOFFE Diese möglichst in natürlicher Form über die Nahrung zuführen. Für die Immunabwehr wichtig sind Eisen (siehe Seite 161), Vitamin C (siehe Seite 178), Carotinoide – natürliche Farbstoffe, die Gemüsen (Möhren, Kürbis) und Früchten (Hagebutten, Sanddorn) ihre orangerote Farbe verleihen –, Vitamin D (siehe Seite 181), Vitamin E (siehe Seite 184), Selen (siehe Seite 174) und Zink (siehe Seite 187).

FERTIGPRÄPARATE Echinacin Liquidum Madaus (Cooper Consumer Health Deutschland) – unbedingt die Gegenanzeigen beachten, immunLoges (Dr. Loges), Orthomol Immun (Orthomol)

KONZENTRATIONSSCHWÄCHE, VERGESSLICHKEIT

DEFINITION Leichtes Lernen, bessere Konzentration und ein gutes Gedächtnis – all das sind Fähigkeiten, die wir uns in jungen sowie fortgeschrittenen Jahren wünschen. Aber manchmal lässt uns unser Gedächtnis im Stich: Wir verlegen die Autoschlüssel oder vergessen einen Geburtstag. Vergesslichkeit in Maßen gehört dazu und ist sogar erforderlich. Schließlich leben wir im Informationszeitalter. Wir müssen also ständig eine Vielzahl von Informationen filtern und gewichten, wichtige Informationen von unwichtigen unterscheiden. Unwichtiges auszusortieren, gehört damit ebenfalls dazu. Die Informationsflut kann uns aber auch schlichtweg überfordern.

Im mittleren Erwachsenenalter ist es völlig normal, dass ein Teil des Langzeitgedächtnisses (jener Teil, der für die Speicherung von explizitem Wissen verantwortlich ist) stabil bleibt oder sogar zunimmt, während das Kurzzeitgedächtnis abnehmen kann.

Die Frage ist, ab wann es eventuell ernst wird, also eine Gedächtnisstörung vorliegt, die eine ärztliche Unterstützung erforderlich macht, und was wir selbst zur Förderung des Konzentrationsvermögens tun können.

SYMPTOME Was wollte ich noch einmal im Keller? Ein verschwitzter Termin, der verlegte Schlüssel, das vergessene Päckchen Reis beim Einkauf sind zwar ärgerlich, aber normal. Eine Vergesslichkeit im Alter ist lange noch keine Demenz, denn die Demenz ist ein Krankheitszustand, der mit einer Verschlechterung geistiger Fähigkeiten einhergeht.

Wenn sich aber deine Konzentration über Wochen und Monate auffallend verschlechtert, solltest du einen Termin in der Arztpraxis vereinbaren. Bei plötzlicher Verwirrung, Orientierungsproblemen, insbesondere in Kombination mit depressiver Stimmung, ängstlicher Unruhe, Halluzinationen oder Begleitsymptomen wie Kopfschmerzen und Schwindel sollten Betroffene oder Angehörige zügig einen Arzt beziehungsweise eine Ärztin informieren.

URSACHEN Die Ursachen für eine Konzentrationsschwäche sind vielfältig. Psychische Belastungen, Depression, Stress, Burn-out, Ängste, Schlafmangel (insbesondere mit gestörten REM-Schlafphasen; REM = »rapid eye movement«), organische Erkrankungen (Schilddrüsenerkrankungen, Demenz, Durchblutungsstörungen, Vitamin-B_{12}-Mangel), Lärm, aber auch rapide sinkende Hormonkonzentrationen kommen ursächlich infrage.

HORMONSCHWANKUNGEN NICHT VERGESSEN

Bei Frauen in den Wechseljahren lässt die Östrogenbildung allmählich nach. Dies kann zu vielerlei Beschwerden führen und stellt auch eine Herausforderung für das Gehirn dar, denn Östrogen beeinflusst den Hippocampus. Dieser ist eine der ältesten Hirnstrukturen und ist funktionell vor allem an der Bildung und dem Beibehalten von Gedächtnisinhalten beteiligt. Bei Männern können altersbedingt fallende Testosteronspiegel für eine schlechtere Gedächtnisleistung verantwortlich sein. Lasse deshalb gegebenenfalls deinen Hormonstatus im Speichel testen.

Nicht nur altersbedingte Veränderung des Gehirns, auch Erkrankungen (insbesondere Bluthochdruck, Diabetes mellitus, Hirnverletzungen, Tumoren), psychische Belastungen, Medikamente (Beruhigungsmittel, Opioide, Antidepressiva, Antipsychotika), Drogen, starker Alkoholkonsum und verschiedene Umweltfaktoren wie chronische Vergiftungen (Amalgambelastungen sind bei der Generation 50+ nach wie vor ein Thema) erhöhen das Risiko für eine lückenhafte oder fehlende Erinnerung.

WER IST BETROFFEN? Männer und Frauen erinnern sich unterschiedlich. Tatsächlich nutzen Männer und Frauen teilweise unterschiedliche Regionen des Gehirns, um sich an Vergangenes zu erinnern. Im mittleren Lebensalter schneiden Frauen durchschnittlich besser bei Tests zur Gedächtnisleistung ab als Männer. Das könnte auch erklären, warum Männer gerne den Hochzeitstag oder den Geburtstag vergessen.

DIAGNOSE Hormon-Speicheltest bei der Heilpraktikerin, standardisierte Testverfahren beim Arzt, bei Bedarf Bluttests, bildgebende Verfahren (Computertomografie, Elektroenzephalografie) zur Abgrenzung einer Demenz dienen der Diagnose.

WIE KANN ICH SELBST AKTIV WERDEN?

BRAIN FOOD BEVORZUGEN Es darf bunt und abwechslungsreich werden. Viel Gemüse, Obst, hochwertige pflanzliche Öle (Oliven-, Leinöl), Vollkornprodukte, Seefisch und Hülsenfrüchte – also die Zutaten, die bei der traditionellen Mittelmeerkost auf den Teller kommen – schmecken nicht nur lecker, sondern sorgen auch für die Gesundheit des Gehirns.

BEWEGUNG Insbesondere Bewegung an der frischen Luft ist ein effektives Gehirntraining, das die Konzentration erhöhen kann. Sport und Bewegung fördern die Hirndurchblutung, verbessern die körperliche und geistige Leistungsfähigkeit, schützen die Nervenzellen vor einem Abbau und stabilisieren auf diese Weise das Gedächtnis. Die Ausdauersportarten Gehen/Walking, Radfahren oder Schwimmen haben mehr Vorzüge für die mentale Gesundheit als beispielsweise Krafttraining. Und in der Gruppe kannst du auch neue Bekanntschaften knüpfen.

DARMBAKTERIEN ZUFÜHREN Tatsächlich kann ein verändertes Darmmikrobiom vergesslich machen. Im Darm ist das »Darmhirn« (enterische Nervensystem) beheimatet, das die Verdauung steuert, aber auch stark mit dem Gehirn kommuniziert. Vergesslichkeit kann mit einem gestörten Darm-Gehirn-Zusammenspiel zusammenhängen. Ausgebildete Ärztinnen für Naturheilverfahren und Heilpraktiker können bei einer Mikrobiomanalyse hilfreich sein.

GINKGO-PRÄPARATE Diese sind das Mittel der Wahl bei Hirnleistungsstörungen. Eine Teezubereitung wird nicht empfohlen, weil die Ginkgolsäuren ein allergenes Potenzial aufweisen.

ROSENWURZ-PRÄPARATE Sie verbessern die mentale Leistung und die Konzentration, da sie die Empfindlichkeit bestimmter Neuronen sowie der Neurotransmitter Serotonin und Dopamin fördern. Durch die verbesserte Kommunikation zwischen den Gehirnzellen werden die kognitiven Funktionen optimiert und das Lernen fällt leichter.

Lavendelsalbei bio

Das duftende Lavendelsalbeiöl wirkt geistig stärkend, da es vermutlich das Enzym Azetylcholinesterase hemmt. Es eignet sich als Zugabe zum Waschwasser, als Einreibung am Morgen, für die Raumbeduftung oder für Dufttücher (etwas Heil- beziehungsweise Fettwolle mit 1 Tropfen ätherischem Öl beträufeln).

Ätherisches Rosmarinöl – kurbelt die Gedächtnisleistung an

4–5 Tropfen ätherisches Rosmarinöl mit 1 EL (15 ml) Mandelöl mischen. Wenige Tropfen dieser Mischung auf die Schläfen auftragen oder zur Raumbeduftung nutzen.

Pfefferminze als Tee oder ätherisches Öl

Die erfrischende Pfefferminze (*Mentha × piperita*) kann als Tee oder ätherisches Öl zur Aromatherapie die Konzentrationsfähigkeit verbessern. Der Hauptwirkstoff Menthol stimuliert die Sinneswahrnehmung und kann die geistige Wachheit fördern.

Zitronenmelisse als Tee oder Tinktur

Die Zitronenmelisse (*Melissa officinalis*) wirkt insbesondere bei innerer Unruhe konzentrationsfördernd. Die Wirkung der Melisse wurde schon in alten Kräuterbüchern als »Geistesbeschleuniger« beschrieben. Die Verwendung erfolgt als Tee oder Tinktur. Man kann auch den Duft der frisch zerriebenen Blätter inhalieren oder das verdünnte ätherische Öl inhalieren.

VITALSTOFFE Der »Brain-Boost-Effekt« wurde jüngst auch durch Forschende bestätigt. Natürliche Nahrungsergänzungsmittel und Pflanzenextrakte können die Konzentration, das Gedächtnis und die geistige Klarheit verbessern. Eine ausreichende Versorgung mit B-Vitaminen (siehe auch Seite 176) ist wichtig für deine mentale Leistungsfähigkeit. Besonders Vitamin B_{12} ist an der Funktion des Gehirns beteiligt. Weitere Vitamine der B-Gruppe wie Vitamin B_6, Folat und Niacin unterstützen die Gehirnfunktion. Weitere Booster sind Vitamin C (siehe Seite 178) und Magnesium (siehe Seite 167).

FERTIGPRÄPARATE Tebonin konzent 240 mg (Dr. Willmar Schwabe), Ginkgovital Heumann 120 mg Filmtabletten (Heumann Pharma), Lavendelsalbei bio (Primavera), Rhodiola rosea Plus (Sanatur) – ein Kombinationspräparat mit Rosenwurz und B-Vitaminen bei nachlassender geistiger Leistung, Konzentration Duftmischung (Primavera)

LIBIDO, VERMINDERTE

DEFINITION Früher war da dieses Feuer, diese Leidenschaft – und jetzt scheint sie wie erloschen ... Die Libido, also das sexuelle Verlangen, wird sich bei den meisten Menschen im Laufe des Lebens verändern. Einen mit zunehmendem Lebensalter verringerten Sexualtrieb kennen sowohl Männer als auch Frauen.

WIE VIEL SEX IST »NORMAL«?

Darauf gibt es keine allgemeingültige Antwort. Einige Studien berichten, dass etwa ein Drittel der Paare über 50 noch wöchentlich Sex haben. Etwa zwei Drittel dieser Altersgruppe ist regelmäßig sexuell aktiv. Aber im Grunde genommen ist es egal, was bei anderen los ist, denn Sex hat weniger mit dem Alter zu tun, sondern damit, ob es prickelt.

URSACHEN Sexuelle Lust ist ein Zusammenspiel aus physischen, emotionalen und hormonellen Faktoren. Die Gründe für sexuelle Unlust sind deshalb vielfältig. Bei Männern steht der Testosteronmangel, bei Frauen hormonelle Schwankungen während der Wechseljahre und abfallende Hormonspiegel nach der Menopause im Vordergrund.

Chronische Erkrankungen wie Diabetes mellitus, Herz-Kreislauf-Erkrankungen, Bluthochdruck, Schilddrüsenunterfunktion, Erkrankungen des rheumatischen Formenkreises, neurologische Erkrankungen, Medikamente (Antidepressiva, Blutdrucksenker) können als Nebenwirkung Libidoverlust verursachen. Hohe Stresspegel, Angstzustände oder Depressionen können die sexuelle Lust erheblich reduzieren. Nicht vergessen werden dürfen Beziehungsprobleme, Konflikte in der Partnerschaft, religiöse Fehlerziehung, negative Lebenserfahrungen und mangelndes Selbstbewusstsein durch den sich im Alter verändernden Körper.

SYMPTOME »Heute nicht, Schatz!« – neben dem fehlenden sexuellen Verlangen kann sich eine allgemeine Lustlosigkeit oder das Fehlen sexueller Fantasien oder Gedanken über einen längeren Zeitraum einstellen.

WER IST BETROFFEN? Im Laufe des Lebens verändert sich die sexuelle Lust bei vielen Menschen. Frauen in der Menopause berichten häufiger von mangelnder Libido, während bei Männern ab dem 50. Lebensjahr eher ein schleichender Prozess beginnt, der mit dem Alter von 60 bis 65 Jahren stärker wird.

DIAGNOSE Bei Frauen sind Gynäkologinnen oft erste Ansprechpartner, bei Männern Urologen. Sowohl Singles als auch Paaren können Sexualtherapeutinnen weiterhelfen. Anamnese, körperliche Untersuchungen, Laboruntersuchungen und psychotherapeutische Gespräche kommen hier infrage.

WIE KANN ICH SELBST AKTIV WERDEN?

ENTSCHLEUNIGUNG UND ACHTSAMKEIT BEIM SEX »Slow Sex« heißt das Zauberwort. Dieser sorgt beim Liebesleben für mehr Intensität, Intimität und Achtsamkeit und fördert die Ausschüttung des Bindungshormons Oxytocin.

BECKENBODENTRAINING Ein trainierter Beckenboden sorgt sowohl bei Männern als auch Frauen für mehr Durchblutung im Intimbereich und damit für mehr Empfindsamkeit beim Sex. Vor allem in den Wechseljahren kann das Training sinnvoll sein.

LEIDENSCHAFT NEU ENTDECKEN Raus aus der Komfortzone und zurück zur Leidenschaft – eine gemeinsame Nacht mit Sex im Hotel, Zelt, Wohnmobil oder an einem einsamen Strandabschnitt kann viel aufregender sein als im Bett zu Hause.

HILFE AUS DER NATURHEILPRAXIS

Brennnesselsamen – heimisches Aphrodisiakum

Die Samen in Müsli, Frischkäse oder Joghurt einrühren oder über den Salat streuen. Sie schmecken leicht nussig und geben Salaten, Smoothies oder dem Müsli eine besondere geschmackliche Note und werten die Gerichte auch nährstoffmäßig auf. Bei der Dosierung darf es 1 EL täglich sein.

Damianablättertee

2 TL Damianablätter pro Tasse mit kochend heißem Wasser überbrühen, 5–8 min ziehen lassen, abseihen. Im trinkwarmen Zustand mit etwas Bio-Imkerhonig süßen, bei Bedarf 2–3 Tassen trinken.

Rosmarinwein – Liebestrunk und Körperwärmer

Einige Zweige Rosmarin, insgesamt nicht mehr als 50 g, in 1 l Rotwein geben. Gut verschlossen auf die sonnige Fensterbank stellen und mindestens 1 Woche, besser 2 Wochen durchziehen lassen. Gelegentlich vorsichtig umschütteln. Danach das Weingemisch durch ein Leinentuch abgießen und kühl aufbewahren. Der Wein hält sich mehrere Wochen. Bei Bedarf 1–2 Likörgläser trinken.

Hinweise: Auch ein Rosmarinbad gilt als entspannend, zugleich steigert es die Sensibilität und Hautdurchblutung. Auch das kann den großen Gefühlen etwas auf die Sprünge helfen.

Maca-Kakao-Powerdrink

1 große Tasse Milch oder Pflanzendrink (Hafer-, Mandel-, Kokosmilch)
1 TL Maca-Pulver
1 EL rohes Kakaopulver
1 TL Honig oder Ahornsirup
½ TL Ceylon-Zimt
je 1 Prise Vanille-Extrakt und Meersalz

Milch erhitzen, trockene Zutaten mischen und in eine kleine Schüssel geben, die trockenen Zutaten zur Milch geben, gut unterrühren. Vanille und Süßungsmittel hinzugeben, nochmals gut durchrühren und genießen.

Lokale Anwendung

Schnelle Hilfe kann die Kupfer Salbe rot (WALA) bieten, die in den unteren Bauch einzureiben ist. Das kann kurzfristig Abhilfe schaffen.

Eleutherococcus/Taigawurzel – um den Östrogen- und Testosteronspiegel leicht anzuheben

Die Anwendung erfolgt als Fluidextrakt, Kapseln, geschnittene oder pulverisierte Wurzel (siehe Seite 140).

Echter Ginseng – bei nachlassender Libido

Verwendung als Kapsel, Wurzel oder Extrakt oder das Pulver über Speisen streuen (siehe Seite 38)

VITALSTOFFE Vitamin D (siehe Seite 181), Vitamin E (siehe Seite 184), B-Vitamine (siehe Seite 176), Eisen (siehe Seite 161), Selen (siehe Seite 174) und Zink (siehe Seite 187) werden mit der sexuellen Funktion in Verbindung gebracht.

FERTIGPRÄPARATE libiLoges (Dr. Loges), Dr. Böhm Damiana 225 mg Filmtabletten (Apomedica Pharmazeutische Produkte), Frauen Libido mit Maca und Damiana Presslinge (Bärbel Drexel), Pure Encapsulations Eleuthero Kapseln (pro medico), Pure Encapsulations Panax Gingseng (pro medico)

PROSTATABESCHWERDEN, GUTARTIGE PROSTATAVERGRÖSSERUNG

DEFINITION Die Prostata (Vorsteherdrüse) ist reine Männersache. Prostatabeschwerden sind bei Männern ab dem 50. Lebensjahr häufig und können durch eine Prostatavergrößerung (gutartige Prostatahyperplasie), seltener durch eine Prostatitis oder durch Prostatakrebs verursacht werden. Deshalb ist es wichtig, Prostatabeschwerden immer ärztlich abklären zu lassen, um Entzündungen oder bösartige Veränderungen nicht zu übersehen!

SYMPTOME UND VERLAUF Typische Anzeichen einer gutartigen Prostatahyperplasie sind ein schwacher oder unterbrochener Harnstrahl, häufiger Harndrang, insbesondere auch nachts, Schwierigkeiten zu Beginn des Wasserlassens, das Gefühl, die Blase nicht vollständig entleeren zu können, und Nachtröpfeln nach dem Wasserlassen.

Bei einer Prostatitis können Schmerzen im Unterleib, beim Stuhlgang, im Dammbereich, Penis oder Hoden, bei der Ejakulation sowie Fieber hinzukommen.

Prostatakrebs kann im Frühstadium ohne Symptome verlaufen, spätere Symptome ähneln denen einer gutartigen Prostatahyperplasie. Die gutartige Prostatahyperplasie ist keine Vorstufe einer Prostatakrebserkrankung!

Achtung: Ein Harnverhalt ist ein medizinischer Notfall, bei dem die Blase nicht entleert werden kann. Das führt zu massiven Schmerzen. Bis zum Eintreffen des Rettungsdienstes kann eine schonende Lagerung mit angewinkelten Knien etwas Entlastung bringen.

URSACHEN Mit zunehmendem Alter sinken der Testosteronspiegel sowie das Testosteron-Östrogen-Verhältnis. Dies führt zu einer erhöhten Östrogenaktivität, welche die Hyperplasie der Prostatazellen begünstigen kann.

Eine andere Theorie konzentriert sich auf Dihydrotestosteron und die Aktivität des Enzyms 5-Alpha-Reduktase, das Testosteron in Dihydrotestosteron umwandelt. Bei älteren Männern erhöht sich die Aktivität dieses Enzyms, was zu einem verringerten Testosteron-Dihydrotestosteron-Verhältnis führt. Dihydrotestosteron kann das Wachstum von Prostatazellen fördern und so zu einer Hyperplasie führen. Einige Heilpflanzen und ihre Verbindungen bewirken eine Modulation dieses Enzyms und können damit das Prostatawachstum beeinflussen.

WER IST BETROFFEN? Die gutartige Prostatahyperplasie ist eine altersbedingte Veränderung, bei der die Prostata wächst. Sie ist die häufigste Harnwegserkrankung bei Männern nach dem 50. Lebensjahr. Die Häufigkeit dieser Erkrankung nimmt mit dem Alter zu, und fast jeder Mann im höheren Alter ist davon betroffen.

DIAGNOSE Zur Diagnose gehören die Anamnese, eine körperliche Untersuchung mit Abtasten der Prostata, Bluttests einschließlich Nierenwerten und PSA-Test (PSA = Prostata-spezifisches Antigen), die Harnstrahlmessung und Ultraschalluntersuchungen.

WIE KANN ICH SELBST AKTIV WERDEN?

WÄRMEANWENDUNGEN Warme Bäder/Sitzbäder oder eine Wärmflasche im Unterbauch können die Muskulatur entspannen und Beschwerden reduzieren.

ALLGEMEINES Über eine vitalstoffreiche Ernährung, ausreichend Bewegung sowie Getränke, die schon eine Weile stehen gelassen wurden, damit sie Zimmertemperatur annehmen, freut sich auch die Prostata.

HILFE AUS DER NATURHEILPRAXIS

Tee bei leichten Miktionsbeschwerden

30 g Brennnesselwurzel
15 g Birkenblätter
15 g Orthosiphonblätter
15 g Melissenblätter

1–2 TL der Mischung mit 1 Tasse siedend heißem Wasser übergießen, 10 min ziehen lassen, abseihen. 3-mal täglich 1 Tasse trinken.

Weidenröschentee

1–2 TL geschnittenes Weidenröschenkraut mit 200 ml kochendem Wasser übergießen, 5–8 min zugedeckt ziehen lassen, danach abseihen. 2 Tassen täglich trinken.

Arzneikürbis (siehe Fertigpräparate)

Sägepalme (siehe Fertigpräparate)

ROGGENPOLLENEXTRAKT

Roggenpollenextrakte wirken entzündungshemmend und abschwellend, indem sie bestimmte Enzyme (Cyclooxygenase und 5-Lipoxygenase) hemmen.

Cyclooxygenase ist ein Schlüsselenzym der Prostaglandinbiosynthese. Prostaglandin ist eine in nahezu jedem Organ vorkommende Substanz mit vielfältigen Eigenschaften. Bei der gutartigen Prostatavergrößerung spielt Prostaglandin eine wichtige Rolle. Die 5-Lipoxygenase ist ein Schlüsselenzym der Biosynthese von Leukotrienen, das heißt entzündungsfördernden Stoffen, die mit dem Prostaglandin verwandt sind.

Durch Roggenpollenextrakte kommt es selten zu Magen-Darm-Beschwerden oder allergischen Reaktionen. Gegenanzeigen sind nicht bekannt.

Fertigpräparate: z.B. HerbaMen Pollenextrakt-Kapseln (Herbafit), Pollstimol Hartkapseln (Strathmann)

VITALSTOFFE Vitamin C (siehe Seite 178), Vitamin D (siehe Seite 181), Vitamin E (siehe Seite 184), Carotinoide, Selen (siehe Seite 174) und Zink (siehe Seite 187) unterstützen die Gesundheit der Prostata.

FERTIGPRÄPARATE Prostagutt uno beziehungsweise duo (Dr. Willmar Schwabe), SalbalUNO 320 mg Weichkapseln (Apogepha Arzneimittel), Granu Fink Prosta forte (Perrigo Deutschland), Prosta Urgenin Uno Madaus (Cooper Consumer Health Deutschland), Dr. Böhm Kürbis (Apomedica Pharmazeutische Produkte), Aslan Prostatakapseln (Aslan)

REIZBLASE, ÜBERAKTIVE BLASE

DEFINITION Die Harnblase ist ein Hohlorgan für bis zu 500 Milliliter Urin, der von den Nieren gefiltert und stetig in die Harnblase tröpfelt und dort gesammelt wird. Bei gesunden Menschen entwickelt sich ab einer Füllmenge von etwa 200–300 Milliliter ein Harndrang. Normalerweise entleeren gesunde Erwachsene ihre Blase vier- bis siebenmal pro Tag.

Wer von einer überaktiven Blase oder einer Reizblase betroffen ist, hat einen deutlich häufigeren Harndrang, wobei die Urinmenge gering ist. Das kann ziemlich frustrierend sein und die Lebensqualität stark einschränken, denn Betroffene richten ihr Leben mitunter auf die Verfügbarkeit einer Toilette aus. Je nach Ausprägung kommen die Toilettengänge auch in der Nacht vor.

URSACHEN Altersbedingte hormonelle Veränderungen sind sowohl bei der Frau als auch beim Mann häufige Ursachen einer Reizblase. Auch Stoffwechselstörungen, erkältungsbedingte Reizungen, bestimmte Medikamente (Diuretika, Blutdrucksenker, Medikamente bei Prostatavergrößerung), Bestrahlungen im Unterleib, Übergewicht, chronische Verstopfung, Gebärmuttersenkung und/oder psychischer Stress beeinflussen die Blasenfunktion. Organische Ursachen sind eher selten; eine Reizblase kann durch Tumoren, Blasensteine, Parkinson, Multiple Sklerose oder Schlaganfall begünstigt werden.

Bei Männern entspricht die chronische Prostatitis (nicht zu verwechseln mit der akuten Form) der Reizblase der Frau. Bei Frauen nach den Wechseljahren steht der physiologische Östrogenmangel im Vordergrund, der im gesamten Körper eine Verdünnung der Schleimhäute bewirkt. Östrogenähnliche Heilpflanzen in Kombination mit »Schleimhautpflanzen« können hier effektiv helfen.

Fertigpräparate: z.B. Schleimhaut-Elixier (Markt-Apotheke Greiff) – Kombinationspräparat mit Beifußkraut, Birkenblättern, Frauenmantelkraut, Gänseblümchen, Löwenzahnkraut mit Wurzel, Sanikelkraut, Schafgarbenkraut, Stiefmütterchenkraut und Taubnesselblüten

SYMPTOME UND VERLAUF Quälender und plötzlich auftretender Harndrang mit geringen Harnmengen, teilweise auch mit Schmerzen, aber ohne Erregernachweis und ein klarer Urin ohne Sediment sind die Leitsymptome.

In einigen Fällen kann es zu unkontrolliertem Urinverlust (Dranginkontinenz) kommen, wenn der Harndrang zu stark und die Toilette nicht rechtzeitig erreicht wird. Oftmals bleibt ein Gefühl, dass die Blase nicht vollständig entleert wurde. Durch nächtliche Toilettengänge kann sich ein Schlafmangel entwickeln und sich generell eine Beeinträchtigung der Sexualfunktion einstellen.

Nicht wenige Frauen leiden insbesondere nach den Wechseljahren zusätzlich unter Inkontinenz, insbesondere beim Lachen, Niesen, Husten oder Sport.

BLASENINKONTINENZ

Der unwillkürliche Verlust von Urin wird als Blaseninkontinenz bezeichnet. Bei einer **Belastungsinkontinenz** kommt es zum Urinverlust bei körperlicher Beanspruchung mit erhöhtem Druck auf den Bauchraum. Niesen, Husten, schweres Heben oder Lachen kommen für den unwillkürlichen Harnabgang infrage. Frauen sind von dieser Form der Inkontinenz weitaus häufiger betroffen als Männer.

Eine andere Form der Blaseninkontinenz ist die **Dranginkontinenz.** Betroffene leiden unter einem anfallartigen Harndrang und verlieren unfreiwillig Urin, bevor sie die Toilette erreichen können. Vor allem neurologische Erkrankungen, aber auch Verletzungen der Nerven oder altersbedingte Veränderungen kommen ursächlich infrage.

Für die Stärkung der Blase sorgen Echte Goldrute (siehe unten), Sägepalme (siehe Seite 125), Kürbissamenextrakt (siehe Seite 72), Brennnesselwurzel (siehe Seite 25) und Acker-Schachtelhalm (siehe Seite 132).

WER IST BETROFFEN? Eine überaktive Blase treibt sowohl Frauen als auch Männer häufig auf die Toilette. Mit zunehmendem Alter steigt die Wahrscheinlichkeit einer Reizblase, wobei etwa jeder achte Mann und jede siebte Frau ab 50 Jahren betroffen sind.

DIAGNOSE Die Diagnose umfasst Anamnese, körperliche Untersuchung, Urinuntersuchung, Blutuntersuchung, Ultraschall und Restharnbestimmung. Bei Bedarf kann eine Blasenspiegelung erfolgen. Eine Reizblase ist eine Ausschlussdiagnostik.

WIE KANN ICH SELBST AKTIV WERDEN?

LEBENSSTIL Im Vordergrund stehen Verhaltens-, Blasen- und Beckenbodentraining. Das Training kann die Blasenmuskulatur stärken, sodass sich die Kontrolle über den Harndrang verbessert. Spezialisierte Praxen für Physiotherapie, Online- und Volkshochschulkurse und Apps können hier hilfreich unterstützen.

Ein warmer Unterleib mit entsprechender Kleidung, eine Wärmflasche oder ein Kirschkernkissen können den Heilungsprozess unterstützen.

Kaffee, Alkohol und säuernde Nahrung (Fleisch, Wurst, Milch, Spargel, Spinat) sowie scharfe Gewürze sind genauso ungünstig wie eine zu geringe Trinkmenge. Dadurch konzentriert sich der Urin in der Harnblase, was die Schleimhäute noch mehr reizt.

BLASENTRAINING Beim Blasentraining wird versucht, dem Harndrang nicht sofort nachzugeben, sondern den Toilettengang gezielt hinauszuzögern. Damit soll die Reizblase trainiert werden. Die Blase ist tatsächlich lernfähig und kann sich an größere Urinmengen anpassen. Versuche, den Toilettengang bei starkem Drang um Minuten Stück für Stück hinauszuzögern. Das kann helfen, die Blasenkapazität allmählich wieder zu erhöhen.

HYDROTHERAPEUTISCHE ANWENDUNG Ansteigende Fußbäder und warme Sitzbäder mit pflanzlichen Zusätzen wie Schafgarbenkraut oder Acker-Schachtelhalm unterstützen die Blasengesundheit.

HILFE AUS DER NATURHEILPRAXIS

ÄTHERISCHE ÖLE Ein warmes Fußbad mit ätherischen Ölen kann bei einer Reizblase wohltuend sein, da Wärme entspannend auf die Muskeln und Nerven wirkt. 3–5 Tropfen ätherisches Öl (z. B. Entspannungsöl bio von Primavera mit Lavendel, Palmarosa und Calendulaöl) im Fußbad oder 15 Tropfen auf eine Kompresse geben und direkt auf die Blasenregion auflegen – das kann sowohl die Überreizung der Blase als auch die Angst vor dem ständigen Harndrang lindern.

EINREIBUNG MIT JOHANNISKRAUTÖL Die Innenseite der Oberschenkel mit erwärmtem Johanniskrautöl einreiben. Damit erreicht man eine beruhigende und entspannende Wirkung auf die Muskulatur. Wenige Tropfen bis zu 2-mal täglich auf die Hautstellen auftragen und in kreisenden Bewegungen einreiben.

Rotöl zum Einreiben

1 Handvoll obere Triebspitzen vom blühenden Johanniskraut (Sammelzeit Ende Juni und Juli)
250–300 ml Mandel- oder Olivenöl

Das gesammelte Johanniskraut verlesen, klein schneiden und in ein sauberes Schraubglas füllen. Mit der 3- bis 4-fachen Menge Öl auffüllen, das Glas etwa 2 Wochen in den Halbschatten stellen und täglich wenden, damit sich mehr Inhaltsstoffe aus dem Pflanzenmaterial lösen. Wenn das Öl eine tiefrote Farbe hat, den Pflanzenrückstand abseihen und das Öl in ein getöntes Glas gießen. Bei Bedarf etwas Rotöl in ein Schälchen geben, dieses leicht anwärmen und nun das Öl mit kreisenden Bewegungen auf die Bauchdecke einreiben. Unter optimalen Bedingungen ist Rotöl etwa 1 Jahr haltbar.

Reizblasentee – milde Rezeptur

30 g Weidenröschenkraut
30 g Goldrutenkraut
20 g Löwenzahnblätter und -wurzel
20 g Melissenblätter

1–2 TL der Mischung mit 250 ml kochendem Wasser übergießen, 10 min ziehen lassen. Morgens und nachmittags jeweils 1 Tasse trinken.

Beruhigende Reizblasenrezeptur

40 g Melissenblätter
20 g Baldrianwurzel
20 g Johanniskraut

1 TL mit 1 Tasse heißem Wasser übergießen, 10 min ziehen lassen, abseihen. 3-mal täglich 1 Tasse trinken.

Harntreibender und entzündungshemmender Blasentee

50 g Brennnesselkraut
50 g Goldrutenkraut

1 TL mit 1 Tasse heißem Wasser übergießen, 10–15 min ziehen lassen, abseihen. 3-mal täglich (jedoch nicht abends) 1 Tasse trinken.

Zur Vorbeugung einer Reizblase – gerade in der kalten Jahreszeit

100–200 ml verdünnten Preiselbeer- oder Cranberrysaft trinken.

VITALSTOFFE Vitamin C (siehe Seite 178; Achtung: Vitamin C kann bei einigen eine Reizung der Blase bewirken), Vitamin D (siehe Seite 181) und Zink (siehe Seite 187) stärken die Blasenmuskulatur und das Immunsystem.

SCHLAFSTÖRUNGEN

DEFINITION Wie viel Schlaf braucht der Mensch? Mittlerweile sind sich Schlafforschende einig, dass es ein »normales« Schlafmaß nicht gibt. Erwachsene verbringen durchschnittlich 8,22 Stunden täglich im Bett, und eine Schlafdauer von rund 7,5 Stunden verspricht das längste Leben. Ausnahmen bestätigen wie immer die Regel. Während einige nach 5 Stunden

Schlaf völlig erholt erwachen, benötigen andere bis zu 10 Stunden, um das Tagespensum gut bewältigen zu können. Spätestens dann, wenn wir nicht mehr wie selbstverständlich ins Land der Träume gleiten können oder morgens gerädert aufwachen, sollten wir alles rund um den Schlaf optimieren.

SYMPTOME UND VERLAUF Das Gehirn reagiert schnell und empfindlich auf zu wenig Schlaf und meist mit einer Beeinträchtigung der geistigen und körperlichen Leistungsfähigkeit, Unruhe, Reizbarkeit, **depressiven Verstimmungen**, rascher Erschöpfung und **Infektanfälligkeit**. Ein Drittel bis ein Viertel aller Unfälle sind auf Schlafmangel zurückzuführen.

Neue Studien stützen zudem den Verdacht, dass zu wenig Schlaf die Entstehung schwerwiegender oder chronischer Erkrankungen begünstigt, denn im Schlaf werden Abbauprodukte abtransportiert, die sich bei Schlafmangel anhäufen können. Möglicherweise führt das zu einer Frühschädigung des Gehirns mit der Gefahr von Demenz und Burn-out.

Schon lange gibt es die Vermutung, dass die Schlafdauer auf das Gewicht und den **Fettstoffwechsel** Einfluss nimmt. Amerikanische Forschende haben nun die Daten der Nurses' Health Study (Teilnehmende: rund 70 000 Frauen, Dauer: mehr als 10 Jahre) unter diesem Aspekt ausgewertet. Das Ergebnis war eindeutig: Schlafmangel bringt den Biorhythmus, die Nahrungsaufnahme, den Stoffwechsel und die Hormonausschüttung aus dem Takt. Teilnehmende mit maximal fünf Stunden Schlaf nahmen deutlich mehr an Gewicht zu als jene mit rund sieben Stunden Schlaf. Ebenso verschlechterten sich die **Cholesterinwerte**. Und der Schlafentzug kann den Stoffwechsel derart ändern, dass die Insulinsensibilität abnimmt und das Risiko eines Diabetes mellitus vom Typ 2 ansteigt.

URSACHEN Stress, Ängste und depressive Verstimmungen werden als häufigste Ursachen für mangelnden und unruhigen Schlaf genannt. Manche Grunderkrankungen wie das Restless-Legs-Syndrom, Schilddrüsenunter- beziehungsweise -überfunktion, Progesteron- sowie Melatoninmangel, viele neurologische Erkrankungen (Multiple Sklerose, Parkinson, Epilepsie, Gehirntumoren, Schlaganfall), chronisch entzündliche Prozesse, Krebserkrankungen oder Atemaussetzer sind weitere ursächliche Faktoren. Zudem halten uns Schmerzen oder nächtlicher Husten von der wohlverdienten Nachtruhe ab. Bei Menschen im Schichtdienst ist der natürliche Biorhythmus gestört, und auch nach Langzeitflügen müssen wir uns an die neue Zeitzone anpassen.

Darüber hinaus sind gewisse Verhaltensweisen abträglich für einen erholsamen Schlaf. Koffein (vor allem ab den Nachmittagsstunden konsumiert) stimuliert das Nervensystem, sodass wir länger wach bleiben; Alkohol sorgt zwar dafür, dass wir schneller einschlafen, jedoch ist es mit der nächtlichen Ruhe oft schon nach wenigen Stunden wieder vorbei, und große Mahlzeiten in den Abendstunden lassen sich oft schlecht verdauen.

Zu beachten ist außerdem, dass einige Medikamente (ACTH, Appetitzügler, Betablocker, Kortikosteroide, trizyklische Antidepressiva, Thyroxin, Zytostatika) Schlafstörungen verursachen können.

WER IST BETROFFEN? Schlafstörungen kommen gehäuft im mittleren und höheren Alter vor. Frauen in den Wechseljahren – also im Alter zwischen 45 und 55 Jahren – sind häufiger von Schlafproblemen betroffen. Aber auch Männer ab dem 50. Lebensjahr kennen diese.

DIAGNOSE Bei andauernder Tagesmüdigkeit, psychischen Problemen (Angstzuständen, Depressionen) und körperlichen Symptomen wie Atemaussetzern, ausgeprägtem Schnarchen, starkem nächtlichem Schwitzen oder bei Verdacht auf körperliche Grunderkrankungen (neurologische Erkrankungen, Krebsleiden, Hormonstörungen) solltest du eine Arztpraxis aufsuchen.

Grundsätzlich solltest du auch Hilfe suchen, wenn du länger als dreimal pro Woche weniger als fünf Stunden schläfst und dieser Zustand länger als einen Monat anhält, wenn du nachts regelmäßig aufwachst und danach schlecht einschlafen kannst oder wenn du stets länger als eine halbe Stunde benötigst, um einzuschlafen.

WIE KANN ICH SELBST AKTIV WERDEN?

SCHLAFHYGIENE Es gibt einige Regeln und Verhaltensweisen, die einen gesunden Schlaf fördern können. Dazu gehören ein weitgehend gleichbleibender Tag-Nacht-Rhythmus, das Vermeiden von Alkohol und Koffein (Letzteres ab den Nachmittagsstunden) sowie keine größere Nachtmahlzeit vor dem Zubettgehen.

Gestalte deine Schlafumgebung so angenehm wie möglich. Naturholzmöbel ohne Metallverbindungen und Bettwäsche und Decken in Bio-Qualität schaffen ein Wohlfühlklima. Licht- und Geräuschquellen sowie eine zu hohe oder auch zu niedrige Raumtemperatur wirken als »Wachmacher«.

ENTSPANNUNGSÜBUNGEN Sollte dich das Gedankenkarussell vom Schlaf abhalten, können ein abendlicher Spaziergang, Entspannungsmusik sowie Hypnose-CDs hilfreich sein.

SPORT UND BEWEGUNG Während mäßiger Sport tagsüber den Schlaf fördert, kann uns körperliche Überanstrengung den Schlaf rauben, da das sympathische Nervensystem (es ist für Aktivität und Ausschüttung von Stresshormonen zuständig) mehrere Stunden braucht, bis es wieder abflaut. Außerdem lohnt es sich, nicht direkt vor dem Schlafengehen intensiv geistig zu arbeiten.

HILFE AUS DER NATURHEILPRAXIS

Teemischung für Schlaflose – hervorgerufen durch Bluthochdruck und Nervosität

30 g Weißdornblüten und -blätter
30 g Lavendelblüten
40 g Baldrianblüten

In der Apotheke mischen lassen. Von dieser Mischung 1 TL mit 250 ml kochendem Wasser übergießen und 7–8 min ziehen lassen. Davon 2–3 Tassen täglich trinken, die letzte Tasse etwa 30 min vor dem Schlafengehen genießen.

Schlaftee für Frauen in der Menopause – bei Nervosität

30 g Baldrianwurzel
30 g Melissenblätter
20 g Hopfenzapfen
20 g Lavendelblüten

1 EL der Mischung mit 250 ml kochendem Wasser übergießen, 10–15 min ziehen lassen. Vor dem Schlafengehen 1 Tasse warm und schluckweise trinken.

Hopfenmilch für einen erholsamen Schlaf – für Frauen in der Menopause

2 TL Hopfenzapfen in 200 ml Milch erhitzen. Etwa 8 min bedeckt ziehen lassen, danach abseihen. Mit 1 TL Honig gesüßt trinken und ins Reich der Träume fallen.

Tee gegen Schlafstörungen durch Verdauungsprobleme

10 g Baldrianwurzel
30 g Melissenblätter
10 g Kümmelfrüchte
20 g Fenchelfrüchte

1 gehäufter TL mit 1 Tasse siedend heißem Wasser übergießen, 15 min ziehen lassen. 1 Tasse vor dem Schlafengehen trinken.

Baldrianblüten-Schlafkissen

Die zarten Blüten riechen nur kurze Zeit aromatisch, denn der Duft verfliegt recht schnell. In Form eines Kräuterkissens können die Blüten als sanfte Einschlafhilfe dienen. Wer mag, kann auch andere beruhigende Pflanzen wie Lavendelblüten, Melisse oder Hopfenzapfen mit in das Stoffkissen füllen und das Kissen neben das Kopfkissen legen, um beim Schlafen die beruhigenden Substanzen einzuatmen.

Lavendelsträußchen/-kissen

Bei Einschlafproblemen, Albträumen, leichten Angststörungen und wenn Mut gefragt ist, reicht es häufig aus, ein Lavendelsträußchen oder Lavendelkissen in der Nähe des Bettes zu positionieren. Die beruhigende und entspannende Wirkung des Kissens kann auch bei Flugangst hilfreich sein.

Baldrianwein – Schlummertrunk vor dem Schlafengehen

Etwa 30 g fein zerschnittene Baldrianwurzeln in ein großes Schraubglas füllen und mit 1 l gutem Weißwein aufgießen. Zur Geschmacksverbesserung 1 EL zerkleinerte Orangenschalen beimengen und den Ansatz auf der Fensterbank durchziehen lassen. Das Glas täglich schütteln und die Wurzelstückchen nach 2 Wochen absieben. Davon bis zu 2 Likörgläschen ab dem späten Nachmittag oder 1 Gläschen vor dem Zubettgehen trinken.

Baldrianvollbad – hilft, ins Land der Träume einzutauchen

100 g zerkleinerte Baldrianwurzel mit 2 l siedendem Wasser übergießen und 15 min ausziehen lassen. Anschließend die Wurzelteile absieben und den Sud dem Vollbad zugeben. Beruhigende Bäder sollten nicht zu heiß sein, eine Temperatur zwischen 34 und 37 °C ist angemessen. Zu warmes Wasser würde anregend wirken. Die Badedauer beträgt 15–20 min.

»Schlafmedizin« aus der Küche

Ein Kopfsalat (der Milchsaft wirkt beruhigend) am Abend, ein geriebener roher Apfel, Dillsamen (sie wurden in frühen Zeiten oft in Milch erwärmt), Weintrauben (sie fördern die Produktion von Melatonin), Vitamin-B-reiche Bananen oder Erdnüsse, Milch mit Honig (enthält schlafförderndes Tryptophan) können eine sanfte Alternative zu pflanzlichen Arzneimitteln sein.

FERTIGPRÄPARATE Kytta Sedativum Dragees (Wick Pharma), Pascoflair Night (Pascoe pharmazeutische Präparate), Calmvalera Hevert (Hevert-Arzneimittel); Melatonin D4 Creme (Markt-Apotheke Greiff)

STRESSBELASTUNGEN, ABBAU VON STRESS

DEFINITION Stress ist eine natürliche Reaktion des Körpers und der Psyche auf innere oder äußere Belastungen oder Herausforderungen. Eine hektische Lebensweise mit hohen Anforderungen im beruflichen oder privaten Umfeld kann ein immenser Energieräuber sein. Und »Freizeitstress« gehört heute schon fast zum guten Ton.

Akuter Stress oder eine Bedrohung versetzt den Körper in einen Alarmzustand, es setzt die sogenannte Fight-or-Flight-Reaktion ein, die schon in der Steinzeit als kurzzeitiges und überlebenswichtiges Programm gedient hat, aber heutzutage durch anhaltenden Langzeitstress in einer chronischen Belastung mündet. Diese schadet unserer Gesundheit.

URSACHEN Es ist nicht möglich, allen Stressauslösern aus dem Weg zu gehen. Stressfaktoren wie belastende Überstunden, Leistungssport, vitalstoffarme Nahrung, ständige Erreichbarkeit und Elektrosmog können wir noch gut selbst beeinflussen. Sehr viel schwieriger ist es, mit Schocknachrichten, Konflikten, Unfällen, Naturgewalten, Ängsten oder finanziellen Sorgen umzugehen oder bei familiären Pflichten wie der Pflege von Angehörigen, Mobbing, Schmerzen, chronischen Erkrankungen oder Schadstoffbelastungen aus der Umwelt nicht aus der Balance zu geraten.

SYMPTOME UND VERLAUF Hormone (ACTH, Kortisol) und der Sympathikus (er produziert die Neurotransmitter Noradrenalin und Adrenalin) steuern die Stressreaktion. Diese »Feuermelder« sorgen dafür, dass das Herz plötzlich pocht und schneller schlägt, sich der Atem beschleunigt, der Blutzuckerspiegel ansteigt, sich die Muskeln anspannen und die Pupillen weiten oder einem der Angstschweiß auf der Stirn steht. Unser Körper ist dann im wahrsten Sinne »sprungbereit« und kann mit Kampf oder Flucht reagieren. Er steht unter Stress.

Kann der Körper den Ausnahmezustand nicht durch unmittelbare Aktionen/Reaktionen und nachfolgende Erholungsphasen kompensieren, kommt es langfristig zu stressbedingten Erkrankungen mit gehäuften Infekten, Autoimmunprozessen, Schlaflosigkeit, Merk- und Konzentrationsstörungen, Herz-Kreislauf-Erkrankungen, Magen-Darm-Beschwerden, Tinnitus, Muskelschmerzen, Libidoverlust oder Stoffwechselstörungen wie

Insulinresistenz und Diabetes mellitus. Leitsymptome von anhaltendem Stress sind jedoch die Energielosigkeit und Erschöpfung.

WER IST BETROFFEN? Die Krankenkassen berichten seit mehr als einem Jahrzehnt von einer deutlichen Zunahme stressbedingter Krankschreibungen. Etwa ab dem 40. Lebensjahr wird es vielen zu viel. Die Altersgruppe von 50 bis 65 Jahren, männlich, Manager, Vielarbeiter, sticht mit ungewöhnlich vielen Stressgeplagten und Burn-out-Symptomatik hervor.

DIAGNOSE Stress ist messbar. Ein Speicheltest mit Bestimmung von Kortisol und Dehydroepiandrosteron (DHEA) und ein Urintest mit Neurotransmitteranalyse in Kombination mit einer gründlichen Anamnese geben Auskunft, wie dein Körper mit Stress umgeht. Solche Tests führen auch Heilpraktikerinnen oder Heilpraktiker durch.

WIE KANN ICH SELBST AKTIV WERDEN?

ERNÄHRUNG, BEWEGUNG, ENTSPANNUNG Wie bei so vielen anderen Beschwerden sind eine ausgewogene Ernährung und moderate Bewegung das A und O zum Erhalt der Gesundheit. Entspannungstechniken wie autogenes Training, Meditationen oder Yoga verhelfen zu einer positiven Körperwahrnehmung und einem entspannten Lebensgefühl.

HILFE AUS DER NATURHEILPRAXIS

ADAPTOGENE

Darunter versteht man Pflanzen oder Pilze mit revitalisierenden oder stärkenden Eigenschaften. Mit ihrer Hilfe können wir den Alltagsstress besser bewältigen und körperliche und geistige Anforderungen besser meistern. Sie wirken regulierend auf Körper, Geist und Seele, sind nebenwirkungsarm und sorgen so für die Wiederherstellung der Balance im überlasteten Organismus. Dabei ist ihre Wirkung umso ausgeprägter, je tiefgreifender die krankhaften Veränderungen im Organismus sind. Bei normaler oder minimal veränderter Körperfunktion kommt es kaum zu adaptogenen Effekten. Darin zeigt sich die »Pflanzenintelligenz« dieser Heilpflanzen: Sie wirken nur dann, wenn krankhafte Zustände vorherrschen. Die bekanntesten Adaptogene sind Rosenwurz (siehe Seite 111), Echter Ginseng (siehe Seite 38), Sibirischer Ginseng/ Eleutherococcus (siehe Seite 140) und Schisandra.

Ginsengtee – Hilfe bei Stressintoleranz

Entweder den Inhalt 1 Kapsel mit Echtem Ginseng oder 1 TL sehr fein geschnittene Ginsengwurzel mit siedendem Wasser überbrühen und den Sud 10–20 min ziehen lassen, dann abseihen. Den Tee nach Belieben mit etwas Honig süßen.

Anmerkung: Zu beachten ist, dass sehr günstige Ginsengpräparate oft unterdosiert sind.

Stärkender Ginsengwein – beschleunigt die Regeneration

30 g fein geschnittene Ginsengwurzel mit ¼ TL Ceylon-Zimtpulver und 1 Prise gemahlener Echter Vanille in eine saubere Flasche mit weitem Hals füllen. Mit 1 l trockenem Weißwein (möglichst Bio-Qualität) übergießen. Diesen Ansatz 2 Wochen durchziehen lassen und täglich wenden, danach abfiltern. Zur Erholung und bei Erschöpfung davon täglich 1 Schnapsgläschen vor dem Mittag- oder Abendessen trinken.

Lavendelvollbad – um einfach einmal »abzutauchen« und zu entspannen

50 g getrocknete Lavendelblüten mit 2 l heißem Wasser übergießen. Den Sud 10 min ziehen lassen, dann abseihen und dem körperwarmen Badewasser zugeben. Die Badetemperatur sollte körperwarm sein; die Badedauer von 20 min nicht überschreiten.

Milder Tee aus der Rosenwurz

2 TL des getrockneten und geschnittenen unterirdischen Stammabschnitts (zu beziehen in der Apotheke) mit 1 Tasse siedendem Wasser übergießen, 10 min bedeckt ziehen lassen. Davon 2–3 Tassen täglich trinken.

Brennnesselgemüse – grüne Energie vom Wegesrand

Zutaten für 2 Personen
300 g Brennnesselblätter und -triebspitzen
1 Knoblauchzehe
1 kleine Zwiebel
etwas Butter oder Sonnenblumenöl
Salz, Pfeffer, Muskat
bei Bedarf etwas Crème fraîche oder Sahne

Brennnesseln an Orten mit wenig Schadstoffbelastung frisch ernten. Am zartesten sind die oberen Triebspitzen. 300 g der Blätter und Triebspitzen zunächst abwaschen und blanchieren. Anschließend grob hacken. 1 Knoblauchzehe sowie 1 kleine Zwiebel schälen und klein schneiden. Diese in einer großen Pfanne in Butter oder Sonnenblumenöl anschwitzen, bis die Zwiebelwürfel glasig sind. Die Brennnesselblätter dazugeben und mehrmals wenden. Die Blätter fallen wie Spinat zusammen. Nach Gusto mit Salz, Pfeffer und Muskat abschmecken und zum Schluss mit etwas Crème fraîche oder Sahne abrunden.

Kurkuma Latte – Energiedrink

Zutaten für 4 Personen
800 ml Milch oder Pflanzenmilch
4 g gemahlener Kurkuma
1 Prise Pfeffer (alternativ 4 Kapseln Curcumin mit Piperin)
1–2 Msp. gemahlener Zimt
1–2 Msp. gemahlener Kardamom
1 Msp. frischer, sehr fein geriebener Ingwer
etwas Honig oder Agavensirup zum Süßen

Alle Zutaten in einen Topf geben und kurz aufkochen lassen. 2 min bei geringer Hitze köcheln lassen, dann mit einem Schneebesen oder einem Milchaufschäumer aufschäumen. Auf 4 Gläser verteilen und mit ½ TL Honig oder Agavensirup gesüßt genießen.

Variante für die warme Jahreszeit: Die goldgelbe Milch abkühlen lassen und mit 1–2 Eiswürfeln gekühlt servieren.

VITALSTOFFE B-Vitamine (siehe Seite 176), Vitamin C (siehe Seite 178), Vitamin D (siehe Seite 181), Vitamin E (siehe Seite 184), Chrom (siehe Seite 158), Coenzym Q10 (siehe Seite 159), Magnesium (siehe Seite 167), Selen (siehe Seite 174) und Zink (siehe Seite 187) unterstützen den stressgeplagten Körper.

FERTIGPRÄPARATE rhodioLoges (Dr. Loges), Rhodiola Rosea (Sunday Natural), Pure Encapsulations Anti-Stress (pro medico), Fatigue Forte Komplex (Sunday Natural)

ÜBERGEWICHT

DEFINITION Besonders in den westlichen Ländern steigt seit Jahren die Tendenz zu Übergewicht. Viele Menschen möchten ihr Gewicht optimieren, um eine schlanke Figur, eine bessere Fitness und insgesamt ein gesünderes Leben zu bekommen. Etwa 31 Millionen Menschen in Deutschland brächten gerne ein paar Kilo weniger auf die Waage.

Ein Body-Mass-Index (BMI) ab 25 kg/m² gilt als Übergewicht, während ein BMI ab 30 kg/m² als Adipositas (Fettleibigkeit) bezeichnet wird.

Sich bei der Diagnose von Übergewicht allein auf den BMI zu verlassen, ist allerdings problematisch, da manche Menschen dazu neigen, überschüssiges Fett an der Taille oder in und um ihre Organe wie Leber, Herz oder Muskeln zu speichern, auch wenn sie laut BMI normalgewichtig sind. Mit der sogenannten viszeralen Fettverteilung ist ein höheres Gesundheitsrisiko verbunden.

URSACHEN Die Ursachen für überflüssige Pfunde sind vielfältig und reichen von Fehlernährung und Bewegungsmangel über Stress, Darmdysbiosen (Fehlbesiedelungen mit Candida-Hefepilzen, Firmicutes-Bakterien), Hormonstörungen (insbesondere Schilddrüsenunterfunktion), genetischen Ursachen, Schlafmangel bis hin zu Medikamentennebenwirkungen (Antidepressiva, Betablocker, Kortison). Auch Heißhungerattacken durch starke Insulinschwankungen verhindern eine ausgeglichene Energiebilanz.

SYMPTOME UND VERLAUF Übergewicht ist nicht nur ein kosmetisches Problem, es erhöht das Risiko für viele Erkrankungen und Gesundheitsprobleme. Diese reichen von Fettleber, Erkrankungen der Gallenblase, Bluthochdruck und Herz-Kreislauf-Erkrankungen, Diabetes mellitus, Schlafstörungen (Schlafapnoesyndrom), Arthrose bis hin zu unerfülltem Kinderwunsch und weiteren hormonell bedingten Erkrankungen.

WER IST BETROFFEN? In Deutschland sind laut Robert Koch-Institut (RKI) mittlerweile rund zwei Drittel der Männer (67 %) und die Hälfte der Frauen (53 %) übergewichtig, davon ist etwa ein Viertel der Erwachsenen stark übergewichtig (BMI > 30 kg/m^2). Insbesondere nach dem 50. Lebensjahr nimmt das Problem tendenziell zu.

DIAGNOSE Eigentlich reicht der Blick in den Spiegel oder auf das Display der Waage. Heutzutage nutzt man in der Regel den BMI zur Beurteilung des Übergewichts. In der ärztlichen Praxis: ausführliche Anamnese, Bluttests (insbesondere Schilddrüsenhormone, Kortisol), körperliche Untersuchung, spezielle Tests zur Körperzusammensetzung.

WIE KANN ICH SELBST AKTIV WERDEN?

ERNÄHRUNG Die richtige Ernährung ist das A und O bei einer Gewichtsreduktion. In erster Linie geht es darum, weniger kurzkettige Kohlenhydrate zu essen, also weniger Brot, Brötchen, Nudeln, Reis und zuckerhaltige Süßigkeiten oder Gebäck. Eiweißreiche Lebensmittel (besonders am Morgen) regen den Fettstoffwechsel an und beugen Heißhungerattacken vor. Statt Müsli und Brot dürfen Hüttenkäse, Quark und Eier auf dem Speiseplan stehen. Bei Gemüse gibt es so gut wie keine Einschränkungen, bei Obst solltest du den Fruchtzuckergehalt beachten.

Generell solltest du mindestens vier Stunden Pause zwischen den Mahlzeiten einlegen, denn dadurch kann sich die Bauchspeicheldrüse erholen, und der Insulinspiegel sinkt wieder auf Normalniveau.

Auf dem Weg zum Wunschgewicht ist die Low-Carb-Ernährung meist das Mittel der Wahl. Du schlägst damit gleich zwei Fliegen mit einer Klappe, denn du unterstützt die Verbrennung von Körperfett, und du hast weniger Heißhungerattacken.

BEWEGUNG Jede Art von Bewegung verbraucht Kalorien. Wenn du es schaffst, 10000–13000 Schritte am Tag zu machen und mindestens 300 Minuten pro Woche moderat aktiv bist, dann sollten die überflüssigen Pfunde allmählich purzeln. Lass dich noch im Fitnessstudio über gezieltes Krafttraining beraten.

SCHLANK MIT DARMBAKTERIEN Inzwischen sind sich Forschende weltweit einig: Der Darm und die in ihm lebenden Bakterien haben großen Einfluss auf den ganzen Körper. Besonders ein ausgewogenes Verhältnis von Firmicutes- und Bacteroidetes-Bakterien kann das Abnehmen erleichtern.

Fertigpräparat: z.B. OMNi-BiOTiC metabolic (Institut Allergosan)

HILFE AUS DER NATURHEILPRAXIS

Ingwer-Zitronen-Wasser – »heizt« am Morgen den Stoffwechsel an

5 cm Ingwer-Rhizom
Saft ½ Bio-Zitrone

Ingwer schälen und in dünne Scheiben schneiden, die Zitrone auspressen. Ingwerscheiben mit 350 ml kochendem Wasser übergießen, zugedeckt 10–15 min ziehen lassen. Zuletzt den Zitronensaft zugeben. Die beste Wirkung entfaltet der Tee, wenn er bereits am Morgen oder auch zwischen den Mahlzeiten getrunken wird.

Bitteressig – kurbelt die Fettverdauung an, senkt den Insulinspiegel, entwässert

2 EL Engelwurz, geschnitten
1 EL Löwenzahnwurzel, grob geschnitten
je 1 kleiner Zweig Rosmarin und Salbei
¼ l Bio-Apfelessig, naturtrüb

Alle Zutaten in eine saubere Flasche füllen, einige Tage durchziehen lassen, ehe der Essig verwendet werden kann. Solange die Pflanzenteile mit Essig bedeckt sind, müssen sie nicht abgeseiht werden. Zum Abschmecken von Salaten verwenden oder 1 EL in ein halbes Glas Wasser geben und bis zu 3-mal täglich zwischen den Mahlzeiten davon trinken.

Bitterstoffsprays ohne Alkohol

Bitterstoffe sind ein beliebtes Hilfsmittel, um die gefürchteten Heißhungerattacken zwischendurch zu bremsen.

Fertigpräparat: z.B. BitterLiebe Forte Spray alkoholfrei (BitterPower)

Artischockensalat – ein bitteres Genussrezept

10 kleine Artischocken
1 kleines Bund Rucola
einige Petersilienstängel
etwas Parmesan
Für die Vinaigrette:
6 EL Olivenöl
Saft von 2 frischen Zitronen
Meersalz, Pfeffer und 1 Prise Zucker

Die Artischocken putzen, in feine Scheiben schneiden und in eine Vinaigrette einlegen. Diese aus dem Olivenöl, dem Zitronensaft, Meersalz, Pfeffer und 1 Prise Zucker herstellen. Den Rucola und einige Petersilienstängel grob zupfen. Beides unter die marinierten Artischocken mischen. Den Salat mit etwas Parmesan bestreuen.

FÜNFTÄGIGES HEILFASTEN NACH OTTO BUCHINGER

Zwar stellt Fasten keine Diät zur Gewichtsreduktion dar. Doch sobald das Wohlfühlgewicht überschritten ist, kann Fasten eine nützliche Option sein. Wiederholtes Fasten im Halbjahresabstand kann sogar eine Möglichkeit sein, den gestörten Stoffwechsel wieder zu regulieren. Fastenärzte und -ärztinnen sind sich einig, dass Fasten zur Behandlung von Übergewicht ein Einstieg in eine langfristige Ernährungsumstellung sein kann. Zum Glück stellt sich nach dem Fasten oft mehr Lust auf Frisches, Salat und Gemüse ein, und viele haben den Drang, sich mehr zu bewegen.

Intensiver Hafertag – wenn wegen zu hohen Blutzuckerspiegeln eine Gewichtsreduktion ausbleibt, kalorienreduziert auf rund 1000 kcal/Tag

Zutaten für den gesamten Tag
225 g Haferflocken, zart und/oder kernig
1,5 l Flüssigkeit (Wasser oder Gemüsebrühe)
Mandeln, (säuerlicher) Apfel oder Kräuter und Zitronensaft

Die angegebene Haferflockenmenge bezieht sich auf den gesamten Tag. Die Flüssigkeitsmenge für die Haferspeisen pro Tag beträgt ungefähr 1,5 l, verwendet werden kann Wasser oder Gemüsebrühe (ohne Geschmacksverstärker, Zusatzstoffe). Zum Abschmecken sind Kräuter und Zitronensaft erlaubt, jedoch kein Salz, Zucker oder süßes Obst.

Zubereitung:

Frühstück: 75 g Haferflocken mit 500 ml Wasser und etwas Zimt aufkochen, 10 g gehobelte Mandeln unterrühren. Alternativ: Die Haferflocken mit 500 ml Wasser aufkochen und 25 g geriebenen Apfel (säuerliche Sorten wie Boskop) unterrühren.

Mittagessen: 75 g Haferflocken in 500 ml Gemüsebrühe aufkochen, nach Belieben Kräuter (Schnittlauch, Petersilie, Kerbel, Kresse) oder auch 50 g kleingeschnittenen Lauch oder Brokkoli zugeben.

Abendessen: 75 g Haferflocken in Flüssigkeit (wahlweise das Rezept vom Frühstück oder Mittagessen) aufkochen.

VITALSTOFFE L-Carnitin (siehe Seite 165), Omega-3-Fettsäuren (siehe Seite 169), OPC (siehe Seite 172), B-Vitamine (siehe Seite 176), Vitamin C (siehe Seite 178), Vitamin D_3 (siehe Seite 181), Zink (siehe Seite 187) und Enzyme (Bromelain) stehen an vorderster Stelle bei der Vitalstoffversorgung bei Übergewicht.

FERTIGPRÄPARATE Metarecod Granulat (Aboca S.p.A. Società Agricola), Seroslim (VitaBasix), Evolution Body Slim Fit Tropfen (Evolution)

VENENSCHWÄCHE, KRAMPFADERN

DEFINITION Jeder dritte Deutsche leidet unter einer Venenschwäche. Venen sind die Blutgefäße, durch die das im Körper zirkulierende sauerstoffarme Blut von den Organen und Muskeln zum Herzen fließt. Die Beinvenen müssen besonders viel leisten, denn sie sorgen für den Rücktransport von der unteren Körperhälfte bis zum Herzen. Venenschwäche – in der Medizin wird ab einem gewissen Stadium von chronisch venöser Insuffizienz gesprochen – und Krampfadern (Varizen, Varikosis) sind eng miteinander verbunden.

SYMPTOME UND VERLAUF Die ersten Symptome einer Venenschwäche sind zumeist mild. Ein sehr häufig aufkommendes Symptom sind Besenreiser, also sichtbare netzartige oder fächerförmige kleinere Venen an der Hautoberfläche, vor allem am Unterschenkel und in der Kniekehle. Leider werden sie oft nur als kosmetisches Problem wahrgenommen. Die nächste Stufe bilden Krampfadern, die als bläuliche, hervortretende Stränge unter der Haut erkennbar sind. Mit den Krampfadern steigt auch die Gefahr einer Thrombose.

Kommen schwere, müde und geschwollene Beine und Wassereinlagerungen besonders nach längerem Stehen oder Sitzen (Ödeme) in den Beinen oder im Knöchelbereich hinzu, spricht das für ein Voranschreiten der Erkrankung. Der Übergang, an dem sich daraus das Krankheitsbild einer chronisch venösen Insuffizienz entwickelt, ist fließend. Hautveränderungen wie trockene, sich verfärbende oder juckende Haut und nächtliche

Wadenkrämpfe stellen ein weiteres Stadium dar. Das Endstadium dieser Erkrankung sind Venenentzündungen und offene Beine. Eine Venenentzündung, auch Phlebitis genannt, wird hauptsächlich durch einen verlangsamten Blutfluss und/oder eine Entzündung der Venenwand verursacht.

Relativ neu ist die Erkenntnis, dass sich das Risiko, in den nächsten zehn Jahren an einer Herz-Kreislauf-Erkrankung wie Herzinfarkt, Schlaganfall oder Herzschwäche zu erkranken, bei Personen mit Zeichen einer Venenschwäche fast doppelt so hoch ist wie bei Personen ohne Venenschwäche.

URSACHEN Bei einer Venenschwäche verlieren die Venenwände an Elastizität und/oder die Venenklappen schließen sich nicht mehr richtig oder sind geschwächt, was zu einem Blutrückfluss und einer Stauung des Blutes insbesondere in den Beinen führt.

Es gibt bestimmte Risikofaktoren, welche die Struktur und Funktion der Venen beeinträchtigen und somit eine Venenschwäche begünstigen. Dazu gehören Schwangerschaften, eine erbliche Veranlagung und das zunehmende Alter. Aber auch langes Stehen und Sitzen sowie ein von Rauchen, Bewegungsmangel, Übergewicht, falscher Ernährung und/oder einschnürende Kleidung geprägter Lebensstil spielen eine Rolle.

WER IST GEFÄHRDET? Bis zu 90 % der Erwachsenen zeigen leichte Venenbeschwerden, rund 50 % der betroffenen Frauen haben Krampfadern. Bei Frauen zeigen sich erste Veränderungen manchmal schon zwischen dem 20. und 30. Lebensjahr – das liegt vor allem am schwächeren Bindegewebe –, bei Männern eher zwischen dem 30. und 50. Lebensjahr. Mit dem Alter nehmen die Beschwerden (vermutlich durch eine veränderte Hormonlage) zu. Auch hier zeigt sich wieder, wie der Zahn der Zeit an uns nagt.

DIAGNOSE Mithilfe der Anamnese, einem Abtasten und apparativen Verfahren (Ultraschall, Doppler-Sonografie, Lichtreflexionsrheografie, Farbduplexsonografie) lässt sich der Zustand und Schweregrad der Erkrankung beurteilen.

WECHSELDUSCHEN Wechselduschen und kaltes Wasser verbessern die Blutzirkulation und regen die Durchblutung an. Dies kann dazu beitragen, Schwellungen zu reduzieren und die Venenwände elastisch zu halten.

GEFÄSSGESUNDE ERNÄHRUNG Viel trinken ist wichtig, weil es ein Eindicken des Blutes verhindert. Ein gesundes Körpergewicht (BMI zwischen 19 und 25 kg/m^2) verbessert die Lebensqualität und den Zustand der Blutgefäße. Die Ernährung sollte also bedarfsgerecht gestaltet sein, um Übergewicht zu verhindern. Die mediterrane Ernährung ist bei Krampfadern sehr vorteilhaft, da sie reich an entzündungshemmenden Omega-3-Fettsäuren, Vitaminen, Antioxidanzien, Ballaststoffen und ungesättigten Fettsäuren ist.

Achte auf einen regelmäßigen Stuhlgang, denn ein verstopfter Darm erhöht den Druck im Bauchraum und damit auch auf die Stammvene, die in der Leiste beginnt. Ballaststoffreiches Gemüse, 10–40 g eingeweichte Flohsamen, 1 TL Leinöl, 3 eingeweichte Pflaumen oder auch eine mikrobiologische Therapie kommen als Abhilfe bei Darmträgheit oder Verstopfung infrage.

BEWEGUNG Sport und allgemeine Fitness sind wichtig. Es gilt die »SSS-LLL-Regel«, die nichts anderes bedeutet als »Sitzen und Stehen ist schlecht, lieber liegen oder laufen«. Schwimmen im kühlen Wasser, Walking, Tanzen oder Langlauf aktivieren die Muskelpumpe und sind daher auch gut für die Gefäße. Im Büro ist eine Fußwippe unter dem Schreibtisch ein ebenso einfaches wie wirkungsvolles Extra.

Achtung: Keinesfalls dürfen Krampfadern massiert werden. Es besteht dabei die Gefahr, dass sich ein Blutgerinnsel aus den unteren Beinvenen löst und das Blut das Gerinnsel ins Herz und weiter in die Lunge befördert, wo es zu einem Gefäßverschluss führen und eine Lungenembolie auslösen kann.

EINREIBUNGEN Die Beine vor Flugreisen mit einem rosskastanienhaltigen Beingel einreiben, um »dicken Füßen« vorzubeugen.

FACHKUNDIG ANGEPASSTE STÜTZSTRÜMPFE Sie bestehen aus elastischem Material und haben einen abgestuften Druckverlauf, der im Knöchelbereich am stärksten ist und nach oben hin abnimmt. Dadurch wird der Blutrückfluss zum Herzen unterstützt und das Anschwellen der Beine reduziert.

HILFE AUS DER NATURHEILPRAXIS

Tinktur bei chronischer Veneninsuffizienz

40 ml Kastanienfrüchtetinktur
20 ml Steinkleekrauttinktur
20 ml Enzianwurzeltinktur

In der Apotheke mischen lassen. 2- bis 3-mal täglich 25–30 Tropfen in etwas Wasser einnehmen.

Anmerkungen: Bei innerer Anwendung von Kastanienfrüchtetinktur kann es in Einzelfällen zu Juckreiz, Übelkeit und Magenbeschwerden kommen. Steinklee ist nicht geeignet bei Lebererkrankungen.

Venentee mit Buchweizenkraut

50 g Buchweizenkraut
15 g Steinkleekraut
30 g Schafgarbenkraut

1 TL der Mischung mit kochendem Wasser übergießen, 10 min ziehen lassen, abseihen. 3-mal täglich 1 Tasse trinken.

Anmerkungen: Der Inhaltsstoff Fagopyrin in Buchweizenkraut kann phototoxisch wirken, also die Haut empfindlicher gegen Sonneneinstrahlung machen. Steinklee ist nicht geeignet bei Lebererkrankungen.

Heilpflanzenumschlag – unterstützend bei Venenentzündungen

30 g Zauberstrauch-/Hamamelisblätter
30 g Kamillenblüten
15 g Ringelblumenblüten

In der Apotheke mischen lassen. 2–3 gehäufte TL mit 1 Tasse siedendem Wasser ansetzen, 15 min ziehen und dann auf Körpertemperatur abkühlen lassen. Ein Baumwolltuch damit tränken, die betroffene Stelle umwickeln und den Umschlag 20–30 min einwirken lassen.

Heilerde – unterstützend bei Venenentzündungen

Heilerde (z.B. Luvos Heilerde 2 hautfein) zu einem dicken Brei verrühren, ½ cm dick auf die Beine auftragen und mit einem dünnen Tuch bedecken. Die Beine hochlagern und so lange ruhen, bis die Heilerde trocken ist. Diese mit lauwarmem Wasser abspülen.

VITALSTOFFE B-Vitamine (siehe Seite 176), Vitamin C (siehe Seite 178), Vitamin E (siehe Seite 184), Omega-3-Fettsäuren (siehe Seite 169) und das Bioflavonoid Rutin (Einnahme: 25–100 mg Rutosid pro Tag) können die Venengesundheit unterstützen und bei Begleiterscheinungen wie geschwollenen Beinen und Blutergüssen Linderung verschaffen.

FERTIGPRÄPARATE Aescumelis-Gastreu® R42 (Dr. Reckeweg), Aescuven (Aescuven Pharma Deutschland), Venostasin Creme (Klinge Pharma), Retterspitz äußerlich (Retterspitz), Aesculus/Prunus comp., Essenz (WALA)

VERSTOPFUNG, TRÄGER DARM

DEFINITION Wie oft jemand die Toilette aufsucht, kann individuell unterschiedlich sein und auch von äußeren Faktoren beeinflusst werden. Für die Definition einer Verstopfung – Obstipation ist der medizinische Fachbegriff – wird folgende Regel angewandt: Wenn ein Mensch weniger als drei Stuhlgänge pro Woche hat, liegt eine Verstopfung vor. Die lästige Erscheinung gilt nicht als eigenständige Erkrankung, sondern ist ein Symptom für ein Ungleichgewicht im Körper.

Allerdings ist die Häufigkeit des Stuhlgangs allein noch nicht aussagekräftig. Denn eine Verstopfung liegt vor allem auch vor, wenn die Darmentleerung erschwert ist, also der Stuhl hart und klumpig ist und Betroffene daher stark pressen müssen, die Entleerung unregelmäßig und unvollständig erfolgt oder schmerzhaft ist. Hält eine Verstopfung länger als drei Monate an, gilt sie als chronisch.

URSACHEN UND VERLAUF Wird der Darm über mehrere Tage kaum bis gar nicht entleert, verbleibt Stuhl im Enddarm. Je länger er darin verbleibt, desto mehr Wasser wird ihm entzogen. Folglich wird der Stuhl immer härter. Diesen auszuscheiden, ist unangenehm und in einige Fällen auch schmerzhaft.

Ein ungesunder Lebensstil mit Stress, Bewegungs- und Flüssigkeitsmangel, eine ballaststoffarme und fettreiche Ernährung und/oder ein gestörtes Mikrobiom sind wohl die häufigsten Ursachen für Verstopfung. Zudem kommen bestimmte Medikamente (Diuretika, Schmerzmittel, Antidepressiva, Eisenpräparate), hormonelle Einflüsse (Schilddrüsenunterfunktion, hormonelle Verhütung, sinkende Östrogenspiegel in den Wechseljahren), Erkrankungen der Nerven und Psyche (Parkinson, Diabetes mellitus, Multiple Sklerose), Störungen des Mineralstoffhaushalts (Kalium- und/oder Magnesiummangel), hohe Blutzuckerwerte oder auch organische Ursachen (Narbengewebe, Entzündungen, Tumoren im Darm) infrage.

DARMSTIMULIERENDE ABFÜHRMITTEL – FLUCH UND SEGEN ZUGLEICH

Kurzfristig bieten darmstimulierende Abführmittel (Laxanzien) eine schnelle Linderung bei Verstopfung. Sie wirken, indem sie die Darmbewegungen anregen und die Wasseraufnahme aus dem Darm verringern. Ihr übermäßiger Gebrauch oder eine falsche Anwendung kann aber zu einer Abnahme der natürlichen Darmbewegung, Elektrolytstörungen, Verdauungsbeschwerden und letztendlich zu einer Verschlimmerung der Verstopfung führen.

SYMPTOME Verdauungsprobleme sind typisch für eine Verstopfung. Der Bauch ist aufgebläht, fühlt sich voll und schwer an, Bauchkrämpfe und Appetitlosigkeit können ebenfalls auftreten. Starkes Pressen und Schmerzen beim Stuhlgang und das Gefühl der unvollständigen Entleerung sind weitere Symptome.

Achtung: Eine plötzliche, starke Verstopfung mit starken Bauchschmerzen, Erbrechen (insbesondere Erbrechen von Stuhl) und Fieber kann auf einen Darmverschluss (Ileus) hindeuten. Dies ist ein Notfall, der einer sofortigen ärztlichen Behandlung bedarf.

WER IST BETROFFEN? Veränderungen des Lebensstils, aber auch natürliche körperliche Prozesse (Östrogenmangel, nachlassende Beckenbodenspannung, Verringerung bestimmter Bakterienarten) begünstigen eine Verstopfung in höherem Alter. Frauen berichten häufiger als Männer von Verstopfung. Das liegt unter anderem an sinkenden Östrogenspiegeln in den Wechseljahren. In Europa leiden rund 17–24% der Bevölkerung an Verstopfung.

DIAGNOSE Neben der Anamnese, körperlichen und Stuhluntersuchung geht es auch um den Ausschluss anderer Grunderkrankungen, Polypen, Tumoren und Divertikeln. Hierfür können Blutuntersuchungen, Ultraschall und Darmspiegelung erforderlich sein.

WIE KANN ICH SELBST AKTIV WERDEN?

ERNÄHRUNG ZUR STUHLREGULIERUNG Hafer, Kleie, wasserlösliches Inulin (Vorkommen in Topinambur, Lauchgewächsen, Chicorée), Vollkorngetreide (enthält Lignin), Sauerkraut, eingeweichte Pflaumen, Ingwer, Feigen oder Datteln sind wichtige Helfer bei verstopftem Darm. Die unverdaulichen Pflanzenfasern vergrößern das Stuhlvolumen und üben eine mechanischen Dehnungsreiz auf die Darmwand aus.

Zwei Liter Flüssigkeit pro Tag, im Idealfall Wasser, helfen zudem, wenn sich der Darminhalt nur langsam und träge vorwärtsbewegt.

Stopfende Lebensmittel wie Schokolade, Banane, Weißbrot oder lang gezogener Schwarztee solltest du hingegen meiden.

PROBIOTIKA Wir benötigen möglichst viele verschiedene Darmbakterien, da sie die Nahrung im Darm weiter aufschließen und für uns verwertbar machen. Sie schützen die Darmschleimhaut, fördern Stoffwechselprozesse und können die Stuhlfrequenz erhöhen, die Stuhlkonsistenz verbessern sowie die Verweilzeit der Nahrung im Darm verkürzen. Am besten sprichst du vor der Einnahme von Probiotika deine Heilpraktikerin beziehungsweise deinen Heilpraktiker wegen einer Stuhlanalyse und geeigneter Präparate an.

BEWEGUNG Mangelt es an Bewegung, wird es schwierig für den Darm, den trockenen, schwerfälligen Inhalt loszuwerden. Jede Art von Bewegung (auch Trampolinspringen oder Treppensteigen) aktiviert den Stoffwechsel und regt die Darmmuskulatur zum Weitertransport des Darminhalts an.

BAUCHMASSAGE Die Durchführung erfolgt im Liegen, fünf Minuten täglich genügen. Im Uhrzeigersinn den Bauch streichen: Am rechten Unterbauch beginnen, dem Dickdarmverlauf folgen und am linken Unterbauch enden. Als Zusatz wenige Tropfen Kümmel-, Anis- oder Fenchelöl auf die Handflächen verteilen und damit den Bauch wie beschrieben massieren.

HILFE AUS DER NATURHEILPRAXIS

LEBENSMITTEL ZUR ANREGUNG DER VERDAUUNG

Äpfel sind altbewährte Hausmittel, um die Verdauung zu regulieren. Um den trägen Darm bei Verstopfung wieder in Gang zu bringen, braucht er natürliche Füllstoffe, das heißt quellende Pflanzenfasern, die in der Schale und im Fruchtfleisch des Apfels vorkommen. Sie machen den Stuhl weicher und voluminöser und sorgen so für eine schnellere und regelmäßigere Entleerung des Darms. Dazu vor dem Frühstück 1 mittelgroßen Apfel samt Schale (und Kerngehäuse) durchkauen und gut einspeicheln und ein großes Glas Wasser mit Zitrone trinken.

Flohsamenschalen und Flohsamen haben zwar eine unterschiedliche Quellfähigkeit, jedoch dienen beide zur Stuhlregulierung, vor allem, wenn ein weicher Stuhl von Vorteil ist. In der Regel passieren Flohsamen den Darm innerhalb von 12 bis 24 Stunden, sodass der gewünschte Wirkeintritt einige Zeit dauert. Im Darm nehmen sie ein Vielfaches ihres Gewichts an Flüssigkeit auf und binden diese. Durch die Quellung wird das Darmvolumen erhöht, was wiederum den Reiz für die Stuhlentleerung auslöst (mechanische Stimulation der Darmperistaltik). 1 TL Flohsamen mit 200 ml Wasser einnehmen und rasch 2 Gläser Wasser nachtrinken. Die Tagesdosis an Flohsamen liegt bei 12–40 g, die von Flohsamenschalen bei 10–20 g.

Fertigpräparat: z. B. Mucofalk Apfel Granulat (Dr. Falk Pharma)

Leinsamen sind allgemein bekannt zur Stuhlregulierung. Bei häufiger Verstopfung, Darmträgheit oder auch bei Divertikeln sind Leinsamenanwendungen ein erprobtes traditionelles Heilmittel. Die hohe Quellfähigkeit der Samen führt zur Volumenzunahme, erweicht den Stuhl und regt die Darmperistaltik an. Während die Ballaststoffe ein hohes Quellvermögen haben, wirken das Öl und die Schleimstoffe im Darm wie ein Gleitmittel. Es ist jedoch wichtig, ausreichend Flüssigkeit aufzunehmen. Um den gesundheitlichen Nutzen der Leinsamen in vollem Umfang zu nutzen, empfiehlt es sich, die Leinsamen zu schroten. Idealerweise geschieht das kurz vor dem Verzehr, da die Omega-3-Fettsäuren rasch zerfallen. 2- bis 3-mal täglich 1–2 EL ganze beziehungsweise geschrotete Leinsamen zwischen den Mahlzeiten mit je 150 ml Flüssigkeit pro EL Samen einnehmen.

Von stärker wirkenden Mitteln wie Aloe-Extrakt, Kreuzdornbeeren, Faulbaumrinde oder Rizinusöl würde ich in der Selbstmedikation abraten.

Apfel-Leinsamen-Quark – sanft den Darm auf Trab bringen

1 vollreifer, ungeschälter Apfel, gerieben
125 g Quark
1 TL gemahlene Leinsamen
½ TL Honig

Alle Zutaten in einer Schale mischen, 10 min durchziehen lassen und vorzugsweise als Frühstück mit viel Tee oder Wasser dazu verzehren.

Abführende Anwendung von Flohsamen

1 TL (ca. 5 g) Flohsamen mit mindestens 100 ml kaltem Wasser vorquellen lassen, einnehmen und danach 1–2 Gläser Wasser trinken. In der Praxis hat es sich bewährt, bis zu 3 Portionen täglich vor den Mahlzeiten einzunehmen.

Alternativ die Flohsamen oder Flohsamenschalen (Tagesdosis: 6–10 g) in abgekühlten Tee oder Saft einrühren (jedoch nicht in Milch, da dies den Quellprozess behindern würde). Auch hier nachfolgend ausreichend Flüssigkeit trinken.

Die Dosierungsempfehlungen von Flohsamen für Erwachsene liegen zwischen 10 und 30 g täglich, verteilt auf 3 Portionen.

Bitterer Verdauungshelfer – beschleunigt die Darmbewegungen und die Magenentleerung

25 g Löwenzahnblätter und -wurzeln
25 g Hagebuttenschalen
15 g Enzianwurzel
15 g Ingwer
10 g Wermutkraut

2 gehäufte TL der Mischung mit 250 ml heißem Wasser übergießen, 10 min ziehen lassen, abseihen. Davon morgens 1–2 Tassen trinken, bei Bedarf auch mittags.

Ingwertee – wärmt von innen, fördert die Verdauung

4–6 Scheiben Ingwer (Bio-Ingwer muss nicht geschält werden) in 500–750 ml Wasser etwa 15 min köcheln lassen. Den Tee in einer Thermoskanne bevorraten und möglichst warm über den Tag verteilt trinken. Zur Geschmacksverbesserung und Anregung der Verdauung etwas Zitronensaft hinzugeben.

Mild abführender Tee – bei Verstopfung mit gleichzeitigen Bauchkrämpfen

25 g Rhabarberwurzel
30 g Kümmelfrüchte, angestoßen
20 g Anisfrüchte, angestoßen

1 TL mit 250 ml kochend heißem Wasser übergießen, 8–10 min ziehen lassen, abseihen. Abends vor dem Schlafengehen 1 Tasse trinken.

Stark wirkendes Abführmittel – nur zur Kurzzeitanwendung!

25 g Sennesblätter
25 g Rhabarberwurzel

1–2 gehäufte TL mit 250 ml kaltem Wasser übergießen, 8–10 h ziehen lassen. Abends 1–2 Tassen trinken.

VITALSTOFFE Vitamin C (siehe Seite 178), Vitamin D (siehe Seite 181), Magnesium (siehe Seite 167)

FERTIGPRÄPARATE Mucofalk Granulat Apfel/Orange (Dr. Falk Pharma), Legapas Tropfen (Pascoe pharmazeutische Präparate), Abführtee-Sennesblätter N (Sidroga), Neda Früchtewürfel (Med Pharma Service)

WECHSELJAHRE

DEFINITION Sie kommen schleichend und sind insbesondere für Frauen ein intensiver Lebensabschnitt: die Wechseljahre. Sowohl Frauen als auch Männer erleben um das 50. Lebensjahr herum hormonelle Veränderungen, die als Wechseljahre bezeichnet werden. Bei Frauen ist die Menopause mit einem deutlichen Rückgang der Östrogenproduktion verbunden, während Männer eine langsamere Abnahme des Testosteronspiegels erleben, was auch als Andropause bezeichnet wird. Dieses Kapitel befasst sich aber ausschließlich mit der Frauenthematik.

SYMPTOME Die typischen Wechseljahresbeschwerden sind vielfältig. Vor der Menopause kann es zu übermäßig starken Blutungen kommen, nach dem Ausbleiben der monatlichen Blutungen stehen Hitzewallungen und Schweißausbrüche an vorderster Stelle, gefolgt von Schlafstörungen. Weitere Symptome wie trockene Schleimhäute, Reizblase, Stimmungsschwankungen, Haarausfall, Bindegewebsschwäche, Muskel- und Gelenkbeschwerden, Osteopenie/Osteoporose, Konzentrations- und Gedächtnisschwäche, wiederkehrende Blasen- und Scheideninfektionen und ganz allgemein eine geringere Belastbarkeit können hinzukommen. Die Wechseljahre können die Schilddrüsenfunktion beeinflussen, und umgekehrt haben Schilddrüsenerkrankungen ähnliche Symptome wie die Wechseljahre.

URSACHEN Hauptursache für die Wechseljahre ist der altersbedingte Rückgang der Produktion von Progesteron und Östrogenen, den weiblichen Geschlechtshormonen.

WER IST BETROFFEN? Die hormonellen Veränderungen und die Menopause sind ein natürlicher und unvermeidlicher Prozess im Leben jeder Frau. Die Phase der Wechseljahre ist sehr individuell und liegt zumeist zwischen dem 45. und 55. Lebensjahr.

DIAGNOSE Anamnese und Hormontests (Follikel-stimulierendes Hormon [FSH], luteinisierendes Hormon [LH], Östrogen, Progesteron, Testosteron, Schilddrüsenhormone, Kortisol, DHEA) erfolgen durch den Frauenarzt oder die Heilpraktikerin. In der Frauenarztpraxis finden außerdem eine körperliche Untersuchung und bei Bedarf eine Ultraschalluntersuchung statt.

WIE KANN ICH SELBST AKTIV WERDEN?

MEIDEN KRANKMACHENDER UMWELTHORMONE Insbesondere Xenoöstrogene, aber auch Pestizide, Formaldehyd, polychlorierte Biphenyle (PCB), Schwermetalle, Weichmacher wie Bisphenol A, Flammschutzmittel in Möbeln, Baustoffen, Kleidung oder der Umwelt, oder Zusatzstoffe in Kosmetikprodukten und ganz allgemein in der Nahrung, können bedenkliche Einflüsse auf das sensible Hormonsystem haben.

ERNÄHRUNG MIT PHYTOHORMONEN Granatäpfel sind eine natürliche Quelle für Östron, ein Östrogen, das in der Postmenopause oft fehlt. Rotkleeblüten enthalten östrogenähnliche Isoflavone. Sie sind ein mildes Mittel, um Hitzewallungen und nächtliche Schweißausbrüche zu reduzieren. Ebenso kann die Sojabohne – insbesondere, wenn sie nicht stark verarbeitet wurde – Hitzewallungen reduzieren, die Gefäße schützen und die Knochen stabilisieren.

EINE MILCHSÄUREKUR (z.B. OMNi-BiOTiC WOMAN) kann hilfreich sein, um den durch einen Östrogenmangel bedingten pH-Wert in der Vagina wieder in den normal sauren Bereich zu bringen.

HILFE AUS DER NATURHEILPRAXIS

Frauenmanteltee – universales Frauenheilmittel

1 TL zerkleinerte Blüten und Blätter mit 1 Tasse siedendem Wasser übergießen, 5–10 min zugedeckt stehen lassen, danach abseihen. Davon 2–3 Tassen zwischen den Mahlzeiten trinken.

In der ersten Zyklushälfte regt er den Eisprung an, in der zweiten beugt er Regelbeschwerden und prämenstruellen Stimmungsschwankungen vor.

Teemischung bei starker Menstruationsblutung

30 g Hirtentäschelkraut
10 g Schafgarbenkraut
20 g Blutwurz, geschnitten
20 g Brennnesselblätter
20 g Frauenmantelkraut

1–2 TL der Kräutermischung mit 1 Tasse heißem Wasser aufsetzen, nach 8 min abseihen. 1–3 Tassen täglich davon trinken. Den Tee bei starken Blutungen zunächst 1 Monat durchgehend anwenden, dann nur noch 3–5 Tage vor der Blutung bis zum Blutungsende.

Rhapontik-Rhabarber

Präparate mit Rhapontik-Rhabarber (z. B. femiLoges) sind eine echte Alternative zu einer Hormonersatztherapie. Dadurch lassen sich auch stärkere Hitzewallungen und Schweißausbrüche oder Schlafstörungen gut in den Griff bekommen.

Schachtelhalmtee – zur Kräftigung des Bindegewebes und bei Reizblase

1–2 TL zerkleinertes Kraut mit 1 Tasse kaltem Wasser ansetzen. Das Gemisch zum Kochen bringen und etwa 15 min auf kleiner Flamme nachköcheln lassen. Anschließend durch ein Teesieb geben. Davon 3–4 Tassen über den Tag verteilt über mehrere Wochen trinken.

Schweißhemmende Waschung mit Salbeisud

Wer keinen Salbeitee mag, kann einen Wattebausch oder ein Tuch mit dem erkalteten Tee (dazu 2 EL Salbeiblätter mit 500 ml Wasser ansetzen) tränken und diesen auf die Hautstellen mit vermehrter Schweißproduktion wie Achseln oder Füße auftragen. Eine Salbeiwaschung hat sich besonders vor dem Zubettgehen bei Nachtschweiß bewährt.

Safrantee – sorgt für die gute Laune und lindert Menstruationskrämpfe

5 Safranfäden mit 1 Tasse Wasser heiß überbrühen, auf Trinkwärme abkühlen lassen, umrühren – fertig! Ein Tässchen davon morgens möglichst nüchtern und mit etwas Honig trinken.

Anmerkung: Safran am besten immer als Faden, nie als Pulver kaufen. So vermeidest du Verfälschungen mit Kurkuma, Paprika, Studenten- (Tagetes) oder Ringelblumen.

BIOIDENTISCHE HORMONE Eine individuell an deinen Hormonstatus angepasste Therapie mit bioidentischen Hormonen durch deine Heilpraktikerin beziehungsweise deinen Heilpraktiker kann den Übergang in die neue Lebensphase erleichtern.

VITALSTOFFE Omega-3-Fette (siehe Seite 169), B-Vitamine (siehe Seite 176), Vitamin C, insbesondere bei Eisenmangel (siehe Seite 161), Vitamin D (siehe Seite 181), Vitamin E (siehe Seite 184), Eisen (siehe Seite 161), Magnesium (siehe Seite 167), Selen (siehe Seite 174), Zink (siehe Seite 187), aber auch das Spurenelement Jod und der Mineralstoff Kalzium sollten in ausreichender Menge vorhanden sein.

FERTIGPRÄPARATE femiLoges (Dr. Loges), Menoflavon Kapseln (Kyberg Vital), Nutrifem Agnubalance (Biogena)

LITERATUR

Abunab H, Dator WL, Hawamdeh S. Effect of olive leaf extract on glucose levels in diabetes-induced rats: A systematic review and meta-analysis. J Diabetes. 2017; 9(10): 947–957.

Bazyar H, Hosseini SA, Saradar S et al. Effects of epigallocatechin-3-gallate of Camellia sinensis leaves on blood pressure, lipid profile, atherogenic index of plasma and some inflammatory and antioxidant markers in type 2 diabetes mellitus patients: a clinical trial. J Complement Integr Med. 2020; 18(2): 405–411.

Belcaro G, Cesarone MR, Dugall M et al. Efficacy and safety of Meriva®, a curcumin-phosphatidylcholine complex, during extended administration in osteoarthritis patients. Altern Med Rev. 2010; 15(4): 337–344.

Ehmer I. Blasenentzündungen, Blasenschmerzen … damit müssen Sie nicht leben. 5. Aufl. München: Zuckschwerdt; 2013.

Gaforio JJ, Visioli F, Alarcón-de-la-Lastra C et al. Virgin olive oil and health: summary of the III International Conference on Virgin Olive Oil and Health Consensus Report, JAEN (Spain) 2018. Nutrients. 2019; 11(9): 2039.

Ghorbani A, Esmaeilizadeh M. Pharmacological properties of *Salvia officinalis* and its components. J Tradit Complement Med. 2017; 7(4): 433–440.

Giordano A, Tommonaro G. Curcumin and cancer. Nutrients. 2019; 11(10): 2376.

Giustina A, Bilezikian JP, Adler RA et al. Consensus statement on vitamin D status assessment and aupplementation: whys, whens, and hows. Endocr Rev. 2024; 45(5):625–654.

Hanna M, Jaqua E, Nguyen V et al. B Vitamins: functions and uses in medicine. Perm J. 2022; 26(2): 89–97.

Korbozova NK, Kudrina NO, Zhukova NA et al. Antihypothyroid effect of Salidroside. Molecules. 2022; 27(21):7487.

Moradi S, Shokri-Mashhadi N, Saraf-Bank S et al. The effects of Cynara scolymus L. supplementation on liver enzymes: a systematic review and meta-analysis. Int J Clin Pract. 2021; 75(11): e14726.

National Institutes of Health (NIH). Zinc – Health Professional Fact Sheet. Stand: 28. September 2022. https://ods.od.nih.gov/factsheets/Zinc-HealthProfessional/ (18.08.2025).

Pärnänen P, Niikko S, Lähteenmäki H et al. Lingonberry (*Vaccinium vitis-idaea* L.) fruit phenolic bioactivities – a review of in vitro and in vivo human studies. Microorganisms. 2024; 12(9): 1850.

Porro C, Benameur T, Cianciulli A et al. Functional and therapeutic potential of *Cynara scolymus* in health benefits. Nutrients. 2024; 16(6): 872.

Ramirez-Bosca A, Soler A, Carrión Gutierrez MA et al. Antioxidant curcuma extracts decrease the blood lipid peroxidase levels of human subjects. Age 1995; 18(4): 167–169.

Ritter C. Natürliche Blutdrucksenker. Wie Sie mit pflanzlichen Mitteln Ihren Bluthochdruck in den Griff bekommen. Gräfe & Unzer, München; 2021.

Ritter C. Natürliche Stresskiller. Mehr Energie und Lebensqualität durch aktive Pflanzenstoffe. Gräfe & Unzer, München; 2021.

Ritter C. Chronische Darmkrankheiten natürlich behandeln: Heilpflanzen bei Reizdarm, Morbus Crohn, Colitis ulcerosa und Divertikeln. Aarau, München: AT Verlag; 2023.

Ritter C. Wechseljahre natürlich begleiten. Heilpflanzen, Anwendungen & Rezepte. Aarau, München: AT Verlag; 2025

Rodriguez D, Lavie C J, Elagizi A et al. Update on omega-3 polyunsaturated fatty acids on cardiovascular health. Nutrients. 2022; 14(23): 5146.

Sim M, Strydom A, Blekkenhorst LC et al. Vitamin K1 intake is associated with lower long-term fracture-related hospitalization risk: the Perth longitudinal study of ageing women. Food Funct 2022; 13(20): 10642.

Thompson B, Waterhouse M, English DR et al. Vitamin D supplementation and major cardiovascular events: D-Health randomised controlled trial. BMJ. 2023; 381:e075230.

Vázquez Cisneros LC, López-Uriarte P, López-Espinoza A et al. Efectos del té verde y su contenido de galato de epigalocatequina (EGCG) sobre el peso corporal y la masa grasa en humanos. Una revisión sistemática [Effects of green tea and its epigallocatechin (EGCG) content on body weight and fat mass in humans: a systematic review]. Nutr Hosp. 2017; 34(3): 731–737. Spanish.

Wainstein J, Ganz T, Boaz M et al. Olive leaf extract as a hypoglycemic agent in both human diabetic subjects and in rats. J Med Food. 2012; 15(7): 605–610.

Wei B-Z, Li L, Dong C-W et al. The relationship of omega-3 fatty acids with dementia and cognitive decline: evidence from prospective cohort studies of supplementation, dietary intake, and blood markers. Am J Clin Nutr. 2023; 117(6): 1096–1109.

Zerafatjou N, Amirzgargar M, Biglarkhani M et al. Pumpkin seed oil (Cucurbita pepo) versus Tamsulosin for benign prostatic hyperplasia symptom relief: a single-blind randomized clinical trial. BMC Urol. 2021; 21(1): 147.

Zhang Y, Liu L, Wei C et al. Vitamin K2 supplementation improves impaired glycemic homeostasis and insulin sensitivity for type 2 diabetes through gut microbiome and fecal metabolites. BMC Med. 2023; 21(1): 174.

STICHWORT-VERZEICHNIS

A

Abführmittel 282
Abführtee
  mild 287
  stark 287
Abnehmen 14, 46, 171, 183, 205, 274
Acker-Schachtelhalm
  siehe Schachtelhalm
Adaptogen 10, 40, 112, 141, 269
ADHS 171
Akne 95, 171
Allergie 76, 86, 170, 189
Alpha-Liponsäure 166
Alter 36, 40, 73, 141, 157, 158, 160, 164, 166, 170, 176, 182, 185, 188, 203, 232, 236, 241, 251, 255, 259, 264, 278, 283
Altersherz 151, 160, 166, 168, 171, 175, 177, 180, 182, 184, 235, 236
Alzheimer 70, 76, 130, 171, 173, 184
Amenorrhoe 32
Angina pectoris 151, 192, 215
Angst 67, 103
Angstzustand 23, 52, 79, 154
Anspannung 23, 103, 112
Anti-Aging 46, 91, 98, 112
Antibiotikum 17, 19, 94, 142, 165, 166, 187, 189, 207
  pflanzliches 211
  Therapie 107, 138, 208
Antioxidans 47
Apfel-Leinsamen-Quark 286
Aphrodisiakum 225, 252
Appetitlosigkeit 53, 198, 227
Arteriosklerose 14, 17, 69, 86, 98, 160, 166, 171, 173, 175, 177, 180, 182, 185, 187, 188, 191, 192, 193, 196, 197, 215, 223, 236
Arthritis 144, 160, 170, 175, 188, 198, 199, 201, 204
Arthrose 27, 56, 60, 76, 86, 118, 144, 170, 179, 180, 182, 185, 186, 189, 202, 203, 204, 206
Artischocke 12, 14, 231
Artischockensalat 275
Arzneikürbis 72, 73, 256
Asthma 103, 175, 182
Aszites 227
Atemwegserkrankung 60, 182
Atemwegsinfekt 19, 138
ätherisches Öl 11
Aufstoßen 76, 119
Ausdauersport 162

B

Baldrian 21
  Schlafkissen 266
  Tee 24
  Tinktur 25
  Vollbad 267
  Wein 267
Bärentraube 213
  Tee 213
Bärlauch 16
  Pesto 196
  Quark 217
  Tinktur mit Alkohol 245
Bauchkrampf 119
Beckenboden 252

Beinschwellung 123
Benifuuki 195
Besenreiser 123, 277
Bettnässen 73
Bitteressig 275
bittere Tinktur 229
Bitterstoff 10, 50, 86, 130
  Spray 275
Blähungen 14, 17, 76, 119, 130
Blasenentzündung 42, 86, 180, 207, 208, 209, 210
Blaseninfektion 288
Blaseninkontinenz 259
Blasenkompresse 213
Blasenschwäche 133, 223
Blasentee 262
Blutdruck
  hoher 17, 23, 27, 44, 46, 69, 103, 141, 152, 171, 173, 177, 180, 182, 192, 197, 214, 215, 216, 218, 223, 236
  niedriger 118, 152
  Teemischung 218
Blutfettstoffwechsel 166
Blutfettwerte, erhöhte 70, 98
  bittere Tinktur 229
Bluthochdruck 17, 23, 27, 44, 46, 69, 103, 141, 152, 168, 171, 173, 177, 180, 182, 192, 197, 214, 215, 216, 218, 223, 236
Blutreinigungstee 200
Blutzuckerspiegel 14
Body-Mass-Index 272
Brain Food 248
Brennnessel 25
  Gemüse 271
  Samen 200, 225, 252
  Smoothie 26
  Sud bei Haarausfall 235
  Süppchen 245
  Tee 30
  Wurzel 29, 125
Brennnessel-Zitronen-Mus 205
Bronchitis 19, 62, 119, 170
Burn-out 29, 112, 269

C

Calcium *siehe Kalzium*
Cholesterin 17, 60, 70, 98, 171, 173, 180, 192, 226, 227, 231
  erhöhtes 46
  Senkung 98
Chrom 158, 159
chronisch entzündliche Darmerkrankung 76, 98, 162, 175, 189
Claudicatio intermittens 36
Coenzym Q10 159, 160
Colitis ulcerosa 76
Cranberry 106, 262

D

Damiana 31
  Blättertee 33, 225, 252
Darmkrampf 130
Darmsanierung 17
Darm, träger 282
Demenz 171, 197, 247
Depression 64, 80, 171, 182, 197, 219, 220
depressive Verstimmung 32, 64, 118, 168, 177, 182, 219, 220, 222, 263
Detox-Tee 31
Diabetes mellitus 32, 44, 71, 77, 100, 130, 158, 160, 169, 170, 173, 177, 180, 182, 185, 187, 189, 192, 203, 208, 215, 223
  Typ 2 46
Diät 164, 169, 189
Dihydrotestosteron 255
Durchblutungsstörung 59
Durchfall 50, 108, 130, 175, 187
Durchschlafstörung 80
Durchspülungstherapie 27, 135, 200, 212

E

Echinacea 136, 137, 138, 139, 140
  Tinktur 242
Einschlafstörung 23, 49, 103
Eisen 28, 54, 157, 161, 162, 180
  Mangel 27, 161, 162, 180
Ejakulation, vorzeitige 114

Eleutherococcus 140, 143, 253, 270
Energielosigkeit 177
Energie-Porridge 92
Entgiftung 17, 44, 71, 86, 88, 89, 133, 162, 180
Entzündung 47, 174, 179
Erbrechen 60
erektile Dysfunktion 166, 223
Erektionsfähigkeit 91, 223
  verminderte 185
Erektionsstörung 70, 113, 177, 192, 214, 223
Erkältungskrankheit 54, 60, 119, 133, 138, 188
Erschöpfung 29, 54, 112, 118, 141, 152, 179, 183, 198, 270
Erschöpfungszustand 39, 112
Essstörung 187

F

Fastenkur 164
Fettleber 94, 170, 226, 227, 230
Fettstoffwechsel 158, 177, 226, 231, 263
  Störung 14, 160, 171, 173, 226
Fettverbrennung 76, 171
Fettverdauung 46, 59, 76, 95, 130
Fibromyalgie 56
Fingerhut 151
Flohsamen 285
Flohsamenschalen 285
Frauenmanteltee 289
Fußbad, ansteigendes 260
Füße, kalte 36, 59

G

Gallensteine 88
Gastritis 162
Gedächtnis 168, 176, 179, 246, 248
  Schwäche 176, 288
  Störung 23, 192
  Verlust 130
gefäßgesunde Tinktur 195
Gelenkschmerzen 97, 198, 199
Gewichtszunahme 95
Gicht 27, 86, 203, 204
Ginkgo 35
  Präparat 249
Ginseng 38, 254, 270
  Tee 41, 270
  Wein, stärkender 270
Goldene Milch 201
Goldrute 42
  Tee 45
Grüner Tee 45, 46, 195
  Zubereitung 48
Gürtelrose 177

H

Haarausfall 28, 95, 119, 126, 162, 177, 183, 185, 189, 232, 233, 234, 288
Haare 119, 133, 174, 189, 232, 233
Haarpflege 235
Haarwasser 234
Haarwuchsmittel 234
Hafertag 276
Hagebuttenpulver 57, 205
Hagebuttentee 57, 244
Halsentzündung 138, 188
Halsschmerzen 62, 130
Hämorrhoiden 95, 123
Hände, kalte 36, 59
Harninkontinenz 74
Harnsteine 42
harntreibender Tee bei Bluthochdruck 218
Harnvergiftung 44
Harnwegsinfekt 27, 42, 71, 86, 108, 109, 110, 210, 211
Hashimoto-Thyreoiditis 170, 175
Haut 179
  trockene 51, 64, 82, 133, 185, 189
  Verfärbung 123
HDL-Cholesterin 60, 76
Heilerde 281
Heilfasten 201, 276
Heißhungerattacke 14
Hepatitis 94
Herpesbläschen 64
Herpes simplex 188
Herzangst 152
Herzinfarkt 17, 60, 69, 76, 171, 175, 177, 192, 197, 215, 227
Herzinsuffizienz 70, 151, 164, 192, 215, 236, 237, 238, 240

Herzklopfen 80
Herz-Kreislauf-Erkrankung 17, 46, 69, 98, 177, 180, 188, 197
Herzmuskelschwäche 154
Herzneurose 236
Herzrhythmusstörungen 70, 151, 164, 214
Herzschwäche 120, 151, 152
Histaminintoleranz 179
Hitzewallungen 50, 128, 132, 288, 289, 290
Hopfen 48
  Milch 266
  Sherry 53
  Zapfentee 52
Hundsrose 53
HWS-Syndrom 145
Hyperpigmentierung 179

I

Immunabwehr 60
Immunstimulans 39
Immunsystem 20, 76, 95, 112, 114, 133, 138, 161, 174, 179, 180, 182, 189, 210, 240, 241, 243
  Stärkung 29, 54, 240, 241
Impotenz 32
Infektanfälligkeit 114, 138, 185, 188, 240, 263
Infektionsrisiko 162
Influenza 188
Ingwer 58, 230
  Auflage 62
  Brühe 61
  Öleinreibung 206
  Sirup 245
  Tee 61, 287
  Tinktur 62
Ingwer-Zitronen-Wasser 274
Inkontinenz 74, 148, 259
Insulinresistenz 46, 77
Inulin 86
Ischialgie 64

J

Johanniskraut 63
  Tee 67
  Tinktur 67

K

Kalzium 157, 163, 164, 182, 186
Katarakt 185
KHK 171, 192, 215, 236
Knoblauch 68
  Brot 194
  Paste 217
  Tinktur 72, 194
  Wein 224
Knochenbruch 164
Knochenstoffwechsel 182, 186, 197
Konzentration 40, 80, 82, 118, 141, 179, 246, 247, 248, 250
Konzentrationsfähigkeit 40
Konzentrationsschwäche 161, 176, 246, 288
Konzentrationsstörung 23, 103, 197, 227
Kopfschmerz 145, 168
Kopfschmerzen 36, 64, 103, 192, 214
Kopfschmerztee mit Johanniskraut 67
koronare Herzkrankheit 168, 171, 192, 215, 235
Krampfadern 95, 123, 170, 177, 179, 185, 277, 278, 279
Krebserkrankung 19, 47, 77, 160, 166, 170, 173, 175, 180, 182, 185
krebshemmend 51
Krebsprävention 19, 71
Kreislaufbeschwerden 80, 82
Kürbis 29, 72
Kurkuma 75, 76, 77, 78, 231, 291
  Latte 271
  Tinktur 78
Kurzatmigkeit 151, 161, 214
Kurzzeitgedächtnis 36

L

Lavendel 78, 79, 80, 242, 266
Auflage auf die Herzgegend 239
Inhalation 82
Öleinreibung 82
Tinktur 222
Vollbad 270
Lavendelsalbei bio 249
L-Carnitin 165, 166
LDL-Cholesterin 60, 76
Lebererkrankung 166
Leberkompresse 96
Leberwerte, erhöhte 94
Leberwickel 86, 88, 231
Leberzirrhose 94
Leinsamen 285
Leistungsabfall 177
Leistungsfähigkeit, verminderte 192
Leistungsschwäche 152, 198
Leistungssport 141, 162, 168, 180
Libido 50, 91, 113, 142, 162, 177, 182, 185, 188, 250
verminderte 29, 32, 39, 50, 118, 175, 250
Löffelnägel 162
Löwenzahn 31, 83, 86, 138, 186
Honig 85
Knospen, fermentierte 85
Leberwickel 88, 231
Tee 88
Wurzeltinktur 89

M

Maca 90, 91, 92
Maca-Kakao-Powerdrink 253
Magenbeschwerden 53
Magen-Darm-Trakt, nervöser 46
Magnesium 157, 164
Maiglöckchen 151
Makuladegeneration 185
Mariendistel 93, 94, 96, 230
mediterrane Ernährung 193
Menopause 29, 50, 142, 164, 204, 234, 251, 288
Migräne 168
Mineralstoff 11
Morbus Crohn 76, 182
Müdigkeit 14, 29, 39, 94, 112, 118, 141, 152, 160, 161, 177, 183, 227
Multiple Sklerose 184
Muskelaufbau 91, 158
Muskelkater 60
Muskelkrampf 164
Muskelverspannung 60, 64

N

Nägel 133, 174, 189
Narbenpflege 64
Nasenbluten 214
Nasennebenhöhlenentzündung 138
Nebenhöhlenentzündung 188
nervenstärkender und reizabschirmender Tee 222
Nervenverletzung 64
Nervosität 49, 50, 82, 214
Nesselsaft 31
Neurodermitis 171
nichtalkoholische Fettlebererkrankung 14
Nierenbeckenentzündung 209
Nierenerkrankung 42, 164, 166
Nierengrieß 27, 42, 133

O

Ödem 44
Ohrensausen 214
Ölbaum 97
oligomere Proanthocyanidine 172, 173
Olivenblatt 97, 98, 100
Extrakt 101
Tee 101
Olivenöl 100
Omega-3-Fettsäure 157, 169, 170, 171, 172, 199
OPC 172, 173
Osteoarthritis 60
Osteoporose 29, 100, 163, 164, 180, 182, 189, 288
Prophylaxe 133
Osteoporoseprophylaxe 168
Östrogen 50
Abfall 209
Mangel 258

Oxymel 244
Holunderblüten 243
Löwenzahnwurzel 89

P

Parkinson 160, 171, 184, 187, 197
Passionsblume 102, 103
Tee 105
Tinktur 105
Perimenopause 28, 162
periphere arterielle Verschlusskrankheit 70, 192
Peruanischer Ginseng 90
Pesto aus Brennnesselsamen 27
Pfefferminze 249
Pigmentstörung 173
Potenz 91, 188
Potenzstörung 29, 175, 182
Prädiabetes 100, 130
prämenstruelles Syndrom 118
Preiselbeere 106, 109, 262
Saft 211
Tee 110
Prostataadenom 73
Prostatabeschwerden 254
Prostataentzündung, chronische 148
Prostatahyperplasie, gutartige 29, 73, 126, 148, 175, 180, 182, 185, 188, 223, 254, 255
Prostatakrebs 255
Prostatitis 255
chronische 126

R

Reisekrankheit 60, 61
Reizbarkeit 80, 94, 103, 112, 214
Reizblase 23, 42, 64, 86, 126, 133, 148, 180, 183, 189, 258, 259, 260, 288
Reizblasentee 261
Reizmagen 60, 80
Reizüberflutung 39, 79
Rekonvaleszenz 39
Resveratrol 157, 172, 173
Rhapontik-Rhabarber 290
Rheuma 86, 198, 199, 200, 202
rheumatische Erkrankung 133
rheumatoide Arthritis 27, 47, 56, 76, 98, 180, 182, 185, 189
Roggenpollenextrakt 257
Rosenwurz 111, 112, 113, 114, 143, 270
Präparat 249
Tee 115, 271
Rosmarin 115, 116, 118, 119, 242
Fußbad 121
Öl 116, 249
Tee 120
Tinktur 120
Vollbad 121
Wein 225, 239, 253
Rosmarin-Wacholder-Öl 206
Rosskastanie 121, 123, 124
Rotöl 64, 68, 261
Rückenschmerzen 64

S

Safrantee 291
Sägepalme 125, 126, 127, 256
Sägepalmenfrucht 29
Salbei 127, 128, 130, 131, 242
Pesto 128
Tee 131
Tinktur 131
Schachtelhalm 132, 133, 135, 260
Sitzbad 136
Tee 135, 290
Tinktur 135
Umschlag 136
Scheidenentzündung 208, 210
Scheideninfektion 288
Schilddrüse 112, 174, 288
Schilddrüsenüberfunktion 185
Schilddrüsenunterfunktion 29, 113, 162
Schisandra 270
Schlaflosigkeit 21, 23, 103
Schlafstörung 50, 52, 82, 112, 152, 168, 214, 262, 264, 288, 290
Schlaftee
Bluthochdruck 219
Nervosität bei Frauen 265
Schlaganfall 17, 60, 69, 76, 177, 185, 192, 197, 215, 227
Schleimhaut, trockene 185

schmerzstillende Tinktur 201
Schuppenflechte 171
Schwäche 32, 192
Schweißausbrüche 288
Schweißbildung 128
Schwermetall 17, 175
Schwindel 152, 192, 214
Schwitzen 131, 164, 198
Selen 157, 174, 175
Semmelkren 212
Senföl 11
Sexualtonikum 32
sexuelle Erregungsstörung 32
Sibirischer Ginseng 140, 270
Sitzbad 211, 256, 260
mit Schachtelhalm 136
Sodbrennen 76
Sonnenbrand 173
Sonnenhut 136, 138
Sonnenhut-Hagebutten-Oxymel 244
Spannungskopfschmerz 144, 160
Sport 40, 91, 92, 119, 164, 166, 170, 175, 185, 189, 203, 248, 265
Statine 160
stimmungsaufhellender und nervenstärkender Tee 221
Stimmungsschwankung 64, 91, 168, 177, 182, 219, 220, 288, 289
Stress 29, 39, 40, 46, 77, 91, 94, 112, 138, 141, 159, 160, 164, 168, 175, 179, 183, 189, 202, 223, 224, 268, 269
Abbau 268

T

Taigawurzel 140, 141, 142, 253
Tee bei
depressiven Verstimmungen 222
Herzmuskelschwäche 238
leichten Miktionsbeschwerden 256
nachlassender Herzleistung und Bluthochdruck 238
Schlafstörungen durch Verdauungsprobleme 266
Teemischung
bei starker Menstruationsblutung 290
für Schlaflose 265
Testosteron 255
Teufelskralle 143, 144, 145, 202, 205
Thrombose 69
Thrombosen 70, 170
Tinktur bei chronischer Veneninsuffizienz 280
Tinktur bei Fettstoffwechselstörungen 230
Tinnitus 36, 189
Tonikum 40
Toxine 142
Triglyzeride 226, 227
trockene Haut 173

U

Übelkeit 60, 61, 214, 227
Übergewicht 76, 166, 171, 173, 180, 182, 189, 192, 203, 223, 272, 273, 276, 277
Übersäuerung 27
Unruhe 23, 49, 52, 64, 67, 79, 82, 105, 154
unspezifische Abwehr 138

V

Venenschwäche 277, 278
Venentee mit Buchweizenkraut 280
Venenthrombose 123
Verbrennung 64
Verdauung 14, 50, 61, 120, 132, 145, 183, 248
Verdauungsstörung 75
Verdauungsstörungen 119, 130, 175
Vergesslichkeit 246
Verspannung 23
Verstopfung 60, 98, 168, 180, 183, 282, 283, 284, 285
Vitamin 11
C 54, 58, 157, 178, 179, 180
D 157, 164, 181, 182
D_3 181, 182, 183
E 157, 184, 185
K 186, 187
K_2 186, 187
Vitamin-B-Komplex 176, 250
Vitamin-C-Mangelerkrankungen 54
Völlegefühl 14, 60, 76, 119, 227
Vorhautverengung 208

W

Wacholder 212
Wadenkrampf 123
Waschung mit Salbeisud 290
Wassereinlagerungen 27, 44
Wechseljahre 28, 50, 80, 91, 102, 128, 162, 168, 171, 175, 182, 185, 188, 208, 209, 220, 233, 247, 251, 258, 264, 288
Wechseljahresbeschwerden 132, 177, 288
Weidenröschen 146
  Kleinblütiges 146
  Schmalblättriges 146
  Tee 149, 256
Weißdorn 150, 151, 152, 154, 155
  Tee 155, 218
  Tinktur 155
  Wein 156, 239
Wundheilung 64, 189

Z

Zahnfleischbluten 130
Zahnfleischentzündung 108
Zink 157, 187, 188, 189
Zitronenmelisse 250
Zystitis 207

DIE AUTORIN

Claudia Ritter ist Heilpraktikerin und Autorin. 2020 wurde sie zum Mitglied der Kommission E, der Sachverständigenkommission für pflanzliche Arzneimittel, berufen. Ihre Themenschwerpunkte sind hormonelle Beschwerden, starkes Immunsystem, gesunder Darm, Haut und Nerven. Ebenfalls beim AT Verlag erschienen sind ihre Bücher »Chronische Darmkrankheiten natürlich behandeln«, »Diabetes natürlich behandeln« und »Wechseljahre natürlich begleiten«.

Weitere Informationen über Claudia Ritter und ihre Arbeit finden Sie unter: www.heilpraktikerin-ritter-claudia.de.

Bilder: Seite 32: ©istock.com/im a photographer and an artist;
Seite 59: ©istock.com/vitalssss; Seite 113: ©istock.com/Ideas_Studio;
Seite 144: ©istock.com/Roger de la Harpe; alle übrigen: Claudia Ritter
Lektorat: Stefanie Teichert
Gestaltung und Satz: AT Verlag
Bildbearbeitung: Thomas Humm, Matzingen
Druck und Bindearbeiten: Graspo CZ, a. s.
Printed in Czechia

MIX
Papier | Fördert gute Waldnutzung
FSC® C010798
FSC www.fsc.org

ISBN 978-3-03902-284-7

Für Herstellung und Einfuhr in die EU: AT Verlag AG,
Bahnhofstraße 41, 5000 Aarau, Schweiz, info@at-verlag.ch;
AT Verlag Deutschland, c/o Liberté Buchservice GmbH,
Fruchthof, Gotzinger Straße 52b, 81371 München, Deutschland,
info@atverlag.de

www.at-verlag.ch

Der AT Verlag wird vom Bundesamt für Kultur
für die Jahre 2026–2028 unterstützt.